中央高水平医院临床科研业务费（2022-PUMCH-B-010）
中央高水平医院临床科研业务费（2022-PUMCH-C-044）

副神经节瘤/嗜铬细胞瘤病例 3D影像解析

主　审　李汉忠

主　编　叶子兴　张玉石　文　进

中国协和医科大学出版社

北　京

图书在版编目（CIP）数据

副神经节瘤/嗜铬细胞瘤病例3D影像解析 / 叶子兴，张玉石，文进主编. —北京：中国协和医科大学出版社，2024.5

ISBN 978-7-5679-2354-6

Ⅰ. ①副…　Ⅱ. ①叶…　②张…　③文…　Ⅲ. ①泌尿系肿瘤－影像诊断－病案　Ⅳ. ①R737.04

中国国家版本馆CIP数据核字（2024）第036781号

主　　编	叶子兴　张玉石　文　进
责任编辑	穆　红　李元君
封面设计	邱晓俐
责任校对	张　麓
责任印制	黄艳霞
出版发行	中国协和医科大学出版社
	（北京市东城区东单三条9号　邮编100730　电话010-65260431）
网　　址	www.pumcp.com
印　　刷	北京天恒嘉业印刷有限公司
开　　本	787mm×1092mm　1/16
印　　张	20.25
字　　数	380千字
版　　次	2024年5月第1版
印　　次	2024年5月第1次印刷
定　　价	159.00元

编者名单

主　审　李汉忠

主　编　叶子兴　张玉石　文　进

编　者（按姓氏笔画排序）

王　贺　王文达　文　进　叶子兴

张玉石　张志军　郑国洋

前　言

副神经节瘤/嗜铬细胞瘤是一类罕见的有恶性倾向的神经内分泌肿瘤。肿瘤可分泌儿茶酚胺，并导致心、脑、肾等多个脏器的严重并发症。手术是治疗该病的首选方法。手术前既要充分评估肿瘤的内分泌功能并进行相应药物准备，更需要应用影像学检查准确了解肿瘤的解剖特点，以充分评估手术难度、周密规划手术。副神经节瘤/嗜铬细胞瘤常位置深在，与肾上腺、肾脏、胰腺、十二指肠、肝脏、脾脏等多个重要脏器紧邻，与腹主动脉及其分支、下腔静脉及其属支、门静脉及其属支等胸腹腔大血管关系甚为紧密，与双侧肾动脉、肾静脉关系尤为密切，加之肿瘤血供丰富，手术时体积往往已较大，使得手术难度大大增加。目前，CT、MRI等检查仅能提供断层影像和简单的三维重建影像，难以直观、全方位地显示较复杂肿瘤与周围脏器、血管的关系，使得手术医生在术前难以充分做到知己知彼。医学影像的三维可视化重建是近年来新兴的影像重建技术，可以立体化、全方位地直观展示肿瘤与周围组织的毗邻关系，准确显示肿瘤的供应、回流血管等。使手术医生在术前能够对肿瘤更加了然于胸，制定更加周密的手术方案，在术中更加游刃有余。

近年来，我们应用三维可视化重建技术对大量复杂的副神经节瘤/嗜铬细胞瘤病例进行了手术规划，取得了很好的效果，积累了一定的经验。本书应用三维可视化重建技术向读者展示了大量复杂的副神经节瘤/嗜铬细胞瘤手术病例，读者扫描二维码即可观看动态三维可视化重建影像，这些肿瘤或体积巨大，或血供丰富，或与周围脏器、血管关系紧密；目的在于使读者能够直观、准确地掌握肿瘤的影像特点和手术难点，并为举一反三理解类似复杂病例提供重要参考。

本书病例按照肿瘤位置、手术难度和常用手术入路分为4个章节，分别为中央血管区副神经节瘤、左肾周区副神经节瘤/嗜铬细胞瘤、右肾周区副神经节瘤/嗜铬细胞瘤和多发副神经节瘤/嗜铬细胞瘤。其中中央血管区为下腔静脉和腹主动脉所在的腹膜后区域，右肾周区和左肾周区分别为下腔静脉右侧和腹主动脉左侧的腹膜后区域。每个区域按照与肾血管的关系进一步分为肾血管上、肾血管和肾血管下3个亚区。每个病例包括主诉、病史、影像学检查、术前诊断、静态和动态三维可视化重建影像，以及手术治疗等，读者既能通过三维重建影像深入地了解肿瘤的影像特点，并与术中实况、手术要点紧密结合，也能全面掌握该病的病史和内分泌检查特点，做到内容全面，重点突出。

最后，衷心感谢本书所有编者的精心编撰，我们希望打造一部精品，但由于水平有限，对三维影像特征的分析以及手术要点的讨论等方面仍可能不尽完善，书中难免有疏漏之处，还恳请广大读者批评指正，以便于再版时修订。

编　者

2024年3月31日　于北京

目 录

c o n t e n t s

Chapter I

副神经节瘤/嗜铬细胞瘤的概述

一、流行病学及病因学

（一）定义

副神经节瘤（paraganglioma，PGL）和嗜铬细胞瘤（pheochromocytoma，PCC）均发生于副神经节系统，合称副神经节瘤/嗜铬细胞瘤（paraganglioma and pheochromocytoma，PPGL），是一种具有极高遗传易感性的神经内分泌肿瘤。根据2022年世界卫生组织（World Health Organization，WHO）对PPGL的分类，PCC起源于肾上腺髓质副神经节，因此被称为肾上腺内的副神经节瘤。PGL则是起源于肾上腺外的交感神经节或副交感神经节，二者都主要合成、分泌和释放大量儿茶酚胺（CA）类物质，如去甲肾上腺素（NE）、肾上腺素（E）和多巴胺（DA），从而引起患者血压升高和代谢性改变等一系列临床症状，并造成心、脑、肾、血管等严重并发症，这些并发症甚至可能成为导致患者死亡的主要原因。

（二）流行病学

PPGL在一般人群中的年发病率为3～8例/100万，人群患病率为1/6500～1/2500。0.1%～0.6%的高血压患者合并PPGL，高血压（可能为阵发性或持续性）是一种常见表现，可能发生于高达90%的PPGL患者。此外，PPGL在各年龄段均可发病，发病高峰为30～50岁，男女发病率大致相同，81%～89%的PCC和7%～18%的PGL发生于单侧，PPGL患者中3%～15%为转移性病例。

（三）病因学

PPGL的病因与遗传因素密切相关。PPGL的致病基因突变可由胚系突变、体细胞突变、拷贝数变异、染色体结构变异、表观遗传变异导致。

研究表明约30%的患者存在家族遗传背景。RET原癌基因于1987年被确定为PPGL的致病基因，此后相继发现NF1、VHL、SDHx、SLC25A11、IDH3B、GOT2、DNMT3A和DLST等基因的突变与PPGL发生有关。目前研究显示，PPGL致病基因主要通过激活假性缺氧通路与激酶通路促进肿瘤生长。前者与缺氧诱导因子-2α（hypoxia inducible factor-2 alpha，HIF-2α）的稳定表达以及假性缺氧信号通路的激活相关；后者与细胞内激酶通路（MAPK、PI3K等）的激活相关，激活的通路进一步通过调控mTOR信号传导通路来促进肿瘤的生成，激酶通路的激活也可促使HIF-1α进入细胞核，影响肿瘤生成相关蛋白的表达，最终导致肿瘤的生成。

PPGL体细胞的改变包括致病基因的体细胞突变和拷贝数变异。体细胞突变基因包括HRAS、NF1、VHL、EPAS1和RET，其中NF1最为常见，占散发性PPGL的20%～40%，融合基因改变包括CSDE1、ATRX、SETD2、TP53、KMT2D、TERT和MAML3等。

PPGL中的染色体大片段缺失主要存在于染色体1p、3p、3q、11p、11q、17p、21和22；染色体拷贝数增加相对少见，且集中在染色体1q和7。染色体1p缺失主要发生在SDHx、NF1、

*RET*基因突变的病例中，而*SDHx*基因突变的肿瘤还表现为染色体1q拷贝数增加。*VHL*基因突变容易发生染色体3和11p缺失。

（四）病理生理学

PCC多为单侧，但具遗传性者常为双侧、多发，如多发性内分泌肿瘤2型（MEN-2）相关者50%～80%为双侧。约95%以上的PGL位于腹部和盆腔，最常见部位为腹主动脉旁、肾门附近、下腔静脉旁等，其次为盆腔。

典型PCC直径3～5cm，但也可＞10cm，平均重量40～100g。肿瘤一般呈实性，切面多呈灰粉色或棕褐色。肿瘤体积较大常见局灶或大片出血、坏死及囊性变，出血较多时肿瘤呈红褐色。光镜下同一肿瘤内的结构和细胞也可差异很大，最常见的排列方式是腺泡状排列，多角形细胞被毛细血管网分割呈巢状，也可呈梁状或实性生长。大多数肿瘤细胞体积较大，形态多样，呈多角形，少部分为圆形、椭圆形或梭形。免疫组化染色方面，肿瘤细胞嗜铬粒蛋白A（chromogranin A，CgA）、突触素（synaptophysin，Syn）和神经元特异烯醇化酶（neuron-specific enolase，NSE）呈阳性表达，瘤细胞巢周边的支持细胞S-100染色阳性。仅根据组织病理结果很难判断或预测肿瘤是否会出现转移，奇特核、核分裂象、细胞异型性、肿瘤侵犯周围组织、血管内浸润性生长等均不能可靠预测肿瘤转移及患者预后。Ki-67指数可用于评价PPGL肿瘤细胞的增殖活性，但不能判断预后。肿瘤较大者（＞5cm）容易发生转移，PGL比PCC易转移，即使在＜5cm的PGL中仍有20%出现转移。

PPGL主要分泌儿茶酚胺，如去甲肾上腺素和肾上腺素（以前者为主），极少数可分泌多巴胺。体内儿茶酚胺代谢清除速度快，在循环中的半衰期非常短，初始半衰期为10～100s。儿茶酚胺可被交感神经末梢重吸收而清除，或者通过两个酶促反应途径代谢，或者与硫酸盐结合，最终儿茶酚胺以原形、中间及终末代谢产物随尿液排出体外。

PPGL还可分泌其他激素或多肽如促肾上腺皮质激素、血管活性肠肽、神经肽Y、心房利尿钠肽、生长激素释放因子、生长抑素、甲状旁腺素相关肽、白细胞介素-6等而引起不同的病理生理和临床表现。

二、分类及分期

（一）分类

按照2022年WHO对PPGL的分类，可将PPGL分为肾上腺内的副神经节瘤（即嗜铬细胞瘤）和肾上腺外的副神经节瘤。前者占PPGL的80%～85%，后者占PPGL的15%～20%。副神经节瘤可进一步分为交感神经副神经节瘤和副交感神经副神经节瘤。交感神经副神经节瘤包括嗜铬细胞瘤、腹腔交感神经副神经节瘤、头颈部交感神经副神经节瘤；副交感神经副神经节瘤主要位于头颈部，根据其起源的解剖部位命名，主要包括颈动脉体瘤、鼓室副神经节瘤、迷走神经副神经节瘤和喉副神经节瘤。

（二）分期

2017年美国癌症联合会（American Joint Committee on Cancer，AJCC）公布了PPGL的第一个临床分期体系，按照肿瘤定位、原发肿瘤形态、功能和有无转移等制定了TNM分期系统，但AJCC的TNM分期目前不包括副交感神经来源的PGL（表1-1、表1-2）。

表1-1　2017年第8版AJCC副神经节瘤/嗜铬细胞瘤TNM分期

分期	分层	具体情况
T（原发肿瘤形态和部位）	T_X	原发肿瘤无法评估
	T_1	肾上腺内肿瘤，最大径＜5cm，无肾上腺外浸润
	T_2	肾上腺内肿瘤，最大径≥5cm，或者任何大小肿瘤有交感神经功能，无肾上腺外浸润
	T_3	不论肿瘤大小但已浸润到周围组织（肝、胰、脾、肾）
N（区域淋巴结转移）	N_X	区域淋巴结无法评估
	N_0	无局部区域淋巴结转移证据
	N_1	有局部区域淋巴结转移
M（远处转移病灶）	M_0	无远处转移
	M_1	有远处转移
	M_{1a}	仅有转移至骨
	M_{1b}	转移至远处淋巴结/肝/肺
	M_{1c}	转移至骨及其他多个部位

表1-2　2017年第8版AJCC临床分期

分期	T	N	M
Ⅰ期	T_1	N_0	M_0
Ⅱ期	T_2	N_0	M_0
Ⅲ期	T_1	N_1	M_0
	T_2	N_1	M_0
	T_3	任何N	M_0
Ⅳ期	任何T	任何N	M_1

三、临床表现

（一）症状和体征

PPGL的症状和体征由肿瘤细胞分泌的肾上腺素、去甲肾上腺素和多巴胺释放至血液循环引起。

1. 血压变化：高血压是PPGL患者最常见的临床表现，发生在80%～90%的患者中，可为阵发性、持续性或在持续性高血压的基础上阵发性加重；约70%的患者合并直立性低血压；多数患者表现为难治性高血压，另有5%～15%的患者血压可正常。

2. 三联征：头痛、心悸、多汗是PPGL患者高血压发作时最常见的三联征，其发生率在50%以上，对PPGL诊断特异性及敏感性均在90%以上，对诊断具有重要意义。

3. 其他临床表现：除高血压外，由于肾上腺素能受体α和β的不同亚型可广泛分布于全身多种组织和细胞，故PPGL患者有多系统的症状和体征。

（1）心血管系统：高血压发作时可有心悸、胸闷、濒死感；合并儿茶酚胺心肌病者可伴发心律失常、Takotsubo心肌病、心绞痛，严重时可出现急性冠脉综合征甚至心肌梗死、休克等。

（2）消化系统：可有腹痛、恶心、呕吐、便秘、肠梗阻、胆石症等。

（3）泌尿系统：常有血尿、蛋白尿、肾衰竭等，如为膀胱PGL则可出现与排尿相关的高血压发作及儿茶酚胺增多的表现。

（4）神经、精神系统：可有头痛、失眠、焦虑、烦躁，有时需要与焦虑症、抑郁、惊恐状态等鉴别；严重时可出现脑血管意外、意识障碍等。

（5）血液系统：可有白细胞计数增多等。

（6）内分泌系统：可出现糖、脂代谢紊乱，甚至糖尿病；常有多汗、体重下降、代谢率增高等表现。

（7）腹部肿物：15%的患者在查体时可触及腹部肿瘤，并因压迫肿瘤导致血压升高。

（二）遗传性综合征相关临床表现

1. 多发性内分泌肿瘤（multiple endocrine neoplasia，MEN）：MEN分为1型和2型，其中MEN-2由*RET*原癌基因突变所致，又可分为2A和2B。MEN-2A和MEN-2B均可表现为甲状腺髓样癌和PPGL，其中MEN-2A还常合并甲状旁腺增生或腺瘤，MEN-2B常合并多发性黏膜神经纤维瘤和类马方体型等。

2. 脑视网膜血管瘤病又称冯希佩尔-林道综合征（von Hippel-Lindau syndrome，VHL综合征）：是发生在实质以及神经脊起源器官的高度血管化肿瘤，如肾上腺嗜铬细胞瘤、肾细胞癌、附睾囊肿、胰岛细胞肿瘤、内淋巴管肿瘤以及中枢神经系统血管母细胞瘤，分为：①颅脑脏器病变（视网膜、脑干、小脑或脊髓的血管母细胞瘤），以大脑和视网膜血管瘤常见。②腹腔脏器病变（PPGL、肾囊肿或肾细胞癌、胰腺肿瘤及囊肿、附睾囊肿等）。按照是否合并PPGL分为1型和2型，其中2型伴有PPGL，占全部VHL综合征的10%～34%。2型又分为A、B、C 3个亚型，2A型为PPGL可伴有除肾癌外的其他上述肿瘤，2B型为PPGL可伴有全部上述肿瘤，2C型仅表现为PPGL。

3. 神经纤维瘤病Ⅰ型（NF-Ⅰ）：由*NF1*基因突变或缺失所致，临床表现包括多发性神经纤维瘤、皮肤咖啡牛奶斑、腋窝和腹股沟雀斑、虹膜错构瘤、骨发育不良、中枢神经系统神经胶质瘤及PPGL等，PPGL不是NF-Ⅰ常见的临床表现，发生率为0.1%～5.7%。

4. 家族性副神经节瘤1～5型（PGL 1～5）：PGL1型（*SDHD*基因突变）主要与头颈PGL有关，到40岁时其表型的外显率为68%。PGL2、5型继发于*SDH5*功能丧失性突变杂合子，该基因产物与依赖SDH的线粒体呼吸链和SDHA黄素化有关。PGL3型（*SDHC*突变）很少见，也伴有头颈部副交感PGL。PGL4型（*SDHB*基因突变）是一种常染色体显性遗传综合征，通常伴有腹盆腔或胸腔的副神经节瘤及恶性肿瘤（肾癌、胃肠间质瘤等），69%的受累个体在60岁时可出现胸腹腔PGL的临床表现，*SDHB*基因突变者有高度恶性倾向，发生恶变的概率为34%～70%。

四、诊断

（一）定性诊断

1. 血浆游离或24小时尿甲氧基肾上腺素（metanephrine，MN）、甲氧基去甲肾上腺素（normetanephrine，NMN）：是诊断PPGL的首选检查。NMN及MN分别是NE和E的中间代谢产物（合称MNs），其仅在肾上腺髓质嗜铬细胞或PPGL肿瘤体内代谢生成，产生后以"渗漏"的形式持续进入血液循环，因此敏感性更高。血浆游离MNs的敏感性为97%～99%，特异性为82%～96%，适用于高危人群的筛查和检测，阴性者可几乎排除PPGL，假阴性率仅1.4%。24小时尿MNs的特异性达98%，敏感性较低为69%，适用于低危人群的筛查。MNs是PPGL指南和共识首推的特异性标记物。

2. 24小时尿CA：是目前主要的定性诊断检验手段之一。敏感性84%，特异性81%，假阴性率14%。结果阴性而临床高度可疑者建议重复多次和/或高血压发作时留尿测定，阴性不能排除PPGL诊断。

3. 24小时尿总MNs：敏感性77%，特异性93%。

4. 24小时尿香草扁桃酸（vanillyl mandelic Acid，VMA）：敏感性仅46%～67%，假阴性率41%，但特异性高达95%。VMA是NE和E的最终代谢产物，但应同时检测血、尿CA和MNs水平。

5. 内分泌指标的正常值范围

24小时尿NE：16.69～40.65μg/24h

24小时尿E：1.74～6.42μg/24h

24小时尿DA：120.93～330.59μg/24h

NMN：＜0.9nmol/L

MN：＜0.5nmol/L

（二）定位诊断

当确定PPGL的定性诊断后应及时进行肿瘤的定位检查，以决定有益、有效的治疗方式。

1. CT及三维可视化重建：首选CT作为PPGL肿瘤定位的影像学检查，该检查对胸、腹和盆腔组织有很好的空间分辨率，并可发现肺部转移病灶。PPGL瘤体在CT上显示为密度不均匀的圆形或类圆形软组织影，肿瘤内常有坏死、出血或钙化，瘤体可被对比剂增强；转移性PPGL瘤体较大、密度不均、外形不规则、可有周围组织浸润或远处非嗜铬组织转移；如瘤体较小可有假阴性。增强CT和三维（冠、矢状位）可视化重建可清楚显示肿瘤形态、供血及与周围组织的关系，增强CT诊断PPGL的敏感性为85%～98%，特异性为70%。

2. MRI：MRI定位诊断PPGL的敏感性为85%～100%，特异性为67%。推荐以下情况用MRI代替CT作为首选定位或补充检查：①儿童、孕妇或其他需减少放射性暴露者；②对CT对比剂过敏者；③生化证实儿茶酚胺升高而CT扫描阴性者；④肿瘤与周围大血管关系密切，以CT评估血管侵犯情况效果不佳；⑤辅助CT探测多发或转移病灶。

3. 功能影像学定位：包括间碘苄胍（metaiodobenzylguanidine，MIBG）显像、生长抑素受体显像和PET显像。这些检查在下列情况中有一定价值：①确诊定位并利于鉴别诊断；②检出多发或转移病灶；③生化指标阳性和/或可疑，CT或MRI未能定位者；④术后复发者。

（1）MIBG显像：MIBG为去甲肾上腺素类似物，能被嗜铬细胞中的儿茶酚胺囊泡摄取。^{131}I-MIIBG和^{123}I-MIBG可同时对PPGL进行形态解剖和功能的定位，二者特异性均达95%～100%，敏感性分别为77%～90%和83%～100%。

（2）生长抑素受体显像：生长抑素受体为G蛋白偶联的跨膜蛋白，有5种亚型。PPGL主要表达2型和4型（约73%）。奥曲肽为生长抑素类似物，与生长抑素受体的亲和性强度依次为2型、5型、3型；利用诊断性放射核素（如^{99m}Tc、^{68}Ga等）标记奥曲肽，静脉注射后与患者细胞膜上的生长抑素受体特异结合，通过多种成像技术显示局部生长抑素受体的表达情况。

1）SPECT显像：^{99m}Tc-奥曲肽是目前临床SPECT显像常用的显像剂，对PGL定位的敏感性为96%，对PCC定位的敏感性为50%，对位于头颈部、胸腔的PPGL检出率要高于MIBG显像。

2）PET显像：^{68}Ga-DOTA-SSA为显示PPGL的常用显像剂，对PPGL的检出率为93%，明显高于^{18}F-FDOPA（80%）、^{18}F-FDG（74%）和MIBG显像（38%）。对于*SDHx*突变相关的PPGL，^{68}Ga-DOTA-SSA也比^{18}F-FDG有更高的检出率。因此是目前PPGL的首选功能影像学检查方法。

（3）^{18}F-脱氧葡萄糖PET/CT显像（^{18}F-FDG PET/CT）：^{18}F-FDG PET/CT对非转移性PPGL的诊断敏感性为76.8%、特异性为90.2%，在转移性PPGL中的敏感性为82.5%。PPGL对^{18}F-FDG的摄取与基因型相关，在有*SDHx*突变的情况下^{18}F-FDG的摄取最高，因此^{18}F-FDG PET/CT对有*SDHx*突变的转移性PPGL有很高的敏感性。

（三）遗传学和表观遗传学检测

1. 基因检测：建议PPGL患者进行基因检测，对转移性PPGL患者应检测*SDHB*基因，根据肿瘤定位、性质和儿茶酚胺生化表型选择不同类型的基因检测，对有PPGL阳性家族史和遗传综合征表现的患者可直接检测相应的致病基因突变。

2. 表观遗传学检测：PPGL组织中多种基因存在异常高甲基化，包括抑癌基因、DNA修复基因、细胞周期调控、肿瘤转移相关基因等。PPGL肿瘤DNA甲基化和微RNA（miRNA）表观遗传学研究可为转移性肿瘤的早期诊断及治疗靶点提供依据。

五、治疗

PPGL的定性、定位诊断明确后应尽早手术切除肿瘤。腹腔镜下肿瘤切除PPGL治疗的标准术式。

（一）术前准备

PPGL是功能性肿瘤，术前应做好充分评估和药物治疗准备，避免麻醉和术中、术后出现血压大幅度波动，或者因致命的高血压危象发作、肿瘤切除后出现顽固性低血压而危及生命。术前评估包括心脏风险评估、血压和心率控制以及低血容量纠正。药物准备可用选择性α_1受体阻断药或非选择性α受体阻断药控制血压，如治疗后血压未能控制，再加用钙通道阻滞药。使用α受体阻断药后，如患者发生心动过速，则加用β受体阻断药。绝对不能在未用α受体阻断药之前先用β受体阻断药，以免发生急性心功能不全。

儿茶酚胺心肌病的术前准备：儿茶酚胺心肌病是指超生理剂量的儿茶酚胺释放入血后引起心肌收缩功能下降，导致心脏结构与功能异常的一类特殊心肌病。如超量儿茶酚胺由来源于交感或副交感神经系统的PPGL分泌，则称为伴儿茶酚胺心肌病的副神经节瘤/嗜铬细胞瘤（catecholamine-induced cardiomyopathy in paraganglioma/pheochromocytoma，CICMPP），是PPGL的一种严重并发症。

术前准备充分的标准：①血压维持在120/80mmHg左右，心率维持在80～90次/分。②阵发性高血压发作频率减少、幅度降低，无心悸、多汗等现象，可有轻度鼻塞。③体重呈增加趋势，血细胞比容＜45%，肢端发凉感消失或有温暖感、甲床红润等微循环灌注良好的表现。④高代谢症状群及糖代谢异常改善。⑤术前药物准备时间一般为2～4周，伴严重并发症的患者，术前准备时间应相应延长。

（二）手术治疗

手术切除是PPGL最有效的治疗方法。强调与麻醉科、重症医学科等多学科充分合作。推荐全身麻醉，实时监测动脉血压和中心静脉压，必要时使用漂浮导管。积极扩容的同时注意防治心力衰竭。

推荐对大多数PPGL行腹腔镜微创手术，对肿瘤直径＞6cm或侵袭性PPGL进行开放式手术以确保完整切除肿瘤，防止肿瘤破裂和局部复发。双侧PCC应尽可能保留肾上腺组织，以免发生永久性肾上腺皮质功能减退。

对于转移性PPGL的治疗，其过程相对复杂，需要多学科联合治疗。其治疗的主要原则是控制肿瘤的生长和过量儿茶酚胺引起的相关症状。治疗方法包括手术治疗、放射性核素治疗、放疗和化疗、处理儿茶酚胺增多症以及近年来较为热门的靶向治疗。

六、预后和随访

（一）预后

PPGL的预后与年龄、转移性、有无家族史及治疗早晚等相关。手术成功切除肿瘤后，大多数PPGL患者的高血压可以被治愈，儿茶酚胺一般在术后1周内恢复正常，75%的患者在1个月内血压恢复正常，25%的患者血压仍持续增高，但较术前降低，用一般抗高血压药可获得满意疗效。非转移性PPGL患者手术后5年存活率＞95%，复发率＜10%；转移性PPGL患者5年存活率＜50%。

（二）随访

推荐对PPGL患者实行个体化管理，每年至少复查1次；儿童、青少年、有PPGL家族史和有基因突变、转移性的患者则应3～6个月随访1次，随访内容包括症状、体征、血压、儿茶酚胺，以及血、尿MNs等检测。定期复查影像学检查，评估肿瘤有无复发、转移或发生MEN或其他遗传性综合征；对其直系亲属进行基因检测和定期检查。

Chapter II

副神经节瘤/嗜铬细胞瘤的分区
及解剖特点

PPGL的手术难度与肿瘤位置、体积、血供，以及肿瘤和周围脏器、血管的毗邻关系密切相关。本书编者前期通过总结临床病例，将PPGL按照其肿瘤几何中心所处的解剖位置分为4区：中央血管区、右肾周区、左肾周区、盆区。按照肿瘤与肾血管的位置关系在中央血管区、右肾周区、左肾周区内分别再细分为肾血管上亚区、肾血管亚区、肾血管下亚区。当肿瘤整体位于肾血管上方，且下缘高于肾动脉起始处或肾静脉汇入处下缘时，肿瘤位于肾血管上亚区；当肿瘤整体位于肾血管下方，且肿瘤上缘低于肾动脉起始处或肾静脉汇入处上缘时，肿瘤位于肾血管下亚区；其余情况下肿瘤位于肾血管区。各区肿瘤因涉及不同的腹膜后脏器、大血管及其分支或属支而具有不同的解剖和手术要点，手术难度因此有较大差别。本章着重介绍PPGL的各分区及其主要解剖特点，体积较大的肿瘤可涉及多个区域。

第一节　中央血管区

一、概述

中央血管区上界为主动脉裂孔，下界为主动脉分叉，右界为下腔静脉右缘，左界为腹主动脉左缘，主要包括腹主动脉及其主要分支（腹腔干、肾动脉、肠系膜上动脉、肠系膜下动脉）的起始段，以及下腔静脉及肾静脉的主干。该区域内还包括门静脉及其属支、十二指肠、胰体等。该区域内不同高度的肿瘤所毗邻的脏器、血管有较大差别，因此进一步分为肾血管上、肾血管和肾血管下三个亚区。肾血管上亚区主要涉及肝后下腔静脉、肝静脉、门静脉、肠系膜上静脉、脾静脉、腹主动脉、腹腔干、肝总动脉、脾动脉、胰体、十二指肠等。肾血管区主要涉及腹主动脉、肠系膜上动脉、双侧肾动脉、下腔静脉、双侧肾静脉、肠系膜上静脉、胰体、十二指肠等。肾血管下亚区主要涉及腹主动脉、肠系膜下动脉、下腔静脉等。

中央血管区的副神经节瘤可位于主动脉及其分支、下腔静脉及其属支的前方、后方或二者之间，肿瘤周围大血管众多，血供通常极为丰富，且肿瘤形态常不规则并与大血管粘连紧密甚至侵犯大血管，因此手术难度极大。单独从任意一侧的后腹腔入路通常难以充分显露肿瘤整体，因此通常采用经腹腔入路。

二、解剖特点

（一）腹主动脉及其分支

1. 腹主动脉：腹主动脉居中线偏左，从膈肌主动脉裂孔下行至第4腰椎处分为左、右髂总动脉，两支髂总动脉分别行向下外至骶髂关节前方又各自分成髂内、外动脉。腹主动脉前壁发出三大分支，腹腔干和肠系膜上动脉均在第1腰椎水平发出，肠系膜下动脉在第3或第3～4腰椎水平发出。左、右肾动脉自腹主动脉侧壁发出，近1/3的肾脏有两支或多支肾动脉供应，如为单支肾动脉则多数在第2腰椎水平发出，左侧比右侧略高。

2. 腹腔干：为一短干，在膈的主动脉裂孔稍下方发自腹主动脉前壁，起点多在第1腰椎水平，少数在第1腰椎以上。其分支有变异，但以分出肝总动脉、脾动脉和胃左动脉为多。

（1）胃左动脉：向左上方行至胃贲门附近，然后沿胃小弯在小网膜两层间折向右行，并与胃右动脉吻合，沿途分支至食管的腹段、贲门和胃小弯附近的胃壁。

（2）肝总动脉：向右行至十二指肠上部的上缘后进入肝十二指肠韧带，分为肝固有动脉和胃十二指肠动脉。

（3）脾动脉：沿胰上缘蜿蜒左行至脾门，入脾门前发出胰支、胃后动脉、胃短动脉、胃网膜左动脉和脾支。

3. 肠系膜上动脉：在腹腔干的稍下方，约平第1腰椎的水平起自腹主动脉的前壁，经胰头和胰体交界处的后方下行，越过十二指肠水平部的前面进入肠系膜根部，然后向右髂窝方向走行，沿途发出空肠动脉、回肠动脉、回结肠动脉、右结肠动脉和中结肠动脉。

4. 肾动脉：是腹主动脉比较粗大的一对分支，在第1～2腰椎平面发自主动脉侧壁，横行向外，在肾静脉后方进入肾门。腹主动脉位于体正中线的左侧，所以右肾动脉较左肾动脉稍长。右肾动脉前邻下腔静脉、胰头和十二指肠降部，左肾动脉前邻胰体、脾静脉和肠系膜下静脉。肾动脉到达肾门之前，分出一支肾上腺下动脉，行向上至肾上腺，此外还分出输尿管支至输尿管。

（二）下腔静脉及其属支

1. 下腔静脉：下腔静脉在腹主动脉右侧，较主动脉长，上端平第8胸椎穿膈肌的腔静脉孔，下端平第4腰椎水平，在腹主动脉分叉的稍下方接受左、右髂总静脉。下腔静脉上部在接近膈肌处接受肝左、中、右静脉，在中部平第2腰椎处接受左、右肾静脉。

2. 肾静脉：肾静脉的位置较肾动脉低，位于肾动脉的前下方，有多支肾动脉者往往也伴多支肾静脉。右肾静脉较左肾静脉短，其血液回流至下腔静脉，大多无属支，只有极少数右肾静脉接受生殖静脉。左肾静脉在肠系膜上动脉起点的下方跨越腹主动脉前方再汇入下腔静脉；左肾静脉极少有双支，它通常有肾上腺静脉、膈下静脉、生殖静脉、腰静脉等属支，称为左肾静脉复合体。

（三）门静脉

门静脉由脾静脉、肠系膜上静脉汇合而成，形成腹腔脏器的静脉回流。在肝十二指肠韧带处，门静脉位于肝动脉和胆总管后方。

（四）胰腺

胰腺位于肾脏和肾上腺前方，胰腺是一个狭长的腺体，横置于腹后壁第1～2腰椎平面，分为胰头、胰颈、胰体和胰尾四部分。胰头位于第2腰椎水平，下腔静脉的前方，上、右、下三面均被十二指肠包绕，胰体斜向左上，跨越主动脉、左肾上腺、左肾门上前方，移行为胰尾。胰尾末端接脾，位于左肾上外侧部的前面。

（五）神经

腹腔丛是最大的内脏神经丛，位于腹主动脉上段的前方，围绕腹主动脉和肠系膜上动脉的根部。丛内有一对腹腔神经节，接受来自内脏大神经的节前纤维；节的下外侧特别突出，称为主动脉肾节，接受来自内脏小神经的节前纤维。由腹腔节发出的分支大部分是节后纤维，但是有少量仍是节前纤维，它们再到腹腔丛分出的副丛内的神经节（如肠系膜上、下神经节等）交换神经元。

第二节　肾周区

一、概述

肾周区上界为膈肌，下界为主动脉分叉水平，内界为大血管区，外界为腹壁，主要包括肾上腺、肾脏和输尿管、肾血管分支和部分主干。由于躯体左侧和右侧的肾周区内包括、毗邻不同的脏器、血管，因此将肾周区进一步分为躯体右侧的右肾周区和躯体左侧的左肾周区。在右肾周和左肾周区内，不同高度的肿瘤所毗邻的脏器、血管亦有较大差别。

在右肾周区内，肾血管上亚区内主要包括右肾上腺、肝脏、十二指肠、胰头、下腔静脉、肝静脉等；肾血管亚区内主要包括十二指肠、下腔静脉、右肾动静脉、肾盂和输尿管起始部；肾血管下亚区内主要包括输尿管、下腔静脉和生殖静脉。

在左肾周区内，肾血管上亚区内主要包括左肾上腺、胰尾、脾脏、腹主动脉、脾血管等；肾血管亚区内主要包括胰尾、腹主动脉、左肾动静脉、肾盂和输尿管起始部等；肾血管下亚区内主要包括输尿管、腹主动脉和生殖静脉。

肾周区的PPGL可达到巨大体积，明显压迫重要脏器和血管，手术难度很大。其中，肾血管亚区的肿瘤因与肾动静脉、集合系统关系密切，即使肿瘤体积不大也可有很高的手术难度。

二、解剖特点

（一）肾上腺

肾上腺位于脊柱两侧，腹膜的后方，没有腹膜覆盖，属于腹膜外位器官；约平第11胸椎高度，紧贴肾上极，与肾共同包裹在肾筋膜内。左肾上腺较长，呈半月形，右肾上腺稍短，呈三角形，长约6cm、宽约3cm、厚0.5～1.0cm。左、右侧肾上腺的毗邻不同，左肾上腺前面的上部借网膜囊与胃相邻，下部与胰尾和脾血管相邻，内侧缘接近腹主动脉；右肾上腺的前面为肝，前面的外上部无腹膜覆盖，直接与肝的裸区相邻，前下方与十二指肠相邻，内侧缘紧邻下腔静脉。左、右肾上腺的后面均为膈。两侧肾上腺之间为腹腔丛。

肾上腺的血供丰富，由肾上腺上动脉、肾上腺中动脉和肾上腺下动脉供血，血液分别来自膈下动脉、腹主动脉和肾动脉。两侧肾上腺均仅有一条肾上腺中央静脉，左肾上腺中央静脉汇入左肾静脉；右肾上腺中央静脉很短，汇入下腔静脉，少数汇入右膈下静脉、右肾静脉或副肝右静脉。

（二）肾脏和输尿管腹段

1. 肾脏：肾脏和输尿管腹段均位于肾周筋膜囊内，由肾周脂肪所包绕。左、右肾在脊柱两旁，平对第12胸椎至第3腰椎之间，其中左肾比右肾约高半个椎体。

2. 输尿管腹段：为腹膜外器官，起自肾门部肾盂与输尿管交界处，然后沿腰大肌前面向下内侧斜行，越过紧贴腰大肌的生殖股神经，在腰大肌中点偏下有生殖血管跨越其前面，在骨盆入口处移行为输尿管盆段。右输尿管腹段的前面为十二指肠降部、升结肠血管、回结肠血管、生殖血管及回肠末段，还靠近盲肠和阑尾。左输尿管腹段的前面为十二指肠空肠曲、降结肠血管和生殖血管，在左髂窝处尚有乙状结肠越过。

（三）十二指肠

十二指肠长25cm，呈C形，分为壶腹部、降部、水平段和升段，大部分被后腹膜覆盖，比其他肠段更为固定。C形凹陷部是胰头部分，胆总管和胰管开口于十二指肠内，十二指肠降部和右肾前面贴近。

（四）肝脏

肝脏上方为膈。肝右叶下面，前部与结肠右曲邻接，中部近肝门处邻接十二指肠上曲，后部邻接右肾上腺和右肾。肝左叶下面与胃前壁相邻，后上方邻接食管腹部。肝脏借镰状韧带和冠状韧带连于膈下面和腹前壁。

肝膈面上有矢状位的镰状韧带附着，借此将肝脏分为左、右两叶。膈面后部没有被腹膜被覆，直接与膈相贴的部分称裸区。肝脏下面邻接一些腹腔器官，又称脏面。脏面中部有略呈"H"形的3条沟。其中横行的沟位于脏面正中，为肝门；肝门中主要结构的位置关系是：肝左、右管居前，肝固有动脉左、右支居中，肝门静脉左、右支居后。左侧的纵沟的前部内有肝圆韧带通过称肝圆韧带裂，后部容纳静脉韧带称静脉韧带裂。右侧的纵沟的前部为胆囊窝，后部为腔静脉沟，容纳下腔静脉。在腔静脉沟的上端处，有肝左、中、右静脉出肝后立即注入下腔静脉，称为第2肝门。

在肝的脏面，借"H"形的沟、裂和窝将肝分为4个叶：肝左叶位于肝圆韧带裂与静脉韧带裂的左侧，即左纵沟的左侧；肝右叶位于胆囊窝与腔静脉沟的右侧，即右纵沟的右侧；方叶位于肝门之前，肝圆韧带裂与胆囊窝之间；尾状叶位于肝门之后，静脉韧带裂与腔静脉沟之间。

（五）脾脏

脾脏位于左季肋部，胃底与膈之间，第9～11肋深面，长轴与第10肋一致。脾脏由胃脾韧带、脾肾韧带和膈结肠韧带支持固定。脾脏呈暗红色，质软而脆。脾脏可分为膈、脏两面，前、后两端和上、下两缘。膈面光滑隆凸，对向膈。脏面凹陷，中央处有脾门（hilum of spleen），是血管、神经和淋巴管出入之处。在脏面，脾脏与胃底、左肾、左肾上腺、胰尾和结肠左曲相毗邻。

（六）神经

肾动脉表面和附近分布有主动脉肾神经节。主动脉肾神经节为交感神经节，由神经元胞体集聚形成，因位于脊柱前方，属椎前神经节，内脏小神经终于此节，其发出的神经纤维参与组成肾丛，随肾丛分布于肾、输尿管等。主动脉肾神经节的数目有1～3个，位于腹后壁，腹腔神经节的下方，肾静脉的后方。

第三节　盆区

一、概述

盆区为腹主动脉分叉下方的盆腔区域，主要包括输尿管、膀胱、精囊、直肠、双侧髂血管等。该区域的PGL根据其与膀胱、髂血管等的关系不同而具有不同的手术难度。

二、解剖特点

（一）腹主动脉主要分支

1. 肠系膜下动脉：在平第3腰椎或者腰3～4椎间隙高度起自腹主动脉前壁或左前壁，在腹后壁腹膜深面行向左下方，在左髂窝从髂总动、静脉前方越过，经左输尿管内侧入于乙状结肠系膜，末端下降移行为直肠上动脉，沿途发出左结肠动脉和乙状结肠动脉。

2. 髂总动脉：左右各一，由腹主动脉终末端在平第4腰椎高度分出左、右髂总动脉。每侧髂总动脉沿腰大肌内侧下行至骶髂关节处分为髂内动脉和髂外动脉。

3. 髂内动脉：沿盆壁下行，前方为腹膜和输尿管，外侧为髂外动脉及腰大肌，侧后方为髂外静脉，内侧方为髂内静脉、腰骶干和梨状肌。髂内动脉前干向前进入盆腔并分出闭孔动脉、膀胱上动脉、膀胱下动脉、子宫动脉、阴道内动脉、痔中动脉及痔下动脉后，其主支穿过坐骨小孔成为臀下动脉。后干向后进入臀部成为臀上动脉，在离开盆腔前分出髂腰动脉和骶外侧动脉。

4. 髂外动脉：经髂总动脉发出后，沿腰大肌的内侧下降，经腹股沟韧带的深面到大腿的前面移行为股动脉，其在腹股沟韧带的上方发出腹壁下动脉进入腹直肌鞘内。

（二）髂总静脉及其主要属支

1. 髂总静脉：两侧髂总静脉伴髂总动脉上行至第5腰椎椎体右前方汇合成下腔静脉。左侧髂总静脉长而倾斜，先沿左髂总动脉内侧、后沿右髂总动脉后方上行。右髂总静脉短而垂直，先行于右髂总动脉后方，后行于动脉外侧。髂总静脉接受髂腰静脉和骶外侧静脉，左髂总静脉还接受骶正中静脉的血液。

2. 髂内静脉：位于髂内动脉的后内侧，髂内静脉的属支一般均与同名动脉伴行，盆部静脉数目较多，壁薄且吻合丰富，多环绕各器官形成静脉丛，静脉丛的血管内无瓣膜。

3. 髂外静脉：是股静脉的直接延续，左髂外静脉沿髂外动脉内侧上行，右髂外静脉先沿髂外动脉内侧，后沿髂外动脉的后方上行，至骶髂关节前方与髂内静脉汇合成髂总静脉。

（三）膀胱

空虚的膀胱呈三棱锥体形，分尖、体、底和颈4部分。膀胱前方为耻骨联合，膀胱与耻骨联合二者之间称膀胱前隙（Retzius间隙或耻骨后间隙），此间隙内男性有耻骨前列腺韧带，女性有耻骨膀胱韧带。此外，间隙中还有丰富的结缔组织和静脉丛。在男性，膀胱的后方与精囊、输精管壶腹和直肠相毗邻；在女性，膀胱的后方与子宫和阴道相邻接。空虚时膀胱全部位于盆腔内，充盈时膀胱腹膜返折线可上移至耻骨联合上方。

（四）阴道

阴道位于小骨盆中央，前有膀胱和尿道，后邻直肠。阴道的上端宽阔，包绕子宫颈阴道部，二者之间的环形凹陷称阴道穹隆。阴道下部穿过尿生殖膈内的尿道阴道括约肌以及肛提肌均对阴道有括约作用。

（五）神经

肠系膜下动脉根部周围的自主神经丛包括腹主动脉丛、上腹下丛及肠系膜下丛。腹主动脉丛位于肠系膜上、下动脉之间、覆盖于腹主动脉前方及侧方的网状神经丛。上腹下丛位于肠系膜下动脉起始部水平与腹主动脉分叉下两侧腹下神经起点之间。肠系膜下丛围绕肠系膜下动脉根部及其分支分布，是其血管鞘形成的重要成分。

Chapter III

病 例

第一节　中央血管区副神经节瘤

一、肾血管上亚区

病例一

男性，55岁。因"发作性高血压1年余"入院。

病史

患者3年前出现间断头痛，无明确诱因，可于劳作或休息时出现，自述持续10分钟左右可自行缓解，发作时未监测血压，每天可发作几次至十几次。当地医院完善CT提示"右肾上腺、右肾之间饱满"（未见报告），就诊时曾测血压，最高220/130mmHg，予降压治疗，自述口服抗高血压药（具体不详）十余天后停药，后未再发作。1年前患者自觉症状再次出现，性质同前，发作时自测血压（220～230）/（120～130）mmHg，变换体位可缓解。当地医院复查CT时考虑"右侧副神经节瘤"（未见报告），自述未行内分泌相关化验，建议上级医院手术治疗，同时予酚苄明10mg q12h口服。半年前患者就诊外院，考虑右侧副神经节瘤，继续口服酚苄明准备。期间患者无明显发作性表现。2020年11月就诊我院门诊，查血NMN、血MN明显升高，24小时尿CA未见明显异常。腹盆增强CT示右侧膈脚后间隙3.3cm×6.9cm×8.4cm类椭圆形混杂密度影伴增强后轻-中度强化。奥曲肽显像提示异常、考虑副神经节瘤。

患者1个月前再次开始行药物准备，目前口服酚苄明10mg q8h，血压、心率平稳，无明显直立性低血压，有轻度鼻塞，甲床红润，肢端温暖，体重较服药前增加2.5kg。既往史、个人史、家族史无特殊。

影像学检查

1. 腹盆增强CT＋三维重建：T_{10}～L_1水平后纵隔脊柱右前方（右侧膈脚后间隙）见一类椭圆形混杂密度影，边界光滑，大小约3.3cm×6.9cm×8.4cm，平扫时实性部分CT值约33HU，增强后轻-中度强化，动脉期及门静脉期CT值约54HU、77HU，中心见低强化区，右下肺病变旁斑片影（图1-1、图1-2）。

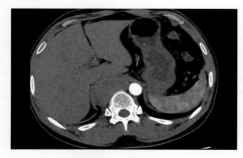

图1-1　右侧纵隔副神经节瘤最大截面（轴位），动脉期

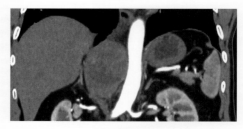

图1-2　右侧纵隔副神经节瘤（冠状位），动脉期

2. 奥曲肽显像：上腹部偏右侧异常所见，行断层融合显像提示考虑副神经节瘤。

术前诊断

右纵隔副神经节瘤

手术

1. 手术名称：胸腔镜联合后腹腔镜右侧腹膜后副神经节瘤切除术。

2. 3D影像与术中情况

（1）3D影像见肿瘤位置较高，大部分位于胸腔内（图1-3～图1-5）：术中见肿瘤位于膈肌后方，大部分位于胸腔内。虽然经传统的后腹腔入路可见肿瘤，但难以完整切除，因此，采用胸腔镜和腹膜后腹腔镜的联合入路。术中经腹膜后入路可见右侧膈脚腰大肌局部隆起（图1-8），经胸腔镜入路可见胸腔部分瘤体表面大量迂曲血管，包膜完整，张力较高（图1-9）。

（2）3D影像见肿瘤位于下腔静脉后方，左侧与腹主动脉紧邻，肿瘤后方可见多支肋间动脉（图1-5～图1-7）：术中采用胸腹腔镜联合游离的方式，以锐性与钝性分离相结合的方式沿肿瘤表面将肿瘤与胸后壁、膈肌、腰大肌分离，见肿瘤内侧与椎体、下腔静脉毗邻部位粘连紧密，可见多束血管自胸腹壁，椎体旁穿入肿瘤，术野渗血较多，遂中转开放手术（图1-10）。

（3）3D影像见肿瘤后方与椎体、肋间动脉紧邻（图1-5、图1-6）：中转开放后断第9肋骨，纵行切开膈肌，见肿瘤与周围组织粘连严重，左侧第9、10、11肋间动脉穿过肿瘤内部，遂逐束分离，结扎、缝扎瘤体供应血管。注意保护邻近脏器及重要血管、神经，逐步分离并完整切除瘤体及受累右侧膈肌内后方膈脚组织。

（4）3D影像见肿瘤位于膈肌后方（图1-7）：术中经后腹腔途径仅见膈脚处膨隆，未见明确肿瘤包膜，小心切开膈肌后可见肿瘤，但肿瘤与膈肌等周围组织粘连紧密，难以分离，完整切除后，将后内方膈肌断端固定于后纵隔胸膜及肋间肌，重建膈脚，隔绝胸腹腔。

病理诊断

（副神经节瘤）复合型副神经节瘤（副神经节瘤＋节细胞神经纤维瘤，另可见少许节细胞神经母细胞瘤成分）。免疫组化结果：Melan-A（－），AE1/AE3（－），CgA（＋），Ki-67（index 1%），S-100（＋），α-inhibin（－），Syn（＋），SDHB（＋），NeuN（－），SOX10（－），NSE（＋），NF（－）。

3D 可视化重建

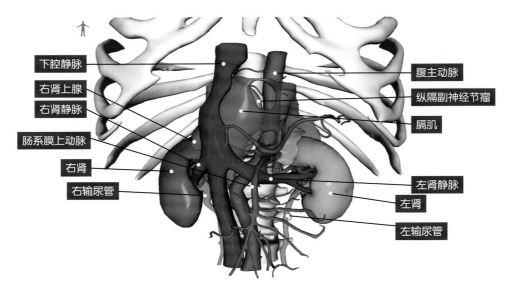

图1-3　右侧纵隔肿瘤与周围脏器血管的关系（从正面摄片）

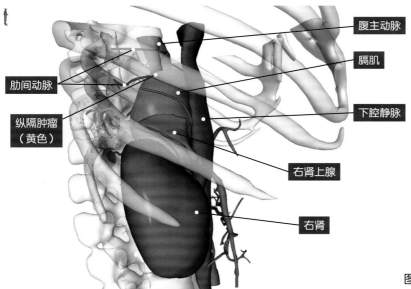

图1-4　右侧腹膜后肿瘤与周围
脏器血管的关系（从右侧摄片）

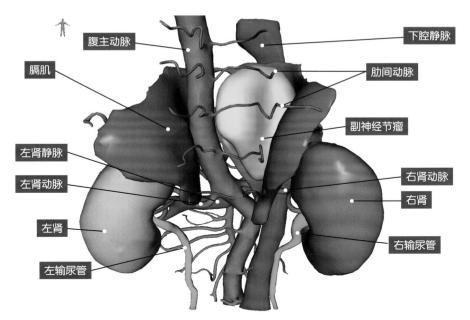

图1-5 右侧腹膜后肿瘤与周围脏器血管的关系（从背面摄片），肿瘤主要位于下腔静脉后方，腹主动脉、下腔静脉受压分别向左、向前方移位，肿瘤下极位于左肾静脉汇入下腔静脉处。肋间动脉位于肿瘤后方

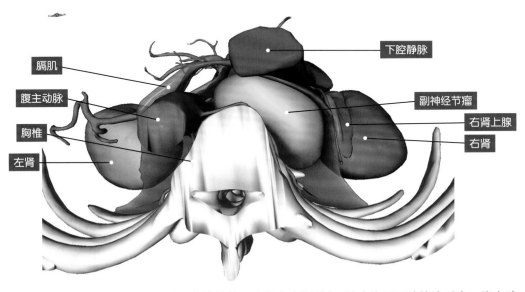

图1-6 右侧纵隔肿瘤与周围脏器血管的关系（从上方摄片），肿瘤位于下腔静脉后方，腹主动脉右侧，膈肌与椎体之间

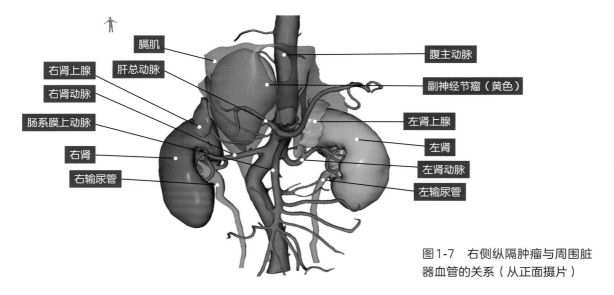

膈肌

右肾上腺
肝总动脉

右肾动脉

肠系膜上动脉

右肾

右输尿管

腹主动脉

副神经节瘤（黄色）

左肾上腺

左肾

左肾动脉

左输尿管

图1-7　右侧纵隔肿瘤与周围脏器血管的关系（从正面摄片）

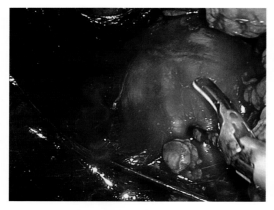

图1-8　经后腹腔入路所见的副神经节瘤

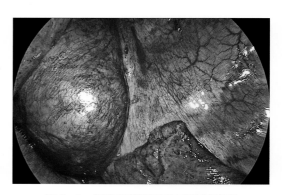

图1-9　经胸腔镜所见的副神经节瘤

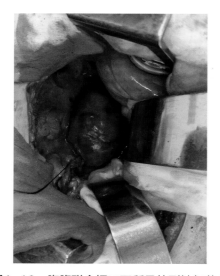

图1-10　胸腹联合切口下所见的副神经节瘤

病例二

女性，54岁。因"血压升高5年，发现右侧腹膜后肿瘤3个月"入院。

病史

患者5年前体检发现血压升高，最高达200/100mmHg，先后予拉西地平、厄贝沙坦氢氯噻嗪、氨氯地平等，血压均控制不佳，血压升高时伴明显心悸、多汗，偶伴头晕，多于活动后或体位改变后出现。4个月前患者无明显诱因突发右侧手脚麻木、感觉减退，余无明显伴随症状，于当地医院行CT提示腹膜后占位性病变（5.8cm×4.3cm）伴邻近组织受压。3个月前患者就诊于我院门诊，查24小时尿NE 136.26μg/24h，血NMN 7.79nmol/L。生长抑素受体显像示上腹部可疑生长抑素受体高表达病灶。肾上腺髓质全身显像提示右肾上腺区域放射性增高区，考虑为嗜铬细胞瘤。考虑患者右肾上腺嗜铬细胞瘤可能性大。

患者2个月前开始行药物准备，目前口服酚苄明10mg q8h，血压、心率平稳，无明显直立性低血压，有鼻塞，甲床红润，肢端温暖，体重较服药前增加2kg。既往、个人、家族史无特殊。

影像学检查

1. 增强CT：腹膜后下腔静脉左侧见类圆形软组织密度影，边界清，大小约5.8cm×4.4cm，上下径约5.6cm，增强扫描呈不均匀明显强化，门静脉期见迂曲血管引流至双肾静脉。下腔静脉及左肾静脉局部受压改变，肠系膜上动脉开口处及左肾动脉开口处局部重度狭窄（图2-1）。

2. 肾上腺髓质全身显像：右肾上腺区域放射性增高区，考虑为嗜铬细胞瘤。

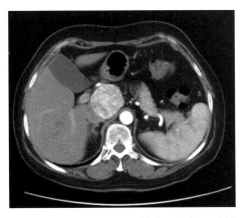

图2-1 右腹膜后副神经节瘤最大截面（轴位），动脉期

术前诊断

右侧腹膜后副神经节瘤

手术

1. 手术名称：经腹腹腔镜中转开腹右侧腹膜后副神经节瘤切除术。

2. 3D 影像与术中情况

（1）3D 影像及术中可见肿瘤位于下腔静脉和腹主动脉之间的前方（图 2-2、图 2-4、图 2-6）：肿瘤位置极为深在，经左侧或右侧腹膜后入路均难以游离，遂经腹腔进行手术，术中注意仔细游离胰腺及十二指肠。

（2）3D 影像及术中可见肿瘤周围大量异常增生的血管（图 2-3、图 2-5、图 2-7）：肿瘤供血动脉发自腹腔干起始部，周围与肝固有动脉、肝总动脉、腹腔干、腹主动脉、下腔静脉、左肾静脉等关系密切，肿瘤血液回流至下腔静脉。术中见迂曲动静脉包绕肿瘤，肿瘤向内压迫下腔静脉，位于左肾静脉上方；沿包膜仔细以锐性与钝性分离相结合的方式游离肿瘤，尤其是肿瘤与腹主动脉、下腔静脉相邻处可见明显增粗的血管，局部粘连较为明显，难度较大。遂术中转开腹，仔细游离，直视下逐根确切结扎。

（3）3D 影像及术中可见肿瘤与胰腺、十二指肠等关系密切：术中见肿瘤与门静脉及胆囊管关系也非常密切，术中仔细以锐性与钝性分离相结合的方式游离胆囊管、门静脉、胰头及下腔静脉。

病理诊断

（右侧腹膜后肿物）符合副神经节瘤病理特点；淋巴结显慢性炎（肿瘤旁 0/2）。免疫组化结果：Melan-A（－），AE1/AE3（－），CgA（＋），Ki-67（index 2%），S-100（＋），α-inhibin（－），S-100（－）。

3D可视化重建

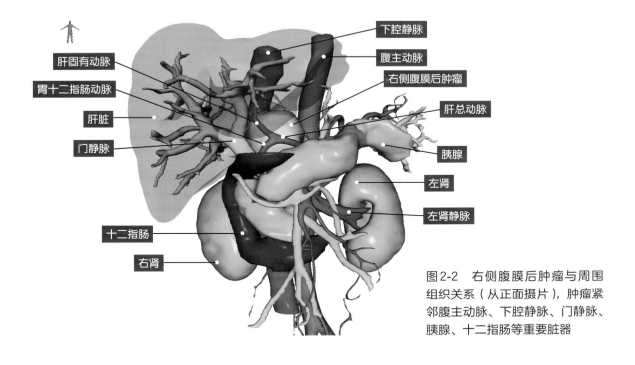

图2-2 右侧腹膜后肿瘤与周围组织关系（从正面摄片），肿瘤紧邻腹主动脉、下腔静脉、门静脉、胰腺、十二指肠等重要脏器

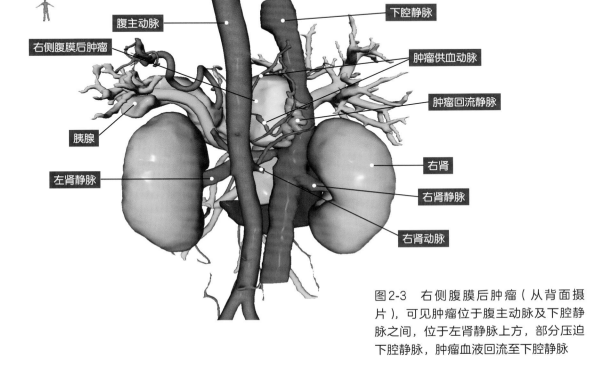

图2-3 右侧腹膜后肿瘤（从背面摄片），可见肿瘤位于腹主动脉及下腔静脉之间，位于左肾静脉上方，部分压迫下腔静脉，肿瘤血液回流至下腔静脉

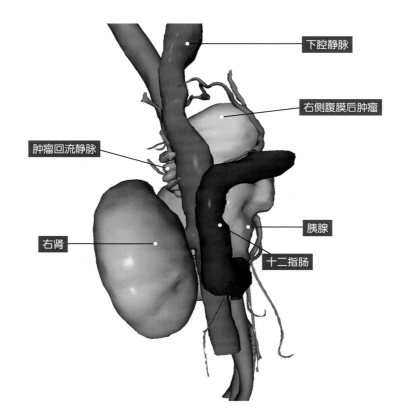

下腔静脉

右侧腹膜后肿瘤

肿瘤回流静脉

胰腺

右肾

十二指肠

图2-4　右侧腹膜后肿瘤（从右侧摄片）

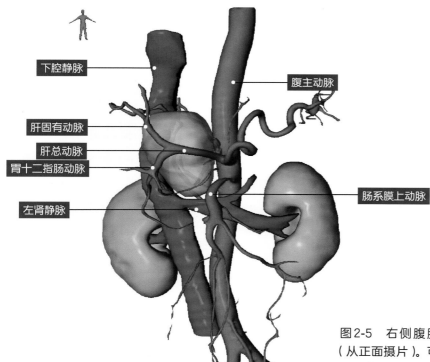

下腔静脉

腹主动脉

肝固有动脉

肝总动脉

胃十二指肠动脉

肠系膜上动脉

左肾静脉

图2-5　右侧腹膜后肿瘤与周围血管关系（从正面摄片）。可见肿瘤下方与左肾静脉紧邻，前方有肝总动脉、肝固有动脉和胃十二指肠动脉走行，内侧与腹腔干起始部紧邻

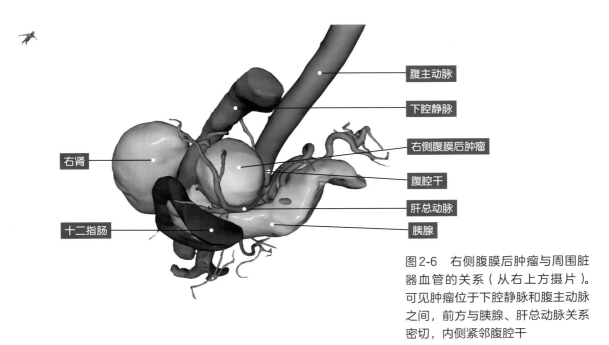

图2-6　右侧腹膜后肿瘤与周围脏器血管的关系（从右上方摄片）。可见肿瘤位于下腔静脉和腹主动脉之间，前方与胰腺、肝总动脉关系密切，内侧紧邻腹腔干

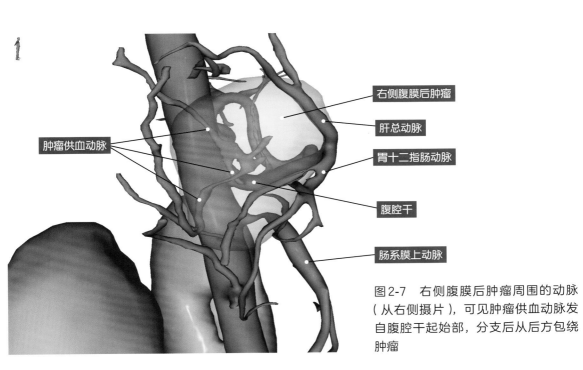

图2-7　右侧腹膜后肿瘤周围的动脉（从右侧摄片），可见肿瘤供血动脉发自腹腔干起始部，分支后从后方包绕肿瘤

病例三

女性，51岁。因"发现血压升高5年，右侧腹膜后肿物9个月"入院。

病史

患者5年前体检发现血压升高，最高157/112mmHg，规律服用抗高血压药后血压控制可。1年前，患者体检行腹部超声检查发现右肾上腺区占位。进一步就诊于我科门诊，查CTU提示下腔静脉与右侧膈脚之间囊实性占位，约为47cm×61cm，增强后实性成分明显强化。内分泌化验提示血NMN、MN、24小时尿CA等均未见明显异常。MIBG显像提示右肾上腺区病灶放射性摄取不均匀增高。奥曲肽显像提示肿物实性部分生长抑素受体表达轻度增高，考虑神经内分泌肿瘤可能。诊断考虑右侧腹膜后副神经节瘤。4个月前患者开始口服酚苄明药物准备，1个月前拟行右肾上腺区肿瘤手术前发现贫血，Hb 90g/L，血液科考虑缺铁性贫血并予积极治疗。

目前患者口服酚苄明10mg q8h、酒石酸美托洛尔12.5mg q12h，血压、心率平稳，无明显直立性低血压，有鼻塞，甲床红润，肢端温暖，体重较服药前增加3kg，Hb 118g/L。既往、个人、家族史无特殊。

影像学检查

1. 腹盆增强CT：右侧腹膜后（下腔静脉与右侧膈脚之间）类圆形囊实性密度团块影，最大截面约4.7cm×6.1cm，增强后实性成分明显强化，囊性成分未见明显强化。肝右叶及尾状叶、右肾上腺、下腔静脉受推压并移位，与病变分界欠清。腹腔干向右发出一小分支参与病变供血。双侧肾静脉显影可，左肾静脉近心段略受推压（图3-1）。

2. 奥曲肽显像：下腔静脉与右膈肌脚之间见一类圆形囊实性密度团块影，大小约5.0cm×4.5cm×6.2cm，外周实性部分放射性摄取稍增高，中心囊性部分呈放射性摄取缺损区，考虑神经内分泌肿瘤可能。

3. MIBG：下腔静脉与右膈肌脚之间见一类圆形囊实性密度团块，病灶大小约4.6cm×4.4cm×6.4cm，外周呈实性密度，中心部分呈低密度，放射性摄取不均匀增高，以实

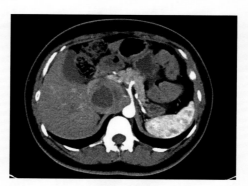

图3-1　右侧腹膜后副神经节瘤最大截面（轴位），动脉期

性密度为著，考虑副神经节瘤可能性大。

术前诊断

右侧腹膜后副神经节瘤

手术

1. 手术名称：（经腹腔）3D腹腔镜肝段下腔静脉后副神经节瘤切除术。

2. 3D影像与术中情况

（1）3D影像及术中可见肿瘤位于下腔静脉和门静脉后方（图3-3）：于右侧侧腹膜沿升结肠分别向上、向下，将升结肠向中线游离。暴露右肾及下腔静脉，游离右肾至肾上极，并沿下腔静脉向头侧游离，分别见双肾静脉分叉。同时暴露十二指肠，将其推向中线。在左肾静脉上方可见大小约5cm×6cm类圆形肿物，位于右肾上极内上方及下腔静脉后方。患者肿瘤位于肝脏下方，且于下腔静脉、门静脉后方，可考虑经腹腔入路。肿瘤位置较高，部分受推压下腔静脉位于肝脏后方，术中翻肝协助暴露肿瘤。可行腹腔镜手术，但需警惕血管处理困难、出血等，存在转开放性手术的可能。此外，肿瘤范围毗邻十二指肠降部，游离时充分推开肠道，避免损伤。

（2）3D影像及术中可见肿瘤与肝脏关系紧密（图3-2、图3-6）：翻肝、暴露肿瘤，分别以牵引带保护肝门、左肾静脉及下腔静脉。游离肿瘤与肝脏接触面，可见多支肝短静脉交通，分别以Hem-o-lok阻断后离断。后继续游离肿瘤与下腔静脉，肿瘤汇入下腔静脉的分支静脉以Hem-o-lok阻断后离断。肿瘤与肝脏、下腔静脉、门静脉关系紧密，术中需充分游离下腔静脉、门静脉，过程中需注意有无回流小静脉，注意结扎处理。肿瘤位于肾静脉汇入位置，需充分保护双侧肾静脉。肿瘤前方与胰腺和十二指肠关系较近，沿肿瘤包膜向外钝性分离十二指肠和胰腺后方。

（3）3D影像及术中可见肿瘤供血动脉发自腹主动脉和右肾动脉（图3-4、图3-7）：游离肿瘤下方及背侧，以Hem-o-lok阻断发自腹主动脉的肿瘤供血动脉后离断。游离肿瘤时注意结扎腹主动脉的肿瘤小分支，避免大出血。

（4）3D影像及术中可见肿瘤与右肾上腺关系紧密（图3-5、图3-6）：离断肿瘤供血动脉后继续游离肿瘤上方，可见右肾上腺与肿瘤粘连紧密，离断中央静脉，将右肾上腺切除。后完整切除肿瘤。仔细检查并进行止血。

病理诊断

（右侧副神经节瘤）副神经节瘤，肾上腺未见特殊。免疫组化结果：S-100（＋），Syn（＋），CgA（＋），AE1/AE3（－），Ki-67（index 2%），Melan-A（－），α-inhibin（－），SDHB（＋），MGMT（－）。

3D可视化重建

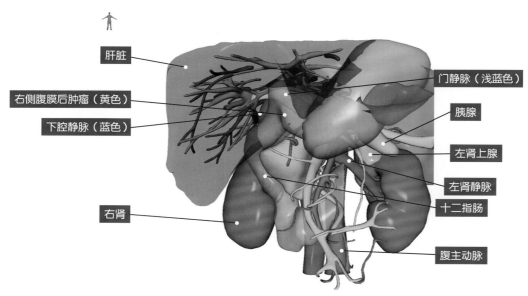

肝脏

门静脉（浅蓝色）

右侧腹膜后肿瘤（黄色）

胰腺

下腔静脉（蓝色）

左肾上腺

左肾静脉

十二指肠

右肾

腹主动脉

图3-2　右侧腹膜后肿瘤与周围脏器血管的关系（从正面摄片），可见肿瘤位于下腔静脉、门静脉、胰腺、十二指肠后方，肝脏下方

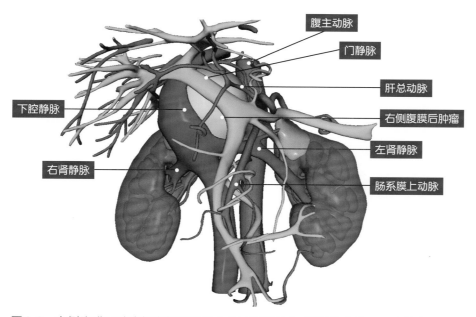

腹主动脉

门静脉

肝总动脉

下腔静脉

右侧腹膜后肿瘤

左肾静脉

右肾静脉

肠系膜上动脉

图3-3　右侧腹膜后肿瘤与血管的关系（从正面摄片），可见肿瘤位于下腔静脉和门静脉后方，向前挤压下腔静脉、门静脉，肿瘤位于双肾静脉汇入下腔静脉处及其上方，被下腔静脉部分包绕

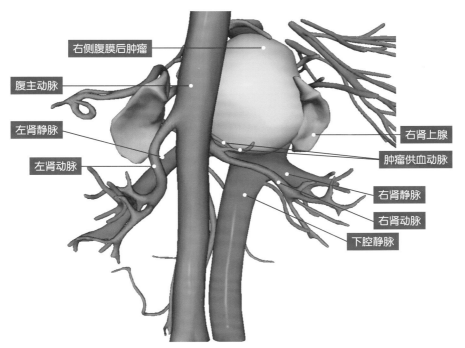

图 3-4　右侧腹膜后肿瘤与周围脏器血管的关系（从背面摄片），可见肿瘤位于双侧肾静脉汇入下腔静脉的水平，向前压迫下腔静脉，肿瘤供血动脉发自腹主动脉和右肾动脉

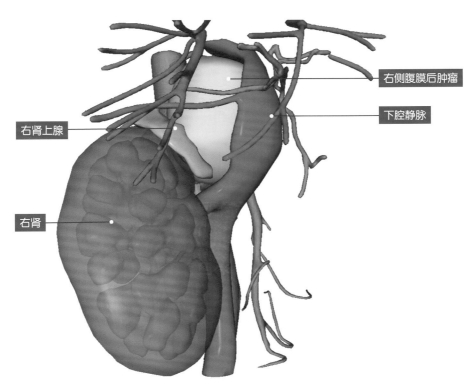

图 3-5　右侧腹膜后肿瘤与周围脏器血管的关系（从右侧摄片），可见肿瘤覆于下腔静脉后方，占位效应明显，其与右肾上腺紧邻

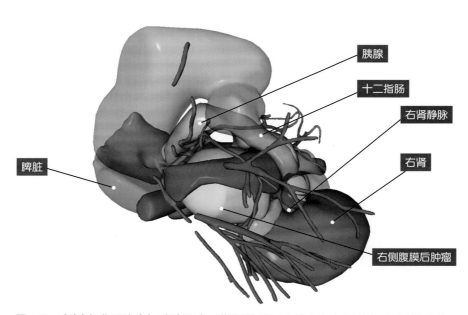

图 3-6　右侧腹膜后肿瘤与胰腺和十二指肠的关系（从右上方摄片），可见肿瘤前方与胰腺、十二指肠关系紧密

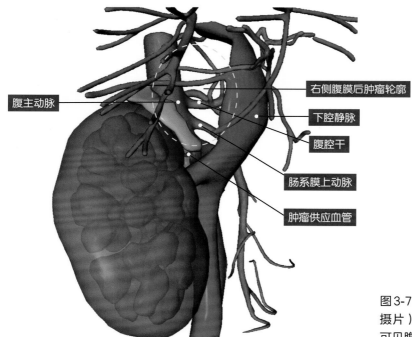

图 3-7　术前手术范围规划（从右侧摄片），可见肿瘤向前压迫下腔静脉，可见腹主动脉发出的肿瘤供应小动脉

二、肾血管亚区

病例四

女性，56岁。主因"体检发现腹膜后占位5个月"入院。

病史

患者6个月前体检行腹部CT提示腹膜后近胰头部混合性质占位（具体不详），无明显伴随症状。就诊于我院基本外科门诊，行腹部CT＋胰腺薄层扫描提示右侧腹膜后紧邻胰头后方见一混杂密度肿物影，与胰头关系密切，最大截面约6.9cm×4.6cm，考虑右腹膜后占位，副神经节瘤，胰腺来源不除外。后就诊于我院内分泌科，查24小时尿CA正常，血NMN 2.46nmol/L。肾上腺髓质全身显像提示考虑右肾上腺区嗜铬细胞瘤可能。生长抑素受体显像未见明显异常。

患者3个月前开始行药物准备，目前口服酚苄明10mg q12h，血压、心率平稳，无明显直立性低血压，有轻度鼻塞，甲床红润，肢端温暖，体重较服药前增加3kg。既往、个人、家族史无特殊。

影像学检查

1. CTU：右侧腹膜后紧邻胰头后方见一混杂密度肿物影，与胰头局部分界欠清，最大截面约6.9cm×4.1cm，边界较清晰，增强扫描实性成分明显强化，内另可见多发片状囊性坏死区，考虑副神经节瘤可能性大；肿物由腹主动脉细小分支供血；邻近脏器呈受压推移改变（图4-1）。

2. 肾上腺髓质全身显像：相当于右肾上腺部位见异常放射性浓聚区，考虑为嗜铬细胞瘤。

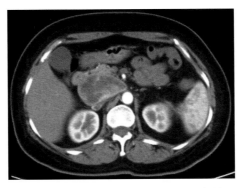

图4-1　右侧腹膜后副神经节瘤最大截面（轴位），动脉期

3. 生长抑素受体显像：未见异常。

4. 超声检查：右侧腹膜后肠系膜上静脉与下腔静脉之间见混合回声，大小约7.3cm×5.9cm×4.7cm，边界清，形态规则，该肿物与胆囊、肝脏脏面及胰头关系密切。

术前诊断

右侧腹膜后副神经节瘤

手术

1. 手术名称：经腹腔3D腹腔镜胰头后方副神经节瘤探查切除术。

2. 3D影像与术中情况

（1）3D影像可见肿瘤前壁与胰头、十二指肠关系非常紧密（图4-2、图4-4、图4-5）：肿瘤位于腹主动脉及下腔静脉前方，可选择经腹腔入路；术中见肿瘤位于肠系膜后方，纵行切开肠系膜后见肿瘤位于十二指肠、胰腺后方，与周围轻度粘连；向内侧推开十二指肠、胰腺后显露肿瘤。

（2）3D影像可见肿瘤向后方压迫双肾静脉汇入下腔静脉处，部分左肾静脉未能重建；肿瘤后方紧邻右肾动脉，肿瘤内侧紧邻肠系膜上动脉起始部（图4-3、图4-4、图4-6、图4-7）：术中见肿瘤与下腔静脉、双肾静脉粘连较紧密，左肾静脉受压变扁，肿瘤内侧位于腹主动脉发出右肾动脉处，注意沿肿瘤表面以钝性与锐性分离相结合的方式仔细剥离血管。

（3）3D影像可见肿瘤与腹主动脉、右肾动脉紧邻（图4-6）：术中可见细小动脉分支自腹主动脉、右肾动脉发出为肿瘤供血，以Hem-o-lok逐根夹闭后离断。

病理诊断

（腹膜后肿瘤）副神经节瘤。免疫组化结果：AE1/AE3（－），Calretinin（－），CgA（＋），GFAP（－），Syn（＋），S-100（支持细胞＋），Ki-67（index＜1%）。

3D可视化重建

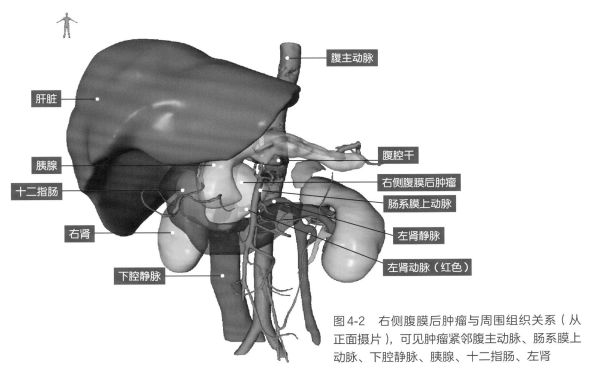

图 4-2 右侧腹膜后肿瘤与周围组织关系（从正面摄片），可见肿瘤紧邻腹主动脉、肠系膜上动脉、下腔静脉、胰腺、十二指肠、左肾

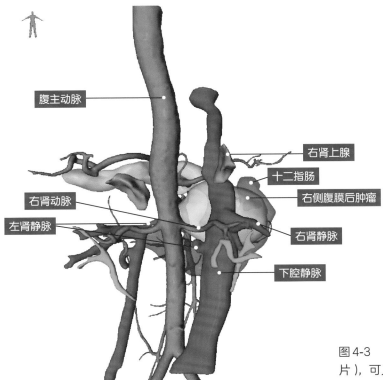

图 4-3 右侧腹膜后肿瘤位置（从背面摄片），可见肿瘤位于下腔静脉前方、腹主动脉右侧

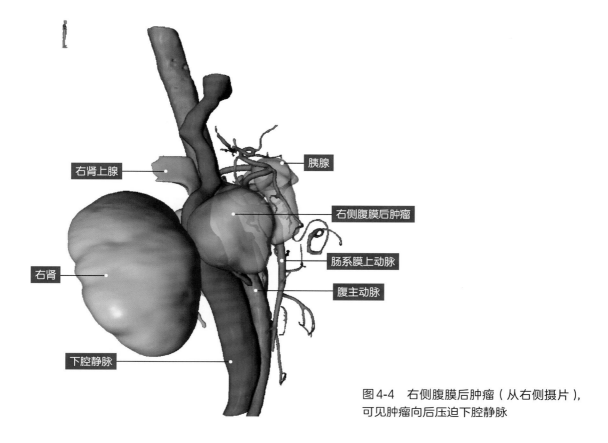

图 4-4　右侧腹膜后肿瘤（从右侧摄片），
可见肿瘤向后压迫下腔静脉

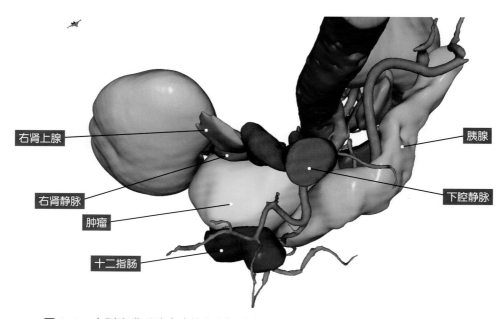

图 4-5　右侧腹膜后肿瘤（从上方摄片），肿瘤前方与胰腺、十二指肠关系密切

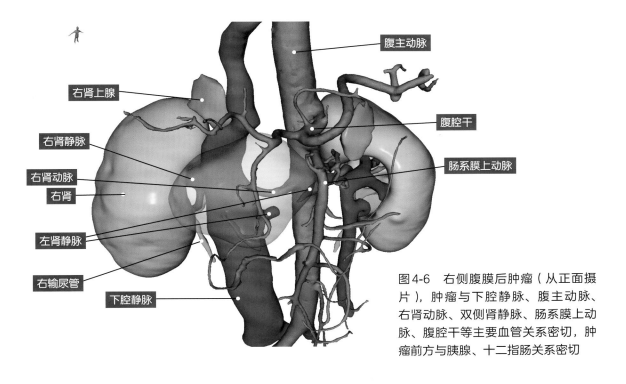

右肾上腺
右肾静脉
右肾动脉
右肾
左肾静脉
右输尿管
下腔静脉

腹主动脉
腹腔干
肠系膜上动脉

图4-6　右侧腹膜后肿瘤（从正面摄片），肿瘤与下腔静脉、腹主动脉、右肾动脉、双侧肾静脉、肠系膜上动脉、腹腔干等主要血管关系密切，肿瘤前方与胰腺、十二指肠关系密切

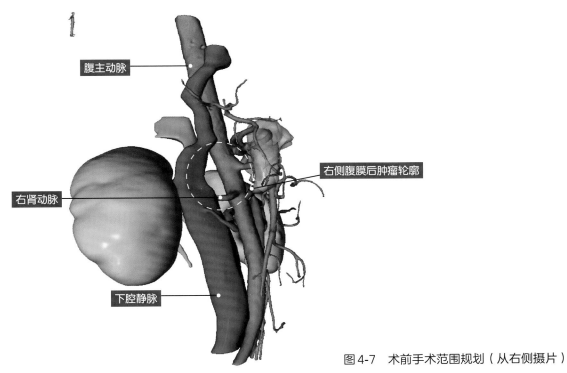

腹主动脉
右肾动脉
下腔静脉

右侧腹膜后肿瘤轮廓

图4-7　术前手术范围规划（从右侧摄片）

病例五

男性，37岁。主因"阵发性头痛伴血压升高，发现腹膜后肿物半年"入院。

病史

患者约半年前开始无明显诱因出现阵发性头痛，每次症状持续约半日，伴大汗，可自行缓解，偶伴有恶心、呕吐，否认头晕、心悸，无腰腹痛，无发热等其他不适。头痛发作时伴有血压升高，最高可达200/140mmHg。患者遂于当地医院行腹部增强CT提示腹膜后可见类圆形软组织肿块影，大小约4.8cm×4.5cm，边界清楚，与腹主动脉、左肾静脉、肠系膜上动脉、下腔静脉相毗邻，增强扫描动脉期见明显不均匀强化，门静脉期强化幅度迅速减低，延迟期强化趋于一致。腹膜后占位性病变考虑副神经节瘤，建议手术治疗。5个月前患者进一步就诊于我院门诊，内分泌化验提示24小时尿NE 700.27μg/24h，血NMN 10.87nmol/L，余未见异常。腹盆增强CT提示右侧腹膜后腹主动脉旁（L$_2$椎体水平）见类圆形软组织密度影，大小约5.0cm×4.5cm，增强扫描可见明显强化，考虑副神经节瘤。生长抑素受体显像提示病灶呈生长抑素受体高表达，考虑神经内分泌肿瘤。

3个月前开始予患者口服酚苄明20mg q8h行药物准备，未再发作头痛、大汗症状，监测卧位血压130/90mmHg，立位血压110/70mmHg，有鼻塞，甲床红润，肢端温暖，体重较服药前增加约2.5kg。既往、个人、家族史无特殊。

影像学检查

1. 腹盆增强CT＋三维重建：右侧腹膜后腹主动脉旁（约平L$_2$椎体水平）见类圆形软组织密度影，边界尚清，较大截面大小约5.0cm×4.5cm，平扫CT值约33HU，增强扫描动脉期明显强化，边缘强化程度更明显，内见多发囊状无明显强化区，门静脉期及延迟期强化稍减低，病变右缘紧邻下腔静脉、后缘紧邻右肾动脉，左缘紧邻腹主动脉，分界清，左肾静脉受压。腹膜后多发淋巴结，部分饱满。右侧腹膜后腹主动脉旁富血供占位，符合副神经节瘤（图5-1、图5-2）。

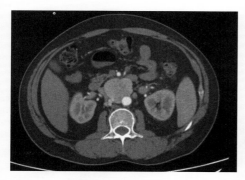
图5-1　副神经节瘤轴位最大截面（轴们），动脉期

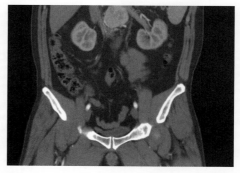
图5-2　副神经节瘤冠状位最大截面（冠状位），动脉期

2. 生长抑素受体显像：双肾间生长抑素受体高表达灶，考虑神经内分泌肿瘤。

术前诊断

腹膜后副神经节瘤

手术

1. 手术名称：经腹腔3D腹腔镜腹膜后副神经节瘤切除术。

2. 3D影像与术中情况

（1）3D影像可见肿瘤与十二指肠、胰腺关系较近（图5-3）：术中头低脚高位，将空肠、回肠向头侧翻转，显露腹膜后，见十二指肠覆盖肿瘤，游离十二指肠水平部，将肿瘤前方和右侧方游离，见肿瘤位于腹主动脉和下腔静脉前方。

（2）3D影像见肿瘤位于腹主动脉和下腔静脉前方（图5-4），部分肿瘤位于腹主动脉和肠系膜上动脉之间（图5-3、图5-5）：术中见肿瘤直径约5cm，表面血管怒张，轻微碰触即出血明显。肿瘤与下腔静脉、腹主动脉粘连紧密，从肿瘤下极开始沿腹主动脉和下腔静脉表面以锐性与钝性分离相结合的方式分离。

（3）3D影像见肿瘤包绕左副肾动脉，左肾静脉被肿瘤压迫成薄片状（图5-5、图5-6）：术中可见左肾静脉被肿瘤压迫呈偏平片状紧贴于肿瘤上方，部分呈浸润状，右肾动脉与肿瘤关系密切，采用锐性与钝性分离相结合的方式沿肿瘤包膜将肿瘤与左肾静脉和右肾动脉完全分离。术中见肿瘤主要供血动脉为瘤体背侧发自腹主动脉的小分支，沿瘤体表面分离并结扎离断表面供应血管，仔细游离推开肿瘤并完整切除。

病理诊断

病变符合副神经节瘤。免疫组化结果：Melan-A（−），AE1/AE3（−），CgA（＋），Ki-67（index 2%），S-100（−），α-inhibin（−），Syn（＋），SDHB（＋）。

3D可视化重建

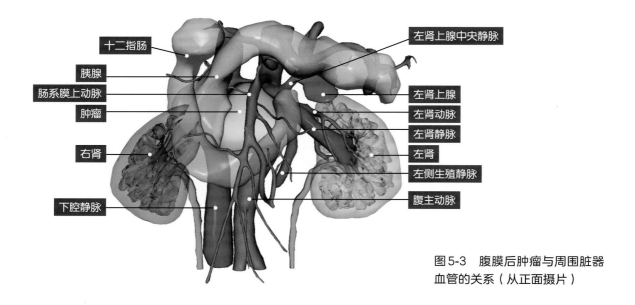

十二指肠
胰腺
肠系膜上动脉
肿瘤
右肾
下腔静脉

左肾上腺中央静脉
左肾上腺
左肾动脉
左肾静脉
左肾
左侧生殖静脉
腹主动脉

图5-3　腹膜后肿瘤与周围脏器血管的关系（从正面摄片）

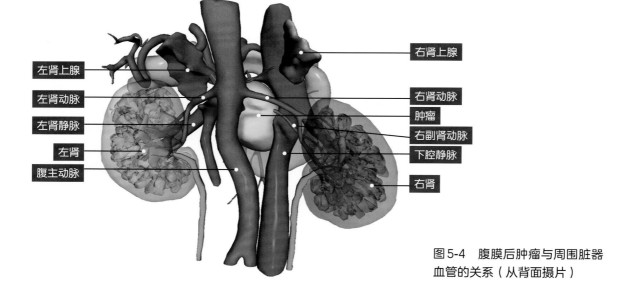

左肾上腺
左肾动脉
左肾静脉
左肾
腹主动脉

右肾上腺
右肾动脉
肿瘤
右副肾动脉
下腔静脉
右肾

图5-4　腹膜后肿瘤与周围脏器血管的关系（从背面摄片）

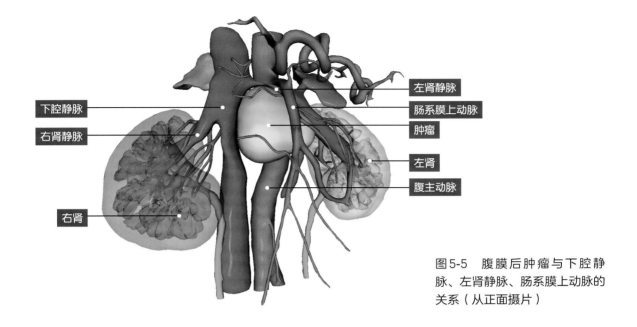

下腔静脉
右肾静脉
右肾
左肾静脉
肠系膜上动脉
肿瘤
左肾
腹主动脉

图5-5 腹膜后肿瘤与下腔静脉、左肾静脉、肠系膜上动脉的关系（从正面摄片）

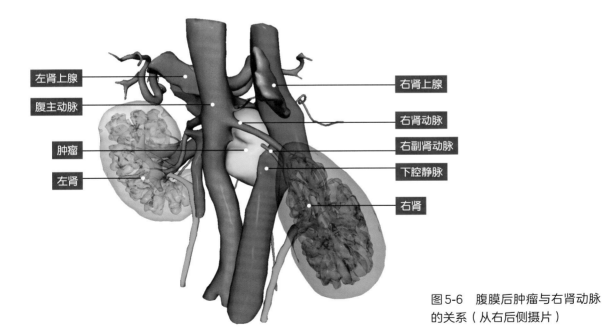

左肾上腺
腹主动脉
肿瘤
左肾
右肾上腺
右肾动脉
右副肾动脉
下腔静脉
右肾

图5-6 腹膜后肿瘤与右肾动脉的关系（从右后侧摄片）

病例六

男性，30岁。因"发作性右侧肢体麻木、发现右侧腹膜后肿瘤3个月"入院。

病史

患者3个月前无明显诱因出现右侧肢体麻木感，余无明显不适。就诊于当地医院，测血压达195/130mmHg，查头部MRI提示左侧侧脑室新发脑梗死灶外院予保守治疗后出院。进一步查肾上腺增强CT提示腹膜后、下腔静脉及右肾内前方见不规则肿物，大小约4.1cm×2.8cm。患者进一步就诊于我院，内分泌化验提示24小时尿NE 494.24μg/24h，24小时尿E 8.92μg/24h，血NMN 6.80nmol/L，余内分泌化验未见明显异常。腹盆增强CT提示腹膜后（下腔静脉后方）4.0cm×2.7cm×4.3cm肿物，增强后动脉期可见明显且不均匀强化，左肾上腺外侧肢0.7cm×0.6cm类圆形小结节影，增强后明显强化。奥曲肽显像提示右肾门旁生长抑素受体有表达灶，考虑神经内分泌肿瘤可能。MIBG显像未见异常放射性浓聚区。患者诊断考虑副神经节瘤。

患者2个月前开始行药物准备，目前口服酚苄明15mg q8h，血压、心率平稳，无明显直立性低血压，有轻度鼻塞，甲床红润，肢端温暖，体重较服药前增加2.5kg。既往、个人、家族史无特殊。

影像学检查

1. 肾上腺增强CT：腹膜后、下腔静脉及右肾内前方见不规则软组织密度影，边缘欠清，密度欠均，增强扫描动脉期明显不均匀强化，门静脉期及延迟期强化程度减低，最大截面4.1cm×2.8cm，邻近血管受推移（图6-1）。

2. 生长抑素受体显像：相当于右肾门旁生长抑素受体表达灶，考虑神经内分泌肿瘤可能。

3. 腹盆增强CT：腹膜后（下腔静脉后方）4.0cm×2.7cm×4.3cm类圆形软组织密度影，增强后动脉期可见明显且不均匀强化，门静脉期及延迟期持续强化区，病变与下腔静脉后壁关系紧密；左肾上腺外侧肢0.7cm×0.6cm类圆形小结节影，增强后明显强化。

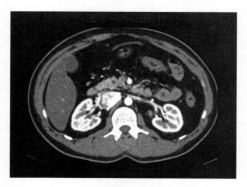

图6-1　右侧腹膜后副神经节瘤最大截面（轴位），动脉期

术前诊断

右侧腹膜后副神经节瘤

手术

1. 手术名称：后腹腔镜中转开放右侧腹膜后副神经节瘤切除术。

2. 3D影像与术中情况

（1）3D影像可见肿瘤位于下腔静脉后方，位置非常深在（图6-2、图6-3）：术中见患者肿瘤位于胰腺、下腔静脉后方，考虑经腹腔入路暴露困难，选择经后腹腔入路更为合适。术中发现肿瘤局部粘连严重，瘤体侵犯下腔静脉、右输尿管，且同周围脏器分界不清。术中出血较多，遂转开放性手术。

（2）3D影像可见肿瘤位于下腔静脉后方，肿瘤血液回流至下腔静脉的肿瘤回流静脉（图6-3～图6-7）：术中见肿瘤几乎位于双侧肾静脉回流至下腔静脉处的后方，下腔静脉受压后明显变窄，肿瘤血液经一短粗的静脉直接回流至下腔静脉；术前已考虑到存在静脉损伤、术中大量出血的可能，已做好血管重建准备；肿瘤周围粘连严重，肿瘤完全位于下腔静脉后方，周围被左肾静脉、右肾静脉部分包绕，瘤体侵犯下腔静脉，与下腔静脉后壁局部粘连严重。

（3）3D影像可见肿瘤与右输尿管似仍有间隙（图6-3）：术中见肿瘤与右输尿管关系紧密，甚至部分侵犯，开放后继续以锐性与钝性分离相结合的方式分离输尿管，术后留置双J管。

（4）3D影像可见肿瘤位于右肾动脉下方，右肾动脉受压上移（图6-3、图6-6）：术中见腹膜后肿物与右肾动脉关系较为密切，右肾动脉受肿瘤压迫上移，肿瘤与肾动脉之间尚有间隙，以锐性与钝性分离相结合的方式沿肿瘤表面分离肾动脉。

病理诊断

（腹膜后肿瘤）结合免疫组化，符合副神经节瘤；淋巴结显慢性炎（0/1）。免疫组化结果：Melan-A（－），AE1/AE3（－），CgA（＋），S-100（支持细胞＋），α-inhibin（部分＋），Ki-67（index 2%）。

3D可视化重建

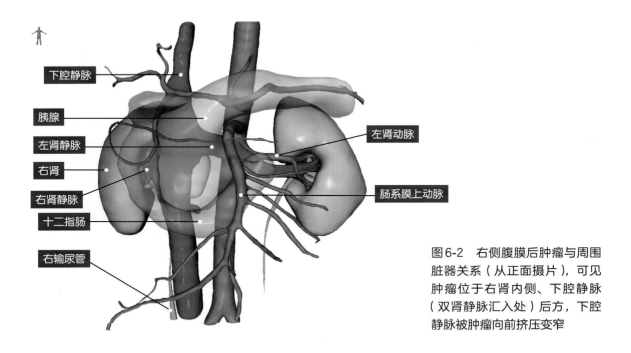

下腔静脉

胰腺

左肾静脉

右肾

右肾静脉

十二指肠

右输尿管

左肾动脉

肠系膜上动脉

图6-2　右侧腹膜后肿瘤与周围脏器关系（从正面摄片），可见肿瘤位于右肾内侧、下腔静脉（双肾静脉汇入处）后方，下腔静脉被肿瘤向前挤压变窄

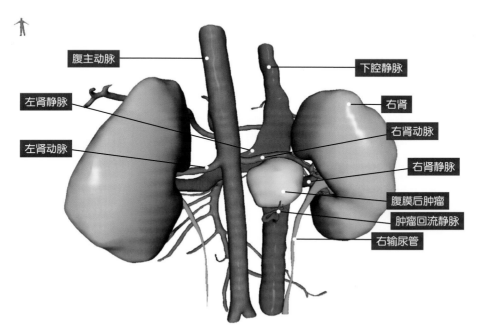

腹主动脉

左肾静脉

左肾动脉

下腔静脉

右肾

右肾动脉

右肾静脉

腹膜后肿瘤

肿瘤回流静脉

右输尿管

图6-3　右侧腹膜后肿瘤与周围脏器关系（从背面摄片），可见肿瘤位于右侧肾门处，肿瘤完全位于双侧肾静脉汇入下腔静脉处的后方，与下腔静脉、双肾静脉近端的关系均非常密切；肿瘤位于右肾动脉下方，右肾动脉受压上移；肿瘤与右输尿管较近。肿瘤血液经一短粗的静脉回流至下腔静脉

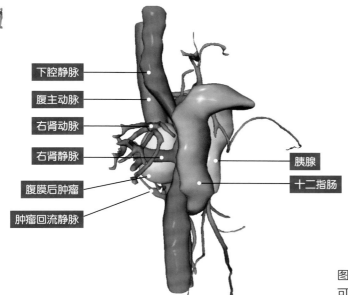

下腔静脉

腹主动脉

右肾动脉

右肾静脉

腹膜后肿瘤

肿瘤回流静脉

胰腺

十二指肠

图6-4　右侧腹膜后肿瘤（从右侧摄片），可见肿瘤被下腔静脉、右肾动脉及右肾静脉围绕。肿瘤血液直接回流至下腔静脉

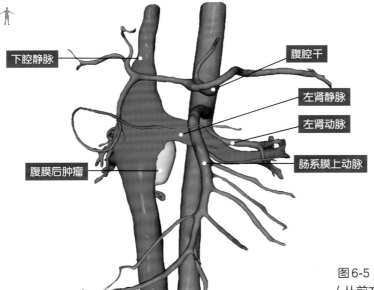

下腔静脉

腹腔干

左肾静脉

左肾动脉

肠系膜上动脉

腹膜后肿瘤

图6-5　右侧腹膜后肿瘤与周围血管关系（从前方摄片）。肿瘤向前挤压下腔静脉及左肾静脉汇入下腔静脉处

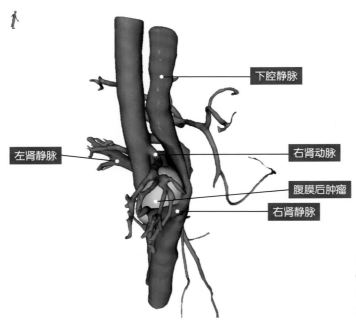

图6-6　右侧腹膜后肿瘤与周围血管关系（从右上方摄片）。肿瘤向前方压迫下腔静脉，上方、前方、侧方分别被左肾动脉、左肾静脉包绕

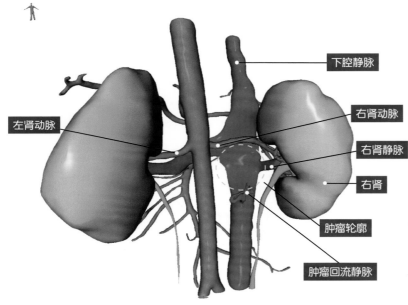

图6-7　术前手术范围规划（从后方摄片），可见肿瘤完全位于下腔静脉后方，与双肾静脉、右肾动脉、右输尿管关系紧密，肿瘤经其下方的短粗静脉回流至下腔静脉

三、肾血管下亚区

病例七

女性，49岁，主因"发现右腹膜后肿瘤半年"入院。

病史：患者半年前无明显诱因出现右侧腰痛、右下腹胀痛，余无明显伴随症状。遂于外院行腹部CT提示右侧腹膜后富血供占位，考虑副神经节瘤。4个月前患者来我院就诊，24小时尿NE 142.8μg/24h，余内分泌化验未见明显异常。腹部增强CT提示右侧腹膜后富血供占位性病变，大小约4.4cm×3.1cm，边界清，动脉期不均质强化，中心见低密度无强化区。生长抑素受体显像提示腹主动脉右侧旁软组肿物生长抑素受体高表达，考虑副神经节瘤可能性大。

2个月前患者开始口服酚苄明进行药物准备，用量逐渐增加至10mg q12h，药物准备以来监测血压（100～116）/（65～75）mmHg，心率65～95次/分，偶有阵发性头晕、右侧腰腹部不适症状，有鼻塞症状，肢端温暖，甲床红润，无头痛、心悸、大汗，无其他不适，体重较用药前增加约2kg。既往、个人、家族史无特殊。

影像学检查

1. 腹部增强CT：右侧腹膜后富血供占位，最大截面约4.4cm×3.1cm，边界清，增强扫描动脉期呈明显不均质强化，中心见低密度无强化区，考虑为副神经节瘤（图7-1）。

2. 奥曲肽显像：腹主动脉右侧旁（相当于$L_2 \sim L_3$椎体水平）软组织肿物生长抑素受体高表达，大小约4.3cm×3.6cm，考虑为神经内分泌肿瘤。

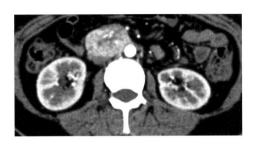

图7-1 右侧腹膜后副神经节瘤轴位最大截面（轴位），动脉期

术前诊断

右侧腹膜后副神经节瘤

手术

1. 手术名称：经腹腹腔镜副神经节瘤切除术。

2. 3D影像与术中情况

（1）患者平卧位，建立腹腔镜通道，3D影像可见肿瘤位于十二指肠下方（图7-2、图7-4、图7-6）：术中见肿瘤与十二指肠粘连紧密，沿肿瘤包膜仔细游离，将十二指肠推向上方，显露肿瘤上极。

（2）3D影像可见肿瘤位于腹主动脉和下腔静脉的前方（图7-3、图7-4、图7-5）：术中显露肿瘤上极后，发现肿瘤与腹主动脉、下腔静脉粘连紧密，以锐性与钝性分离相结合的方式将肿瘤自腹主动脉和下腔静脉前方剥离，注意避免损伤上述重要组织器官。

（3）3D影像可见瘤体表面有丰富的迂曲血管（图7-6）：该患者的供血动脉发自腹腔干动脉和左肾动脉，沿瘤体表面小心游离，结扎发自腹主动脉及回流至下腔静脉的肿瘤血管，将瘤体完整切除。肿瘤包绕肠系膜下动脉，术中仔细分离，将肠系膜下动脉与肿瘤分离。

病理诊断

病变符合副神经节瘤，局灶侵及被膜。免疫组化结果：Melan-A（－），AE1/AE3（－），CgA（＋），Ki-67（index 1%），S-100（散在＋），α-inhibin（－），Syn（＋），SDHB（＋），MGMT（－）。

3D可视化重建

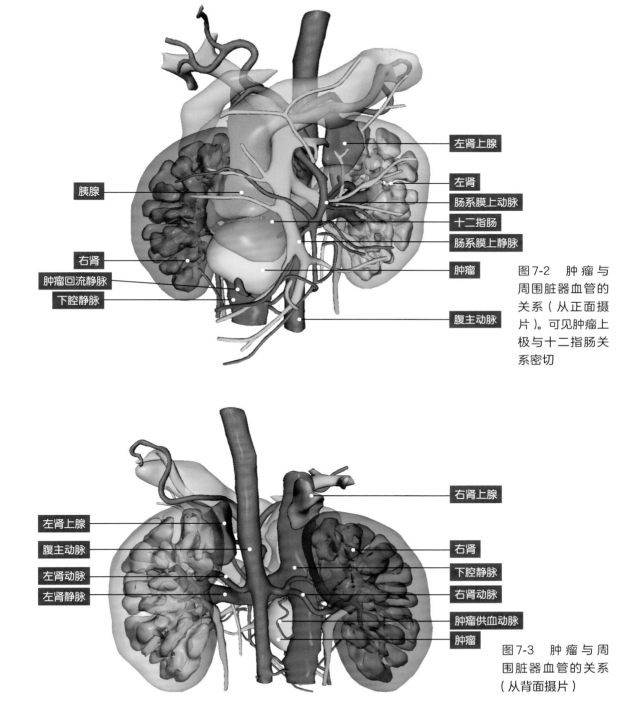

图 7-2 肿瘤与周围脏器血管的关系（从正面摄片）。可见肿瘤上极与十二指肠关系密切

图 7-3 肿瘤与周围脏器血管的关系（从背面摄片）

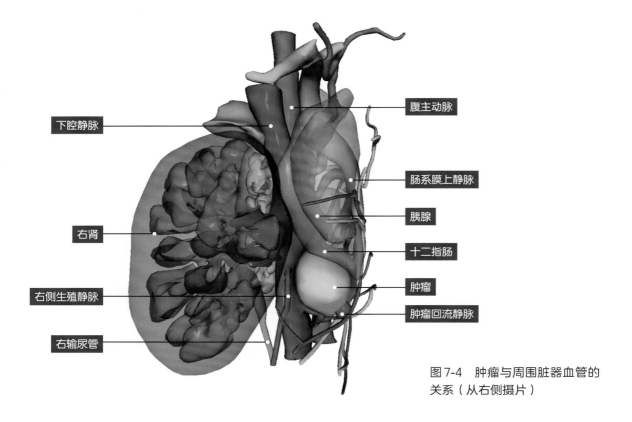

腹主动脉

肠系膜上静脉

胰腺

十二指肠

肿瘤

肿瘤回流静脉

下腔静脉

右肾

右侧生殖静脉

右输尿管

图7-4 肿瘤与周围脏器血管的
关系（从右侧摄片）

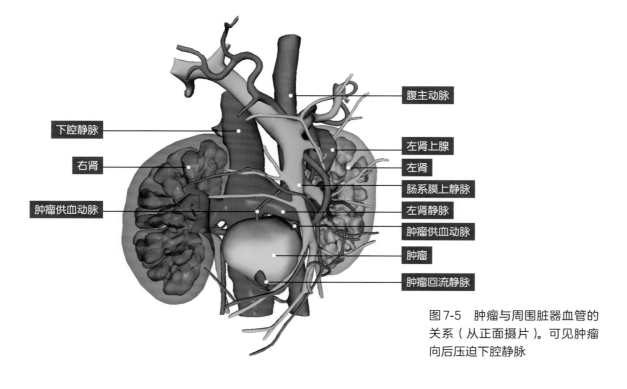

腹主动脉

左肾上腺

左肾

肠系膜上静脉

左肾静脉

肿瘤供血动脉

肿瘤

肿瘤回流静脉

下腔静脉

右肾

肿瘤供血动脉

图7-5 肿瘤与周围脏器血管的
关系（从正面摄片）。可见肿瘤
向后压迫下腔静脉

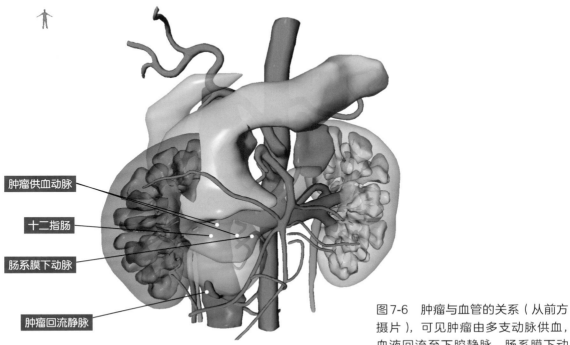

肿瘤供血动脉

十二指肠

肠系膜下动脉

肿瘤回流静脉

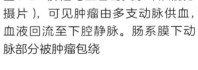

图7-6 肿瘤与血管的关系（从前方摄片），可见肿瘤由多支动脉供血，血液回流至下腔静脉。肠系膜下动脉部分被肿瘤包绕

病例八

男性，65岁。主因"高血压7年余，发现右侧腹膜后肿瘤4个月"入院。

病史

患者7年前发现高血压，BP_{max} 180/110mmHg，之后间断服用抗高血压药。5年前，患者出现小脑出血，外院对症治疗后规律服用抗高血压药，目前血压控制于（140～160）/（80～90）mmHg。5个月前，患者因胸痛就诊于外院，腹部增强CT提示中腹腔十二指肠水平部前下方肿物，大小约5.5cm×6.1cm×5.3cm，增强呈不均匀强化，考虑恶性不除外。患者遂就诊于我院，行腹部增强CT＋3D可视化重建提示"右侧腹膜后占位（L_3～L_5水平），恶性病变不除外，副神经节瘤可能"。生长抑素受体显像提示右中上腹部生长抑素受体高表达灶，考虑神经内分泌肿瘤可能性大。肾上腺髓质全身显像提示相当于右侧腹膜后占位放射性异常增高，考虑为副神经节瘤。内分泌化验提示血 NMN 6.08nmol/L，24小时尿CA均正常。诊断考虑副神经节瘤。

患者2个月前开始行药物准备，目前口服酚苄明10mg q8h，血压、心率平稳，无明显直立性低血压，有鼻塞，甲床红润，肢端温暖，体重较服药前无明显增加。既往史：30年前诊为肺气肿，半年前因不稳定型心绞痛于外院保守治疗，目前无心前区不适。余既往、个人、家族史无特殊。

影像学检查

1. 腹部增强CT＋3D可视化重建：腹主动脉右侧、右肾静脉下方可见不规则软组织密度影（L_3～L_5水平），大小约6.2cm×6.8cm，呈延迟强化，强化不均匀。病灶由腹主动脉小血管供血。病灶与腹主动脉右侧壁关系密切，与下腔静脉分界不清，与十二指肠水平段分界欠清（图8-1）。

2. 肾上腺髓质全身显像：相当于右腹膜后占位放射性异常增高，考虑为副神经节瘤。

3. 生长抑素受体显像：右中上腹部生长抑素受体高表达灶，考虑神经内分泌肿瘤可能性大。

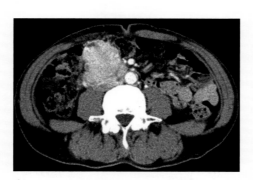

图8-1　右侧腹膜后肿瘤最大截面（轴位），动脉期

术前诊断

右侧腹膜后副神经节瘤

手术

1. 手术名称：右侧腹膜后副神经节瘤切除术。

2. 3D影像与术中情况

（1）3D影像可见肿瘤位于髂血管分叉水平，腹主动脉和下腔静脉前方（图8-2、图8-3、图8-5）：患者肿瘤位于腹膜后，位置较低，且位于腹主动脉及下腔静脉前方，首选经腹腔入路。

（2）3D影像可见肿瘤上极与十二指肠关系密切（图8-3、图8-4、图8-6）：术中见肿瘤呈分叶性生长，外形不规则，肿瘤上极与十二指肠水平段粘连紧密，手术中打开后腹膜后首先分离肿瘤下极外侧、内侧，然后继续向上外侧分离，以锐性与钝性分离相结合的方式将十二指肠与肿瘤分离。

（3）3D影像见肿瘤与下腔静脉、腹主动脉关系非常密切（图8-2、图8-3、图8-5～图8-7）：术中见肿瘤与下腔静脉严重粘连，可见细小分支回流入下腔静脉，分离并分束结扎肿瘤回流静脉，下腔静脉小破口以3-0血管缝线修补缝合。继续向内侧分离腹主动脉，见肿瘤部分包绕腹主动脉，仔细以锐性与钝性分离相结合的方式分离，Hem-o-lok夹闭后切断发自腹主动脉的肿瘤供血动脉，以3-0血管缝线缝合修补分支血管近端破口，最终将肿瘤与腹主动脉分离。

病理诊断

（右侧腹膜后肿物）符合副神经节瘤，淋巴结显慢性炎（0/1）。免疫组化结果：Melan-A（－），AE1/AE3（－），CgA（＋），Ki-67（index 1%），S-100（＋），α-inhibin（－）。

3D可视化重建

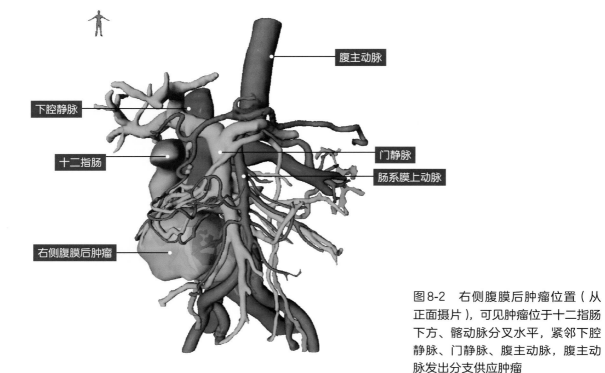

图8-2　右侧腹膜后肿瘤位置（从正面摄片），可见肿瘤位于十二指肠下方、髂动脉分叉水平，紧邻下腔静脉、门静脉、腹主动脉，腹主动脉发出分支供应肿瘤

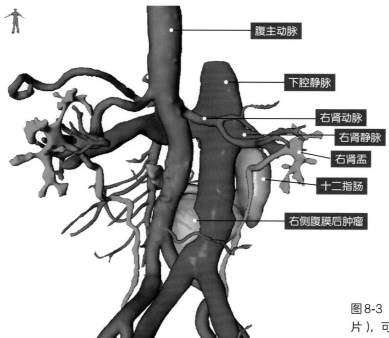

图8-3　右侧腹膜后肿瘤（从背面摄片），可见在髂血管分叉水平，肿瘤位于腹主动脉和下腔静脉前方

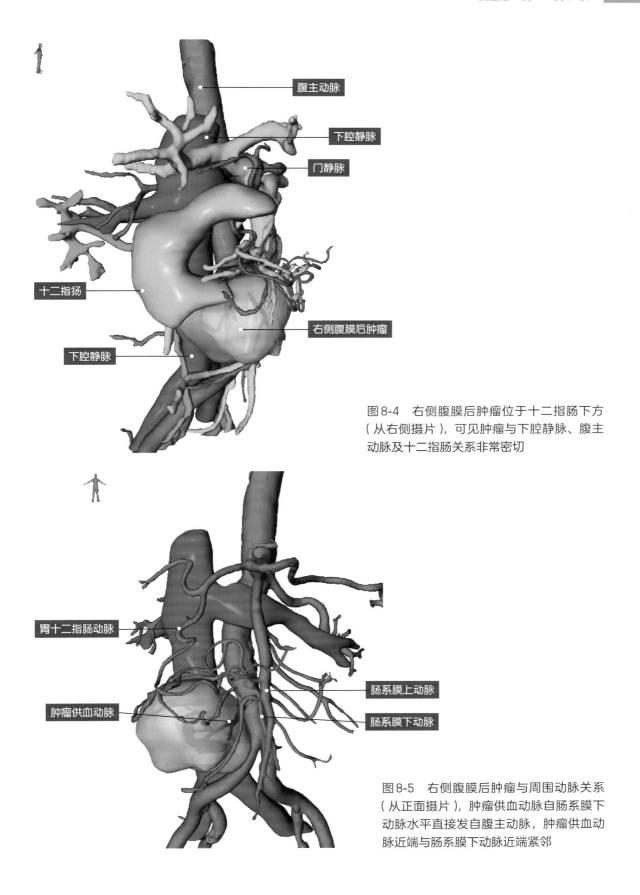

图8-4　右侧腹膜后肿瘤位于十二指肠下方（从右侧摄片），可见肿瘤与下腔静脉、腹主动脉及十二指肠关系非常密切

图8-5　右侧腹膜后肿瘤与周围动脉关系（从正面摄片），肿瘤供血动脉自肠系膜下动脉水平直接发自腹主动脉，肿瘤供血动脉近端与肠系膜下动脉近端紧邻

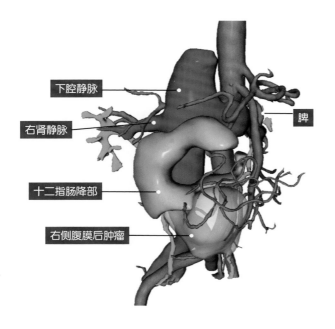

图8-6　右侧腹膜后肿瘤位于十二指肠降部下方（从右前方摄片），可见肿瘤与十二指肠降部关系非常密切

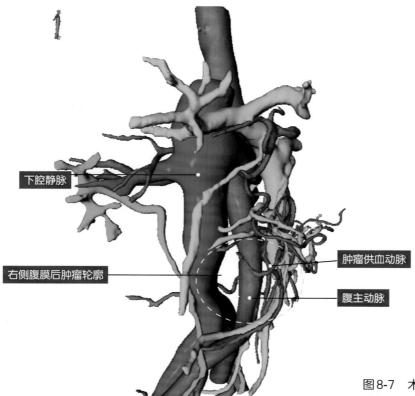

图8-7　术前手术范围规划（从右侧摄片），可见供应肿瘤的部分动脉

病例九

男性，32岁。主因"发现右侧腹膜后肿瘤3个月"入院。

病史

患者3个月前体检行上腹部CT平扫发现右上腹腹膜后实性占位。否认头痛、头晕、心悸、大汗、腹痛、呕吐、胸闷等不适。2个月前行上腹部CTA提示考虑腹膜后腹主动脉旁副神经节瘤，大小约8.1cm×4.7cm，与血管关系密切。内分泌检查提示肾素、醛固酮、促肾上腺皮质激素、皮质醇、24小时尿CA、肿瘤标志物均未见明显异常。生长抑素显像、肾上腺髓质全身显像均提示右中上腹阳性病灶，*SDHB*基因阳性。

患者1个月前开始行药物准备，目前口服酚苄明10mg q12h，血压、心率平稳，无明显直立性低血压，有鼻塞，甲床红润，肢端温暖，体重较服药前增加1.5kg。既往、个人、家族史无特殊。

影像学检查

1. 腹盆增强CT＋CTA：右上腹腹膜后软组织肿块，密度欠均，内见多发囊性低密度影及钙化灶，边界尚清，大小约8.1cm×4.7cm，增强扫描动脉期明显不均匀强化，门静脉期及延迟期强化减低；病变与主动脉右侧壁及下腔静脉关系密切，由腹主动脉多发小分支供血，下腔静脉明显变窄，病变与肠系膜上动脉间脂肪间隙存在；病变周围迂曲扩张的静脉血管影，引流至右肾静脉。考虑右腹膜后肿瘤（图9-1）。

2. 生长抑素受体显像：右中上腹生长抑素受体高表达病灶，考虑神经内分泌肿瘤可能性大。

3. 肾上腺髓质全身显像：右中上腹见较大的类圆形放射性浓聚区，考虑嗜铬细胞瘤。

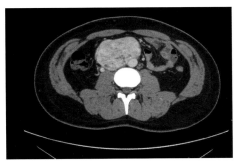

图9-1　腹膜后肿瘤最大截面（轴位），实质期

术前诊断

腹膜后副神经节瘤

手术

1. 手术名称：膀胱镜检＋双J管置入术＋剖腹探查＋腹膜后巨大副神经节瘤切除术。

2. 3D影像与术中情况

（1）3D影像见右输尿管与肿瘤关系紧密，受压右移（图9-7、图9-10）：遂术前留置右侧双J管：

（2）3D影像及术中见十二指肠水平段与肿瘤上缘关系非常紧密（图9-3）：术中见十二指肠水平段与肿瘤粘连紧密，请基本外科医师上台协助，以锐性与钝性分离相结合的方式分离肿瘤与十二指肠水平段。

（3）3D影像及术中见肿瘤右侧大量显著迂曲扩张的肿瘤回流静脉（图9-5～图9-8、图9-10）：术中仔细操作，逐根结扎肿瘤周围迂曲血管。

（4）3D影像见肿瘤向后明显压迫下腔静脉，下腔静脉受压变扁（图9-6、图9-8、图9-10）：术中见下腔静脉呈薄片状紧贴肿瘤右后侧表面，分离非常困难，请血管外科上台协助，以锐性与钝性分离相结合的方式将下腔静脉自肿瘤表面剥离，以5-0血管缝线缝合小的血管破口。

（5）3D影像见肿瘤压迫腹主动脉（图9-2、图9-4），见腹主动脉细小分支供应肿瘤（图9-8～图9-9）：术中见肿瘤与腹主动脉壁呈浸润样粘连，没有界限；以锐性与钝性相结合的方式游离肿瘤，结扎切断发自腹主动脉的肿瘤供血动脉，血管阻断钳夹闭肿瘤腹侧部分血管壁，锐性分离，逐渐将肿瘤自腹主动脉表面剥离，切除肿瘤；以5-0及7-0血管缝线缝合腹主动脉肿瘤面血管壁及供血动脉断端。

病理诊断

（腹膜后肿瘤、腹主动脉表面肿瘤）副神经节瘤。免疫组化结果：AE1/AE3（－），CgA（＋），CD56（＋），Ki-67（index 2%），Syn（＋），S-100（＋）。

3D可视化重建

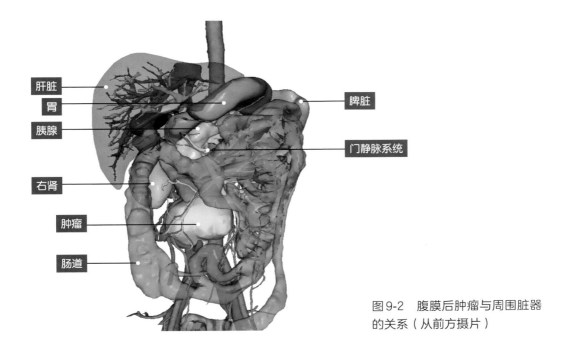

肝脏
胃
胰腺
右肾
肿瘤
肠道
脾脏
门静脉系统

图9-2　腹膜后肿瘤与周围脏器的关系（从前方摄片）

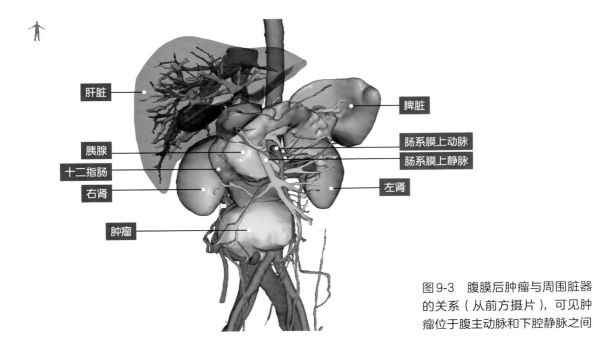

肝脏
胰腺
十二指肠
右肾
肿瘤
脾脏
肠系膜上动脉
肠系膜上静脉
左肾

图9-3　腹膜后肿瘤与周围脏器的关系（从前方摄片），可见肿瘤位于腹主动脉和下腔静脉之间

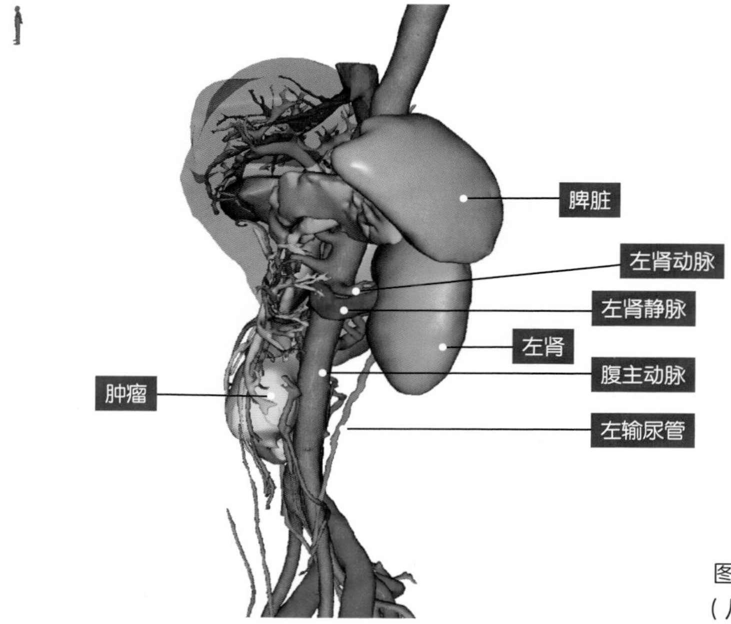

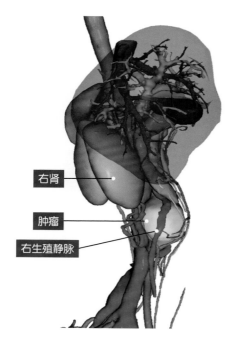

脾脏

左肾动脉

左肾静脉

左肾

腹主动脉

左输尿管

肿瘤

图 9-4　腹膜后肿瘤与周围脏器的关系
（从左侧摄片）

右肾

肿瘤

右生殖静脉

图 9-5　腹膜后肿瘤与周围脏器的关系
（从右侧摄片）

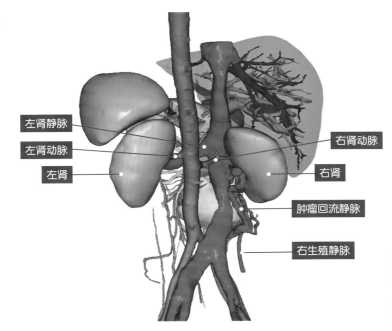

左肾静脉

左肾动脉

左肾

右肾动脉

右肾

肿瘤回流静脉

右生殖静脉

图9-6　腹膜后肿瘤与周围脏器的关系（从后方摄片），可见肿瘤将下腔静脉向后方压迫，下腔静脉局部受压变扁

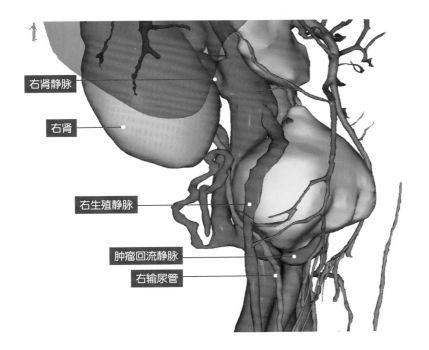

右肾静脉

右肾

右生殖静脉

肿瘤回流静脉

右输尿管

图9-7　腹膜后肿瘤与周围脏器的关系（从右侧摄片），肿瘤将右生殖静脉顶向后方，下腔静脉局部受压变扁；可见粗大的肿瘤回流静脉发自肿瘤下方并向后方走行

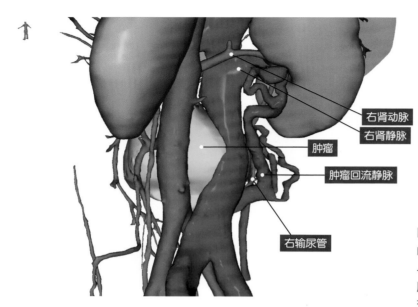

右肾动脉

右肾静脉

肿瘤

肿瘤回流静脉

右输尿管

图9-8 腹膜后肿瘤与周围脏器的关系（从左后方摄片），肿瘤与下腔静脉关系紧密，将下腔静脉压向后方，下腔静脉局部受压变扁

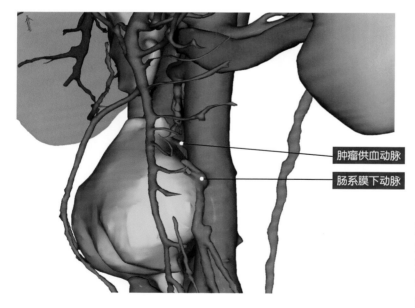

肿瘤供血动脉

肠系膜下动脉

图9-9 腹膜后肿瘤与周围脏器的关系（从左前方摄片），肿瘤紧邻肠系膜下动脉起始部内侧，可见发自腹主动脉的肿瘤供血动脉

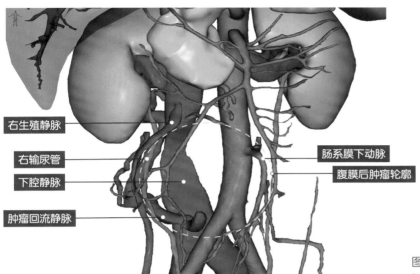

右生殖静脉

右输尿管

下腔静脉

肿瘤回流静脉

肠系膜下动脉

腹膜后肿瘤轮廓

图9-10　术前手术范围规
划（从前方摄片）

病例十

男性，57岁。主因"腹痛、发现腹膜后肿瘤6个月"入院。

病史

患者半年前无诱因突发下腹部撕裂样疼痛，伴腰背痛，VAS评分8分，无明显伴随症状，就诊于当地医院，测血压正常，行腹部CT提示双侧肾水平腹膜后肿块与下腔静脉及腹主动脉分界不清。遂进一步就诊于我院，行腹部增强CT提示十二指肠水平段后下方、下腔静脉与腹主动脉前方团块状软组织密度影，较大截面约3.8cm×7.7cm。生长抑素受体显像提示右肾下极水平腹主动脉与下腔静脉之间见不规则实性占位，考虑副神经节瘤可能。肾上腺髓质全身显像提示相当于腹部正中部异常所见，可符合异位嗜铬细胞瘤改变。内分泌化验未见明显异常。测卧立位血压、心率：卧位血压140/94mmHg，心率62次/分；立位血压136/87mmHg，心率72次/分。考虑患者腹膜后副神经节瘤。

患者3个月前开始行药物准备，目前口服酚苄明早15mg、中15mg、晚10mg，血压、心率平稳，无明显直立性低血压，有鼻塞，轻度心悸，甲床红润，肢端温暖，体重较服药前增加10kg。既往、个人、家族史无特殊。

影像学检查

1. 腹部增强CT：十二指肠水平段后下方、下腔静脉与腹主动脉前方团块状软组织密度影，内见条片状稍高密度影，较大截面约3.8cm×7.7cm，动脉期周围可见多发迂曲血管影，部分似与左肾静脉相通，病灶动脉期呈明显不均匀强化，门静脉期及延迟期强化亦欠均匀，十二指肠受推移，病灶与下腔静脉、腹主动脉前缘及肠系膜下动脉分界不清。考虑腹膜后富血供占位合并出血可能，形态较前变化不大，考虑副神经节细胞瘤可能（图10-1、图10-2）。

2. 肾上腺髓质全身显像：静脉注射显像剂1～2天时行全身显像。相当于腹部正中部可见团块状异常放射性浓聚区，余全身其他部位均未见明显异常放射性浓聚或减低区。相当于腹部正中部异常所见，可符合异位嗜铬细胞瘤改变。

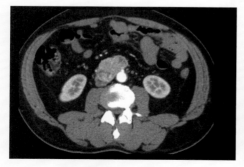

图10-1 腹膜后副神经节瘤最大截面（轴位），动脉期

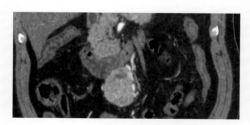

图10-2 腹膜后副神经节瘤最大截面（冠状位），动脉期

3. 生长抑素受体显像：静脉注射显像剂后1、4小时行全身显像。相当于右肾下极水平腹部中线部位见放射性摄取稍增高区，全身其余各部位始终未见异常放射性减低或浓聚区，考虑相当于中腹部生长抑素受体高表达病灶。断层融合显像：右肾下极水平腹主动脉与下腔静脉之间见不规则实性占位，大小约6.8cm×4.0cm×6.2cm，密度欠均匀，放射性摄取增高，副神经节瘤可能。

术前诊断

腹膜后副神经节瘤

手术

1. 手术名称：经腹腔3D腹腔镜出血性副神经节瘤切除术。

2. 3D影像与术中情况

（1）3D影像可见肿瘤静脉回流至下腔静脉、左生殖静脉、左肾静脉（图10-5、图10-7～图10-9）：术中可见肿瘤周围密布迂曲、增粗的血管，以Hem-o-lok逐根断扎。

（2）3D影像及术中可见肿瘤与十二指肠水平部关系密切（图10-3、图10-10）：术中见肿瘤上极与十二指肠水平部粘连较为明显，沿肿瘤包膜以锐性与钝性分离相结合的方式分离十二指肠。

（3）3D影像及术中可见肿瘤包绕肠系膜下动脉起始段（图10-3、图10-4、图10-7）：术中见肠系膜下动脉及其分支穿入肿瘤，将肠系膜下动脉夹闭、离断。

（4）3D影像及术中可见肿瘤底部与下腔静脉关系紧密（图10-6、图10-8、图10-9）：术中见肿瘤底部与下腔静脉粘连较为致密，下腔静脉被压成薄片状，沿肿瘤包膜仔细游离。

病理诊断

（腹膜后副神经节瘤）副神经节瘤。免疫组化结果：Melan-A（－），AE1/AE3（－），CgA（＋），Ki-67（index 1%），S-100（支持细胞＋），α-inhibin（－），Syn（＋），SDHB（＋）。

3D可视化重建

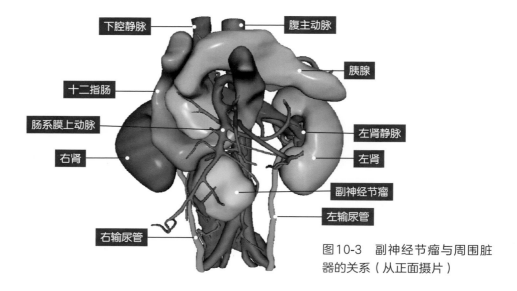

图10-3　副神经节瘤与周围脏器的关系（从正面摄片）

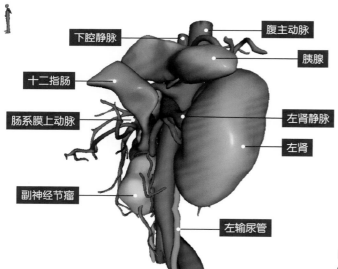

图10-4　副神经节瘤与周围脏器的关系（从左侧摄片）

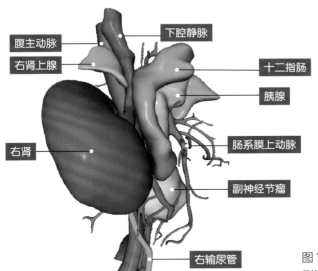

图10-5 副神经节瘤与周围脏器的关系（从右侧摄片）

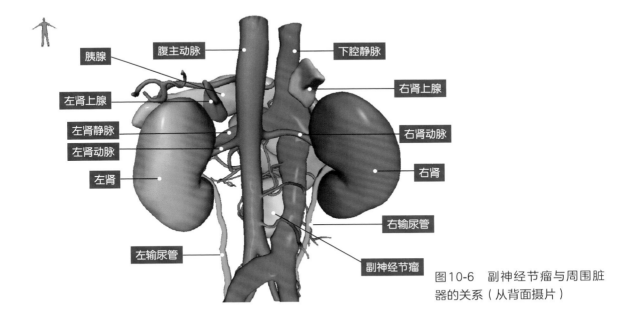

图10-6 副神经节瘤与周围脏器的关系（从背面摄片）

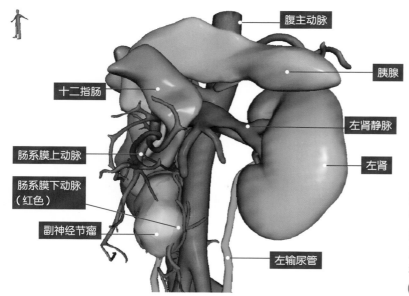

图10-7 副神经节瘤与周围血管的关系，可见肿瘤完全包绕肠系膜下动脉起始部，肿瘤周围可见迂曲增粗的回流静脉，肿瘤上极与十二指肠水平部关系密切（从左前侧摄片）

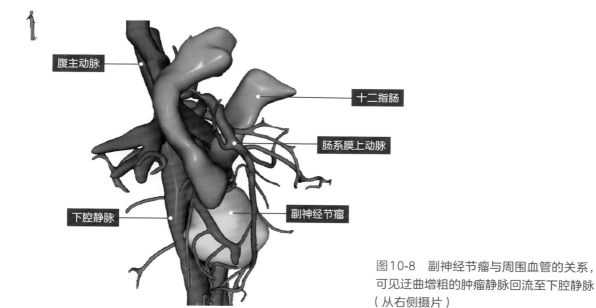

图10-8 副神经节瘤与周围血管的关系，可见迂曲增粗的肿瘤静脉回流至下腔静脉（从右侧摄片）

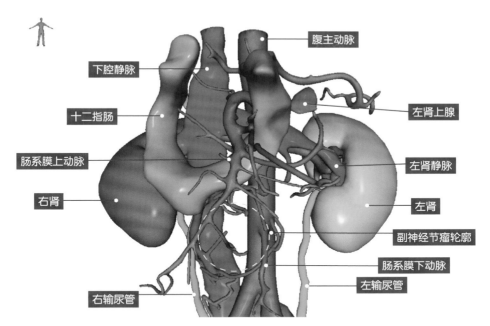

图10-9　左侧腹膜后副神经节瘤术前手术范围规划（从正面摄片）

病例十一

女性，16岁，主因"发现血压升高、腹膜后肿瘤9个月"入院。

病史

患者1年前体检发现血压升高，血压最高190/120mmHg，当地医院予对症降压处理后血压可控制在（130～140）/（70～80）mmHg。腹部CT提示腹膜后高密度结节，形态不规则。PET/CT提示第3腰椎水平腹主动脉右前方不规则软组织肿块，考虑为副神经节瘤；下腔静脉走行区软组织结节，考虑静脉瘤栓；腹主动脉周围及分叉处多发饱满淋巴结，考虑转移。8个月前，患者就诊于我院，内分泌化验提示3-甲氧基去甲肾上腺素21.24nmol/L，3-甲氧基肾上腺素0.06nmol/L。行CTU提示腹膜后占位，考虑副神经节瘤可能性大，大小约3.6cm×7.0cm；考虑下腔静脉内瘤栓形成可能；邻近腹膜后及肠系膜多发小淋巴结。肾上腺髓质全身显像未见明显异常。4个月前，患者于外院行超声引导下肿瘤穿刺活检，病理结果提示副神经节瘤。

患者4个月前开始行药物准备，口服酚苄明10mg q12h，逐渐加量至10mg tid，目前血压、心率控制平稳，无明显直立性低血压，有轻度鼻塞，甲床红润，肢端温暖，体重较服药前增加2kg。既往、个人、家族史无特殊。

影像学检查

1. CTU：主动脉右侧，双肾下极至髂动脉分叉水平副神经节瘤可能性大，边界尚清，大小约3.6cm×7.0cm，密度欠均匀，动脉期呈明显不均匀强化，其内可见迂曲血管影，肿物由腹主动脉发出细小分支供血，肿物与下腔静脉及主动脉分界欠清，下腔静脉内可见软组织密度影，密度及强化与肿物相仿；肿物周围、右侧腹膜后及右侧肾周多发迂曲血管；邻近腹膜后及肠系膜多发小淋巴结。考虑腹膜后占位，副神经节瘤可能性大；病变与下腔静脉及主动脉分界欠清，考虑下腔静脉内瘤栓形成；肿物周围、右侧腹膜后及右侧肾周多发迂曲血管；邻近腹膜后及肠系膜多发小淋巴结（图11-1）。

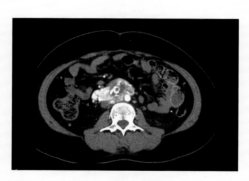

图11-1 腹膜后肿瘤最大截面（轴位），动脉期。可见肿瘤呈不规则分叶状生长，强化明显，内可见粗大动脉供血，肿瘤半包围腹主动脉

2. 腹盆MRI：腹膜后稍偏右侧多血供肿块伴扩散受限和坏死，腹膜后盆腔多个肿大淋巴结，下腔静脉右肾下部水平充盈缺损，考虑恶性肿瘤，副神经节瘤伴下腔静脉局部瘤栓形成，淋巴结转移可能性大。

3. 生长抑素受体显像：中腹部见放射性摄取增高灶。

4. 18F-FDG PET/CT：第3腰椎水平腹主动脉右前方不规则软组织肿块，大小约5.5cm×4.2cm，SUV_{max} 20.7，考虑为副神经节瘤。下腔静脉走行区软组织结节，大小约1.8cm×1.6cm，SUV_{max} 16.0，考虑静脉瘤栓。腹主动脉周围及分叉处多发饱满淋巴结，考虑转移。

5. 穿刺活检病理结果：副神经节瘤。

6. 下腔静脉、肝静脉彩色多普勒超声：下腔静脉下段管腔内见低回声，累及长度约4.2cm，最宽处1.7cm。CDFI：内见点条状血流信号。考虑下腔静脉内瘤栓。

术前诊断

腹膜后副神经节瘤

手术

1. 手术名称：开腹探查＋副神经节瘤切除术＋腹腔淋巴结清扫＋下腔静脉切开取栓＋下腔静脉局部切除、重建术＋右输尿管双J管留置术。

2. 3D影像与术中情况

（1）3D影像可见腹膜后肿瘤部分包绕右输尿管（图11-4、图11-6）：术中首先留置左输尿管双J管。

（2）3D影像可见肿瘤部分包绕腹主动脉及下腔静脉（图11-4～图11-6）：手术取平卧位，取腹正中纵向切口，自剑突下直至耻骨联合上缘2cm。术中主动显露腹主动脉、下腔静脉，发现肿瘤位于下腔静脉前方、下腔静脉与腹主动脉之间，与腹主动脉粘连紧密，肿瘤侵犯下腔静脉，无法分离。遂决定首先分离腹主动脉与肿瘤。

（3）3D影像可见自腹主动脉发出较为粗大的肿瘤供血动脉（图11-4、图11-7、图11-10）：术中见肿瘤与腹主动脉粘连非常致密，以锐性与钝性分离相结合的方式于肿瘤基底部仔细游离，逐根结扎腹主动脉入肿瘤动脉。

（4）3D影像及术中可见肿瘤完全包绕肠系膜下动脉起始段（图11-5、图11-10）：术中发现肠系膜下动脉根部被肿瘤完全包绕，无法分离，遂将肠系膜下动脉结扎、离断，将腹主动脉与肿瘤完全分离。

（5）3D影像及术中可见肿瘤包绕下腔静脉超过半周，肿瘤长入下腔静脉内（图11-3、图11-4、图11-6、图11-8、图11-9）：术中可见肿瘤侵犯部分下腔静脉前壁，长约6cm。于此段下腔静脉近心端和远心端进行游离，并以心耳钳控制此段下腔静脉。于肿瘤边缘切开下腔静脉前壁，见肿瘤进入下腔静脉形成瘤栓，将被侵犯的下腔静脉壁及瘤栓切除，遂将肿瘤、局部下腔静脉壁及瘤栓整块切除。以人工血管替代切除的下腔静脉前壁，缝合人工血管与残留的下腔静脉壁，重建下腔静脉。

（6）3D影像及术中可见肿瘤周围多发肿大淋巴结（图11-2、图11-7）：术中可见肿瘤周围多发淋巴结，其中较大者位于腹主动脉分叉处，大小约1cm，予以清扫、切除。

病理诊断

腹主动脉旁淋巴结、腹膜后副神经节瘤及部分下腔静脉壁，符合副神经节瘤；（下腔静脉小分支）小块血管壁组织。免疫组化结果：Melan-A（−），AE1/AE3（−），CgA（＋），Ki-67（index 3%），S-100（＋），α-inhibin（部分＋）。

3D可视化重建

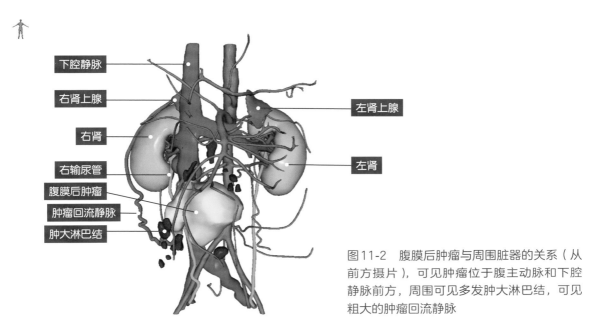

下腔静脉
右肾上腺
右肾
右输尿管
腹膜后肿瘤
肿瘤回流静脉
肿大淋巴结
左肾上腺
左肾

图11-2 腹膜后肿瘤与周围脏器的关系（从前方摄片），可见肿瘤位于腹主动脉和下腔静脉前方，周围可见多发肿大淋巴结，可见粗大的肿瘤回流静脉

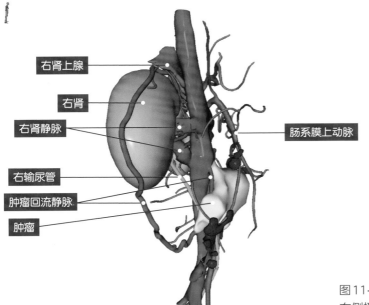

右肾上腺
右肾
右肾静脉
右输尿管
肿瘤回流静脉
肿瘤
肠系膜上动脉

图11-3 腹膜后肿瘤与周围脏器的关系（从右侧摄片），可见肿瘤回流静脉粗大

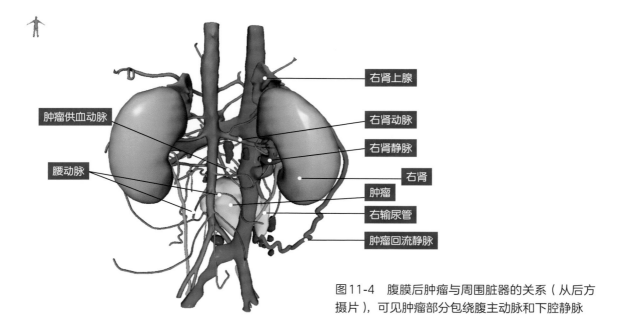

右肾上腺

右肾动脉

右肾静脉

右肾

肿瘤

右输尿管

肿瘤回流静脉

肿瘤供血动脉

腰动脉

图11-4　腹膜后肿瘤与周围脏器的关系（从后方摄片），可见肿瘤部分包绕腹主动脉和下腔静脉

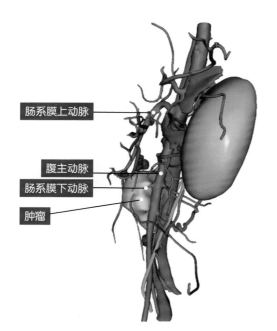

肠系膜上动脉

腹主动脉

肠系膜下动脉

肿瘤

图11-5　腹膜后肿瘤与周围脏器的关系（从左侧摄片），可见肿瘤包绕肠系膜下动脉根部

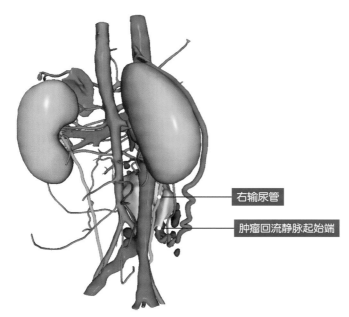

右输尿管

肿瘤回流静脉起始端

图11-6 腹膜后肿瘤与周围脏器的关系（从右后方摄片），可见肿瘤回流静脉的起始部位于肿瘤下极，右输尿管位于肿瘤后方

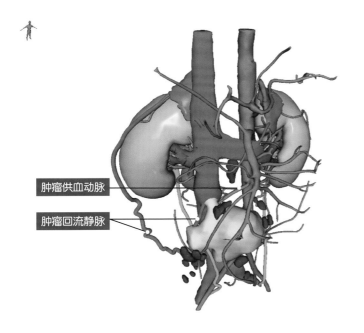

肿瘤供血动脉

肿瘤回流静脉

图11-7 腹膜后肿瘤与周围脏器的关系（从右前方摄片），肿瘤血液经粗大的静脉回流至下腔静脉；肿瘤供血动脉发自腹主动脉，在靠近下腔静脉处进入肿瘤

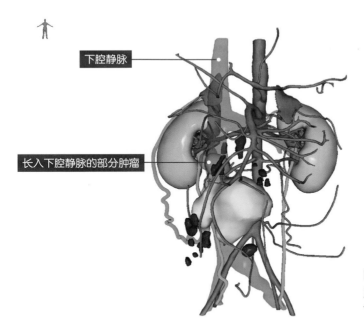

下腔静脉

长入下腔静脉的部分肿瘤

图11-8　腹膜后肿瘤与周围脏器的关系（从正面摄片），可见部分肿瘤长入下腔静脉

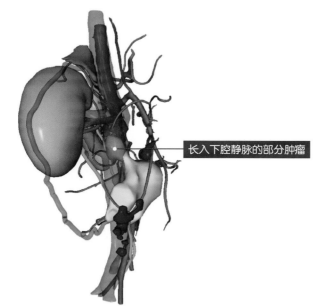

长入下腔静脉的部分肿瘤

图11-9　腹膜后肿瘤与周围脏器的关系（从右侧摄片），可见部分肿瘤长入下腔静脉

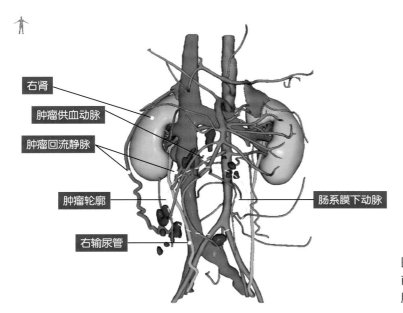

右肾

肿瘤供血动脉

肿瘤回流静脉

肿瘤轮廓

右输尿管

肠系膜下动脉

图11-10 术前手术范围规划（从前方摄片），可见肠系膜下动脉自肿瘤中穿过

第二节　左肾周区副神经节瘤/嗜铬细胞瘤

一、肾血管上亚区

病例十二

男性，32岁。因"左肾上腺嗜铬细胞瘤切除术后14年，发现肿瘤复发半年"入院。

病史

患者于14年前出现血压升高伴头痛，最高达180/140mmHg，就诊于当地医院，CT检查提示左肾上腺有一大小约3cm肿物（具体不详），因考虑可能为左肾上腺嗜铬细胞瘤，遂于当地医院在全麻下行腹腔镜左肾上腺嗜铬细胞瘤切除术，手术顺利。术后患者血压恢复正常，停用抗高血压药。半年前患者体检再次发现血压升高至140/110mmHg，伴周身无力、精神差等症状，余无明显不适。复查腹盆CT提示左肾上腺嗜铬细胞瘤复发。后患者就诊于我院内分泌科，查24小时尿NE 1825.45μg/24h，24小时尿DA 935.45μg/24h，血NMN 12.15nmol/L。生长抑素受体显像提示左肾上腺肿物伴囊变坏死，不能除外嗜铬细胞瘤术后复发可能；右肾上腺结节生长抑素受体表达轻度增高，不能除外嗜铬细胞瘤可能。MIBG提示右肾上腺异常所见，考虑嗜铬细胞瘤可能性大；左肾上腺区混杂密度肿物未见明确嗜铬细胞瘤征象。肾上腺增强CT＋冠矢状重建提示"左肾上腺嗜铬细胞瘤术后"改变，左肾上腺肿块影伴囊变坏死，不除外为肿瘤复发灶；约右肾上腺结合部强化结节，不除外嗜铬细胞瘤。目前考虑右肾上腺嗜铬细胞瘤、左肾上腺嗜铬细胞瘤切除术后复发。

患者2个月前开始行药物准备，目前口服酚苄明15mg q8h，血压、心率平稳，无明显直立性低血压，鼻塞明显，甲床红润，肢端温暖，体重较服药前增加4kg。既往、个人、家族史无特殊。

影像学检查

1. 肾上腺增强CT＋冠矢状重建："左肾上腺嗜铬细胞瘤术后"改变，术区多发条状致密影，左肾上腺区可见混杂密度肿物，大小约5.4cm×3.4cm，增强扫描呈不均匀增强强化，其内可见低密度无强化影。约右肾上腺结合部强化结节影，增强扫描呈不均匀强化，大小约1.8cm×1.5cm，邻近的下腔静脉稍受推压（图12-1）。

2. 肾上腺髓质全身显像：左肾上腺嗜铬细胞瘤术后，左肾上腺区见囊实性混合密度影及高密度吻合

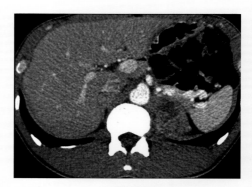

图12-1　左肾上腺肿瘤最大截面（轴位），动脉期

线影，截面大小约4.0cm×2.9cm，未见明确放射性摄取增高。右肾上腺见稍低密度结节，截面大小约1.6cm×1.1cm，放射性摄取异常增高。

3. 生长抑素受体显像（断层）：左肾上腺肿物伴囊变坏死，不能除外嗜铬细胞瘤术后复发可能；右肾上腺结节生长抑素受体表达轻度增高，不能除外嗜铬细胞瘤可能。

术前诊断

左肾上腺嗜铬细胞瘤复发

手术

1. 手术名称：3D后腹腔镜左肾上腺嗜铬细胞瘤切除术。

2. 3D影像与术中情况

（1）3D影像见左肾上腺肿瘤形态不规则（图12-2、图12-3）：术中见肿瘤表面呈褐色，包膜完整，形态不规则，覆盖于左肾上极前上方。

（2）3D影像见左肾上腺肿瘤与左肾动、静脉关系密切（图12-2、图12-3、图12-5、图12-6）：术中可见左肾上腺肿瘤下方与左肾静脉粘连严重，术中紧邻包膜进行游离，5-0血管缝线修补肾静脉小破损。

（3）3D影像见左肾上腺肿瘤前方与胰腺粘连紧密（图12-4、图12-5）：术中见肿瘤包膜完整，形态不规则，覆盖于左肾上极前上方，与胰腺粘连严重。以锐性与钝性分离相结合的方式将肿瘤自胰腺背侧剥离。

病理诊断

（左肾上腺肿物）肾上腺嗜铬细胞瘤，可见坏死。免疫组化结果：Melan-A（－），AE1/AE3（－），CgA（＋），Ki-67（index 5%），S-100（－），α-inhibin（－），Syn（＋），SDHB（＋）。

3D可视化重建

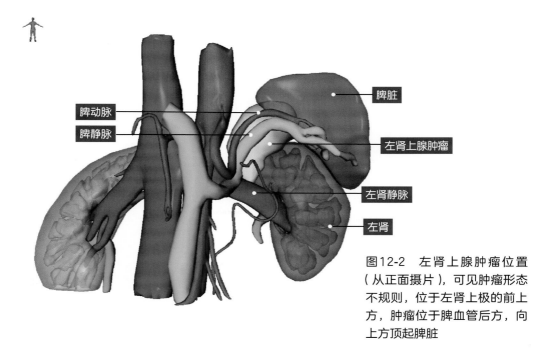

脾动脉
脾静脉
脾脏
左肾上腺肿瘤
左肾静脉
左肾

图12-2　左肾上腺肿瘤位置（从正面摄片），可见肿瘤形态不规则，位于左肾上极的前上方，肿瘤位于脾血管后方，向上方顶起脾脏

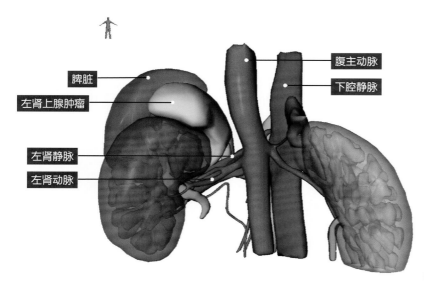

脾脏
左肾上腺肿瘤
左肾静脉
左肾动脉
腹主动脉
下腔静脉

图12-3　左肾上腺肿瘤位置（从背面摄片），肿瘤下方和左肾静脉关系密切

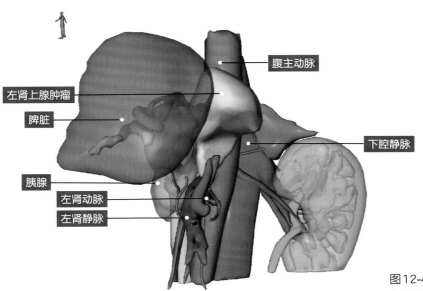

图12-4 肿瘤位于左肾上腺区（从左侧摄片），位置稍高，前方为脾脏、胰腺，下方为肾动、静脉

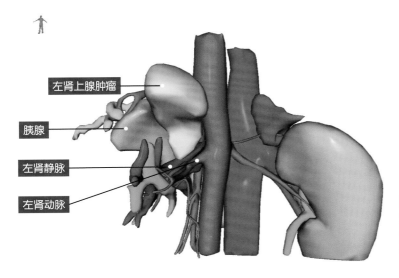

图12-5 肿瘤位于左肾上腺区（从左后方摄片），可见肿瘤与胰腺后方关系非常紧密，肿瘤下方紧邻左肾动、静脉

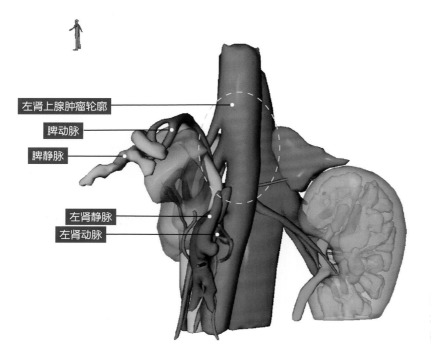

左肾上腺肿瘤轮廓

脾动脉

脾静脉

左肾静脉

左肾动脉

图12-6 术前手术范围规划（从左侧摄片），可见肿瘤与周围血管关系

病例十三

男性，32岁。主因"体检发现左肾上腺肿瘤1年余"入院。

病史

患者1年前于外院体检行腹部CT发现左肾上腺肿物，大小约2cm；进一步复查肾上腺增强CT提示左肾上腺区有一囊实性占位，大小4.0cm×2.4cm，考虑嗜铬细胞瘤可能；患者无明显伴随症状。患者3个月前就诊于我院门诊，复查腹盆增强CT＋肾上腺薄层扫描提示左肾上腺肿物增大至7.7cm×4.3cm，增强扫描呈不均匀明显强化，考虑嗜铬细胞瘤可能。生长抑素受体显像提示神经内分泌肿瘤可能性大。MIBG显像提示左肾上腺区异常所见，符合嗜铬细胞瘤征象。内分泌激素检查提示：血NMN 12.62nmol/L，3-MT 0.060nmol/L，24小时尿NE 80.3μg/24h，其余内分泌化验结果未见异常。门诊考虑左肾上腺肿瘤诊断明确，嗜铬细胞瘤可能性大。

患者2个月前开始行药物准备，目前口服酚苄明q8h（早15mg、中10mg、晚15mg），血压、心率平稳，无明显直立性低血压，有明显鼻塞、口干，甲床红润，肢端温暖，体重较服药前增加4kg。既往、个人、家族史无特殊。

影像学检查

1. 腹盆增强CT＋肾上腺薄层扫描：左肾上腺区可见大小约7.7cm×4.3cm软组织密度影，增强扫描呈不均匀明显强化。考虑左肾上腺嗜铬细胞瘤可能（图13-1）。
2. 奥曲肽显像：左肾上腺区放射性高摄取病灶，考虑嗜铬细胞瘤。
3. 肾上腺髓质全身显像：左肾上腺区异常所见，符合嗜铬细胞瘤征象。

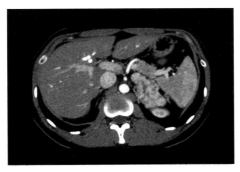

图13-1　左肾上腺肿瘤最大截面（轴位），动脉期

术前诊断

左肾上腺嗜铬细胞瘤可能

手术

1. 手术名称：后腹腔镜左肾上腺嗜铬细胞瘤切除术。

2. 3D影像与术中情况

（1）3D影像可见肿瘤供血动脉发自腹主动脉，经肿瘤背侧走行（图13-4、图13-8）：术中见肿瘤周围迂曲的动静脉，沿肿瘤包膜进行游离，以Hem-o-lok夹闭并离断肿瘤周围供血动脉。

（2）3D影像可见肿瘤血液经多支静脉回流至左肾静脉（图13-6、图13-7）：术中见肿瘤周围血管迂曲、怒张，予以结扎后离断，可见发自肿瘤的多支静脉均汇入左肾静脉。

（3）3D影像可见肿瘤内侧与肠系膜上动脉紧邻（图13-5、图13-6）：术中仔细游离肿瘤内侧，显露肠系膜上动脉起始段，避免损伤。

（4）3D影像及术中可见肿瘤与胰尾关系较为密切（图13-2、图13-3、图13-5）：术中以锐性与钝性分离相结合的方式沿肿瘤包膜进行游离，仔细分离胰腺。

病理诊断

（左肾上腺嗜铬细胞瘤）病变符合嗜铬细胞瘤。免疫组化结果：Melan-A（灶＋），AE1/AE3（灶＋），CgA（＋），Ki-67（index 2%），S-100（支持细胞＋），α-inhibin（灶＋），Syn（＋），SDHB（＋），MGMT（－）。

3D可视化重建

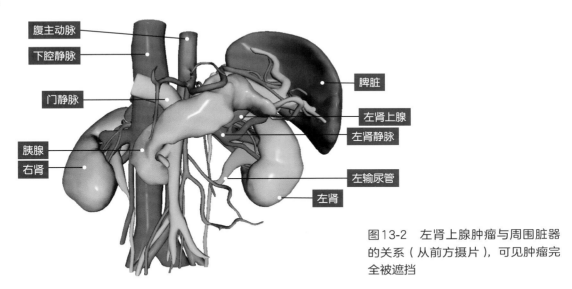

- 腹主动脉
- 下腔静脉
- 门静脉
- 胰腺
- 右肾
- 脾脏
- 左肾上腺
- 左肾静脉
- 左输尿管
- 左肾

图13-2 左肾上腺肿瘤与周围脏器的关系（从前方摄片），可见肿瘤完全被遮挡

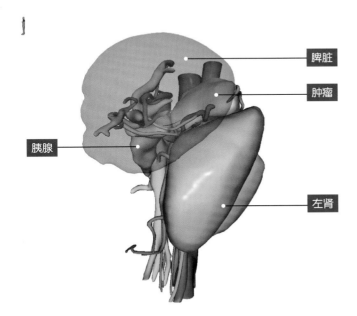

- 脾脏
- 肿瘤
- 胰腺
- 左肾

图13-3 左肾上腺肿瘤与周围脏器的关系（从左侧摄片），可见肿瘤位于胰腺后方

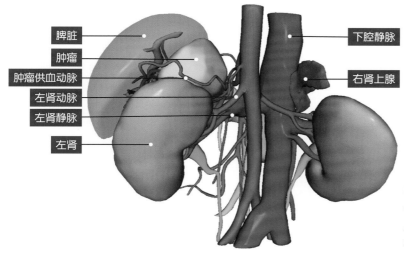

图13-4　左肾上腺肿瘤与周围脏器的关系（从后方摄片），可见肿瘤供血动脉发自腹主动脉，走行于肿瘤后方

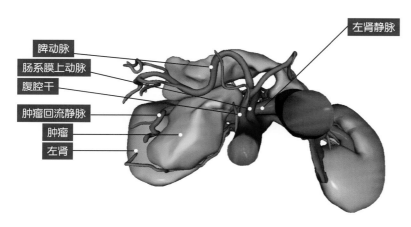

图13-5　左肾上腺肿瘤与周围脏器的关系（从上方摄片），可见肿瘤静脉回流至左肾静脉，肿瘤与肠系膜上动脉关系较近

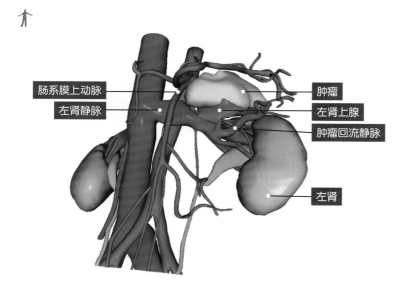

图13-6　左肾上腺肿瘤与周围脏器的关系（从左下方摄片），可见肿瘤内侧与肠系膜上动脉关系较密切

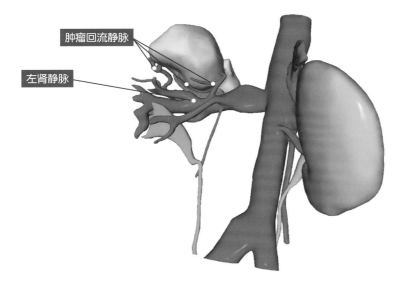

肿瘤回流静脉

左肾静脉

图13-7　左肾上腺肿瘤与静脉的关系（从右下方摄片），可见肿瘤静脉回流至左肾静脉

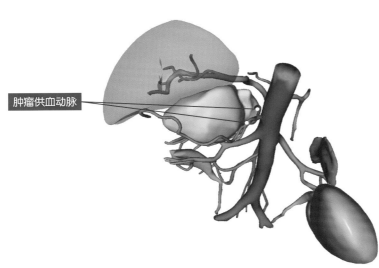

肿瘤供血动脉

图13-8　左肾上腺肿瘤与动脉的关系（从右后上方摄片），可见肿瘤由多根腹主动脉分支供血

病例十四

女性，35岁。主因"血压升高8个月，发作性颈后痛、大汗7月余"入院。

病史

患者8个月前体检发现血压升高至160/100mmHg，无明显伴随症状，未予诊治。7个月前患者出现发作性颈后胀痛，多于劳累后发作，持续1～2小时，休息后缓解，VAS 2～3分，伴面部潮热、大汗，发作时未测血压，余无明显不适，约1周发作1次，亦未诊治。之后上述症状逐渐加重，5个月前患者头痛发作频率增至每2～3天1次，发作时VAS 4～5分，持续10小时左右，发作时测血压160/120mmHg，伴食欲缺乏。3个月前患者就诊于我院，内分泌化验提示血NMN 20.24nmol/L，24小时尿NE 2628.6μg/24h，余内分泌化验结果未见明显异常。腹盆增强CT提示左肾上腺区类圆形混杂密度占位，大小约4.5cm×3.7cm，考虑嗜铬细胞瘤囊变可能。肾上腺髓质全身显像：左肾上腺区异常所见，考虑嗜铬细胞瘤。生长抑素受体显像：左肾上腺区异常所见，性质待定。因考虑患者左肾上腺嗜铬细胞瘤诊断明确，予酚苄明药物准备。

患者2个月前开始行药物准备，目前口服酚苄明早25mg、中25mg、晚20mg，倍他乐克早37.5mg、晚25mg。血压、心率平稳，无明显直立性低血压，有轻度鼻塞，甲床红润，肢端温暖，体重较服药前增加2kg。既往、个人、家族史无特殊。

影像学检查

1. 腹盆增强CT：左肾上腺区类圆形混杂密度占位，大小约4.5cm×3.7cm，动脉期实性部分明显强化，左肾上腺动脉供血，CT值约160HU，门静脉期及延迟期强化程度逐渐减低，囊性部分未见明显强化（图14-1）。

2. 24小时尿NE、血NMN明显升高。

3. 生长抑素受体显像：左肾上腺区异常所见。

4. 肾上腺髓质全身显像：左肾上腺区异常所见，考虑嗜铬细胞瘤。

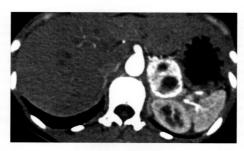

图14-1　左肾上腺肿瘤最大截面（轴位），动脉期

术前诊断

左肾上腺嗜铬细胞瘤

手术

1. 手术名称：后腹腔镜左肾上腺嗜铬细胞瘤切除术。

2. 3D影像与术中情况

（1）3D影像可见肿瘤由多支发自腹主动脉的分支动脉直接供血（图14-6）：术中可见肿瘤周围大量迂曲的血管，并可见肿瘤供血动脉自腹主动脉发出，以Hem-o-lok夹闭后切断。

（2）3D影像及术中可见肿瘤与左肾动、静脉关系密切（图14-3、图14-4、图14-5、图14-6、图14-7）：术中可见肿瘤与左肾动、静脉之间粘连严重，以锐性与钝性分离相结合的方式逐步游离左肾动、静脉。

（3）3D影像可见左肾上腺中央静脉回流肿瘤血液（图14-2、图14-5）：术中可见肿瘤内侧下方粗大的左肾上腺中央静脉，考虑为肿瘤的回流静脉，予Hem-o-lok夹闭后切断。

病理诊断

肾上腺嗜铬细胞瘤。免疫组化结果：Melan-A（－），AE1/AE3（局灶＋），CgA（＋），Ki-67（index 3%），S-100（＋），α-inhibin（－），Syn（＋），SDHB（＋）。

3D可视化重建

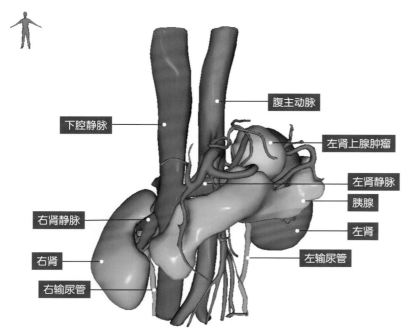

图14-2 左肾上腺肿瘤与周围
脏器的关系（从正面摄片）

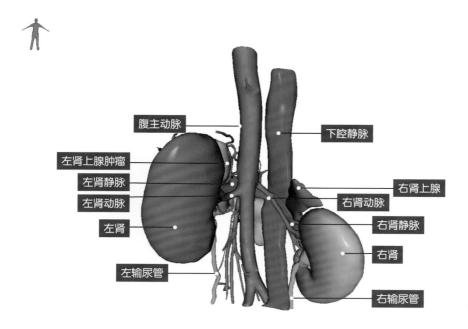

图14-3 左肾上腺肿
瘤与周围脏器的关系
（从背面摄片）

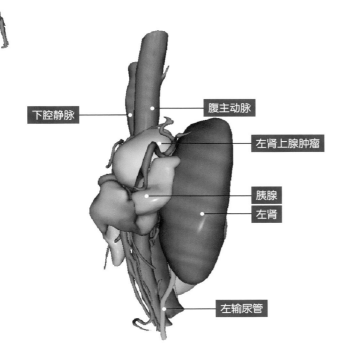

下腔静脉
腹主动脉
左肾上腺肿瘤
胰腺
左肾
左输尿管

图14-4 左肾上腺肿瘤与周围脏器的关系（从左侧摄片）

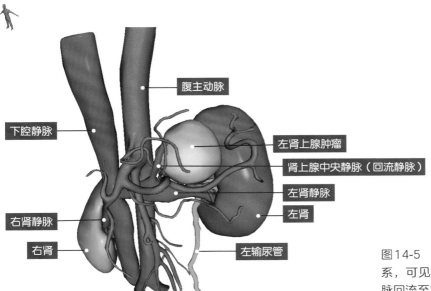

腹主动脉
下腔静脉
左肾上腺肿瘤
肾上腺中央静脉（回流静脉）
左肾静脉
左肾
右肾静脉
右肾
左输尿管

图14-5 左肾上腺肿瘤与血管的关系，可见肿瘤血液由肾上腺中央静脉回流至左肾静脉

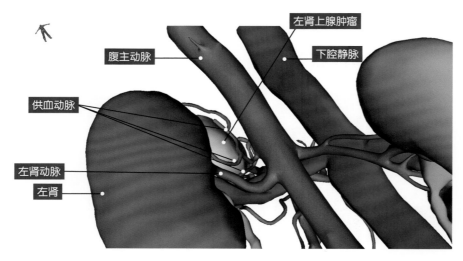

图 14-6　左肾上腺肿瘤与血管的关系（从背面摄片），可见供血动脉发自腹主动脉左侧壁，共分为 3 支供应肿瘤

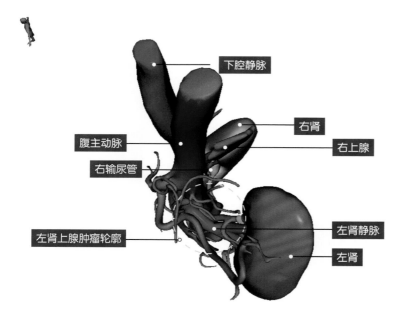

图 14-7　左肾上腺肿瘤术前拟切除范围（从左上方摄片）

病例十五

女性，56岁。主因"高血压10余年，发现左肾上腺肿瘤1月余"入院。

病史

患者10余年前即发现高血压，血压148/90mmHg，一直规律口服抗高血压药治疗，血压可控制于（110～120）/（70～80）mmHg。1月余前患者于当地体检时发现左肾上腺有一直径3.8cm的占位性病变，遂就诊于我院。完善内分泌化验提示NMN 2.96nmol/L，24小时尿NE 225.1μg/24h，24小时尿E 17.2μg/24h，24小时尿DA 817.4μg/24h，余内分泌化验结果未见明显异常。生长抑素受体显像未见明显异常。肾上腺髓质显像提示左肾上腺区域异常所见，可符合嗜铬细胞瘤表现。腹盆增强CT提示：左肾上腺占位2.6cm×2.6cm×3.0cm，可见明显强化，考虑嗜铬细胞瘤可能；右肾上极1.3cm×1.1cm软组织密度影，可见明显强化，考虑肾细胞癌可能。

患者1个月前开始行药物准备，目前口服酚苄明10mg q8h，血压、心率平稳，无明显直立性低血压，有鼻塞，甲床红润，肢端温暖，体重较服药前增加1kg。既往史：诊断2型糖尿病20年，目前血糖控制良好；诊断肌张力障碍4年，间断应用肉毒素治疗，目前控制可。余既往、个人、家族史无特殊。

影像学检查

1. 腹盆增强CT：左肾上腺结合部可见稍低密度结节影，CT值约29HU，大小约2.6cm×2.6cm×3.0cm，增强扫描动脉期明显强化，门静脉期及延迟期持续性强化，强化范围增大，强化稍减退，病变上极与脾静脉关系密切，病变下极与左肾动、静脉关系密切，左肾上腺动脉供血，引流至左肾静脉（图15-1、图15-2）。

2. 肾上腺髓质显像：左肾上腺区域异常所见，符合嗜铬细胞瘤表现。

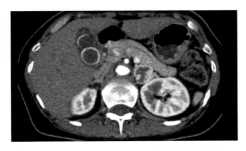

图15-1　左肾上腺嗜铬细胞瘤最大截面（轴位），动脉期

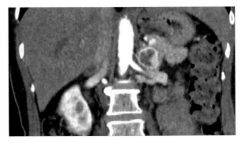

图15-2　左肾上腺嗜铬细胞瘤最大截面（冠状位），动脉期

术前诊断

　　左肾上腺嗜铬细胞瘤

　　右肾肿瘤

手术

　　1. 手术名称：后腹腔镜左肾上腺嗜铬细胞瘤切除术。

　　2. 3D影像与术中情况

　　（1）3D影像及术中可见肿瘤与左肾动脉紧邻（图15-5）：充分游离左肾上极，可见肿瘤与左肾动脉粘连，将肿瘤向头侧、腹侧牵拉，沿肿瘤包膜游离将肿瘤与左肾动脉分离。

　　（2）3D影像及术中可见肿瘤与左肾静脉紧邻（图15-3、图15-4、图15-6、图15-7）：沿肿瘤包膜进行游离，将肿瘤与左肾静脉分离；可见肿瘤经肾上腺中央静脉回流至左肾静脉，Hem-o-lok夹闭后切断肾上腺中央静脉。

病理诊断

　　符合肾上腺嗜铬细胞瘤。

3D可视化重建

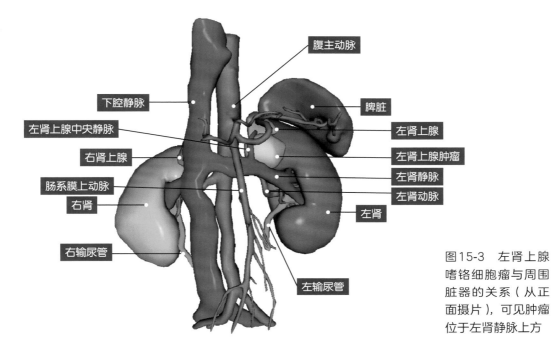

图15-3 左肾上腺嗜铬细胞瘤与周围脏器的关系（从正面摄片），可见肿瘤位于左肾静脉上方

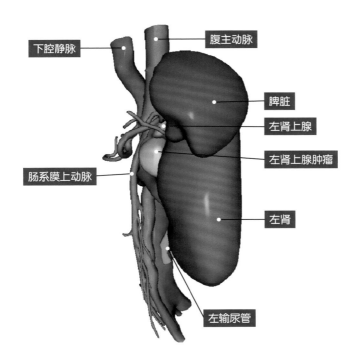

图15-4 左肾上腺嗜铬细胞瘤与周围脏器的关系（从左侧摄片）

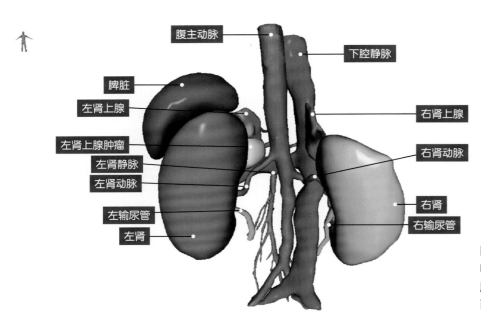

图15-5 左肾上腺嗜铬细胞瘤与周围脏器的关系（从背面摄片）

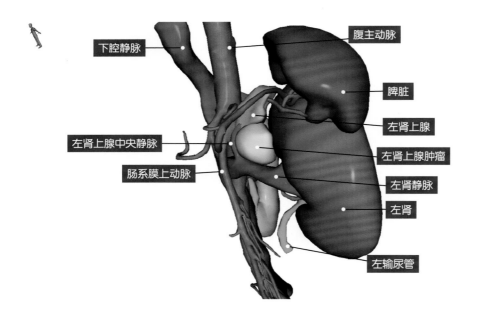

图15-6 左肾上腺嗜铬细胞瘤与周围血管的关系，可以发现左肾上腺肿瘤血液经左肾上腺中央静脉回流至左肾静脉（从左前侧摄片）

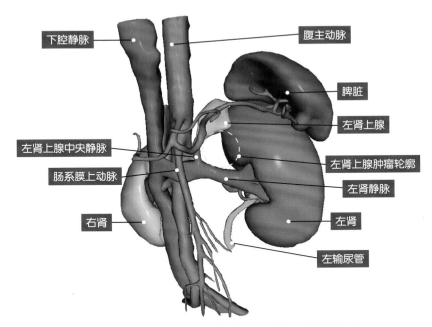

下腔静脉

腹主动脉

脾脏

左肾上腺

左肾上腺中央静脉

左肾上腺肿瘤轮廓

肠系膜上动脉

左肾静脉

右肾

左肾

左输尿管

图15-7　左肾上腺嗜铬细胞瘤术前拟切除范围（从左前侧摄片）

病例十六

男性，42岁。主因"间断心悸、头晕伴大汗3年，发现血压升高半年"入院。

病史

患者3年前开始间断出现心悸、头晕，伴大汗，休息20分钟左右可缓解，自觉活动后易出现上述症状，与体位变化无关，每周发作1～2次，未测血压、心率，无其他伴随症状，亦未进一步诊治。7个月前，患者体检行"平板运动试验"后出现心悸、头晕症状，伴头痛、恶心、面色苍白、四肢无力、双手冰凉，无胸痛、胸闷、黑矇、视物模糊等不适，当时测血压180/130mmHg左右，心率不详，复测血压可降至正常。之后患者多次出现上述症状，发作时测血压最高230/150mmHg（心率70～80次/分），发作频率增加至每日1～2次。3个月前，患者就诊于我院心内科门诊，内分泌化验提示血NMN 11.08nmol/L，血MN 11.16nmol/L，24小时尿DA等其他内分泌化验未见明显异常。肾上腺增强CT＋三维重建＋CTA提示左肾上腺区见软组织密度影，大小约6.8cm×6.7cm×6.7cm，增强扫描可见不均匀渐进性强化，考虑肾上腺嗜铬细胞瘤可能。肾上腺髓质显像提示相当于左肾上腺区域异常所见，考虑为嗜铬细胞瘤。生长抑素受体显像未见异常。

患者3个月前开始行药物准备，目前口服酚苄明10mg q8h，血压、心率平稳，无明显直立低血压，有轻度鼻塞，甲床红润，肢端温暖，体重较服药前增加5kg。既往史：诊断2型糖尿病20年，目前血糖控制良好。余既往、个人、家族史无特殊。

影像学检查

1. 肾上腺增强CT＋三维重建＋CTA：左肾上腺区见软组织密度影，边界尚清，密度欠均，范围约6.8cm×6.7cm×6.7cm，增强扫描可见不均匀渐进性强化，可疑腹腔干分支进入病变，考虑来源于肾上腺，嗜铬细胞瘤可能；腹腔干分支可疑供血占位；胰腺尾部受压上抬；左肾受压略下移；病变与肾静脉关系密切（图16-1、图16-2）。

2. 肾上腺髓质全身显像：相当于左肾上腺区域异常所见，考虑为嗜铬细胞瘤。

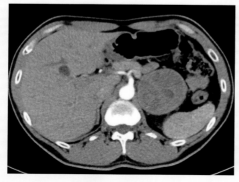

图16-1　左肾上腺嗜铬细胞瘤最大截面（轴位），动脉期

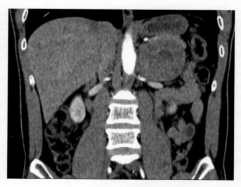

图16-2　左肾上腺嗜铬细胞瘤影像（冠状位），动脉期

3. 生长抑素受体显像：生长抑素受体显像未见异常。

术前诊断

左肾上腺嗜铬细胞瘤

手术

1. 手术名称：后腹腔镜左肾上腺嗜铬细胞瘤探查＋切除术。

2. 3D影像与术中情况

（1）3D影像可见左肾上腺肿瘤位于左肾动静脉上方（图16-5～图16-7）：术中可见肿瘤位于左肾上极内侧，充分游离左肾上极使肿瘤与左肾上极分离。肿瘤下极与左肾动、静脉粘连，向头侧、腹侧适当牵拉肿瘤，显露左肾门，以锐性与钝性分离相结合的方式沿肿瘤表面解剖左肾动、静脉；Hem-o-lok断扎肿瘤供血动脉。

（2）3D影像可见肿瘤血液由肾上腺中央静脉回流（图16-3、图16-6、图16-7）：将肿瘤与左肾静脉分离后，显露左肾上腺中央静脉，Hem-o-lok将其断扎。

（3）3D影像肿瘤将胰尾向上顶起（图16-4、图16-6、图16-7）：术中见肿瘤与胰腺之间尚有潜在间隙，以钝性分离方式将肿瘤与胰腺分离。

病理诊断

（肿瘤）嗜铬细胞瘤。免疫组化结果：CgA（＋），Syn（＋），Melan-A（－），AE1/AE3（－），S-100（支持细胞＋），α-inhibin（－），Calretinin（－），Vimentin（－），Ki-67（index 2%）。（左肾上腺组织）肾上腺皮质增生，考虑为结节性增生或皮质腺瘤。

3D 可视化重建

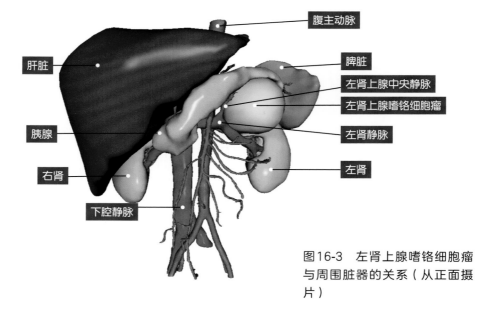

腹主动脉

肝脏

脾脏

左肾上腺中央静脉

左肾上腺嗜铬细胞瘤

胰腺

左肾静脉

右肾

左肾

下腔静脉

图16-3　左肾上腺嗜铬细胞瘤
与周围脏器的关系（从正面摄
片）

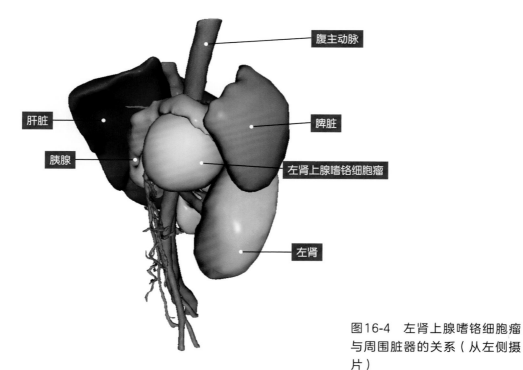

腹主动脉

肝脏

脾脏

胰腺

左肾上腺嗜铬细胞瘤

左肾

图16-4　左肾上腺嗜铬细胞瘤
与周围脏器的关系（从左侧摄
片）

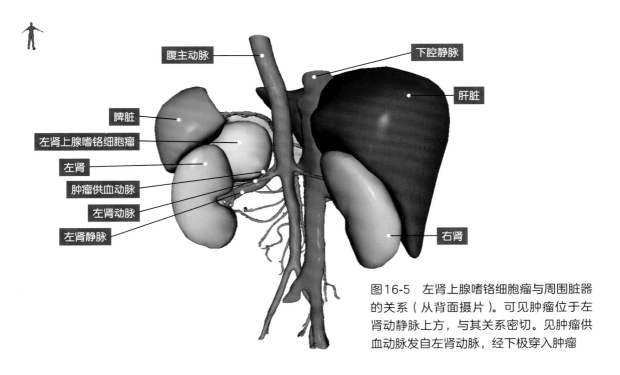

图16-5　左肾上腺嗜铬细胞瘤与周围脏器的关系（从背面摄片）。可见肿瘤位于左肾动静脉上方，与其关系密切。见肿瘤供血动脉发自左肾动脉，经下极穿入肿瘤

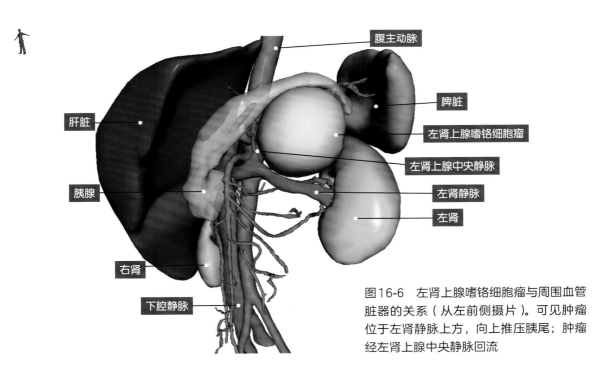

图16-6　左肾上腺嗜铬细胞瘤与周围血管脏器的关系（从左前侧摄片）。可见肿瘤位于左肾静脉上方，向上推压胰尾；肿瘤经左肾上腺中央静脉回流

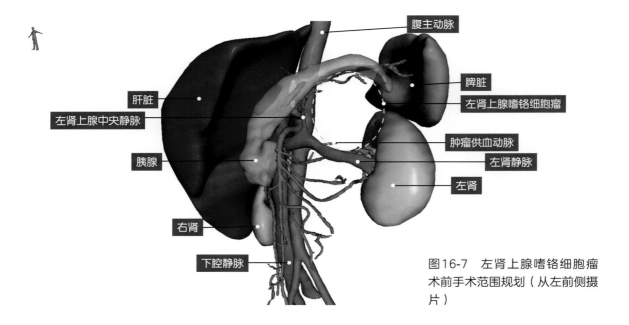

图16-7 左肾上腺嗜铬细胞瘤术前手术范围规划（从左前侧摄片）

病例十七

女性，44岁。主因"发作性心悸、胸闷5年，发现左肾上腺肿瘤2月余"入院。

病史

患者5年前无明显诱因出现发作性心悸、胸闷，伴有肢端发凉，无其余不适，当时测血压约200/100mmHg。之后，上述心悸、胸闷症状间断发作，与体位改变、排便、排尿无关，休息后可自行缓解，患者未予重视。患者自1年前开始出现发作性心悸、胸闷症状逐渐加重，血压控制差。2个月前于外院行平扫CT检查偶然发现左肾上腺占位，遂进一步于我院就诊。完善腹盆增强CT＋肾上腺薄层扫描提示左肾上腺区占位性病变，大小约3.7cm×4.0cm，增强扫描呈明显不均匀强化，考虑嗜铬细胞瘤可能性大。内分泌化验提示血NMN 3.89nmol/L，血MN 0.56nmol/L，24小时尿NE 62.47μg/24h，余内分泌化验未见异常。肾上腺髓质显像提示左肾上腺区放射性增高灶，考虑嗜铬细胞瘤。

1个半月前患者开始行药物准备，目前口服酚苄明10mg q12h，血压控制在（110～130）/（70～90）mmHg，心率80～105次/分，有鼻塞，甲床红润，肢端温暖，体重较服药前增加约1kg。既往、个人、家族史无特殊。

影像学检查

1. 腹盆增强CT：左肾上腺区可见占位性病变，大小约3.7cm×4.0cm，平扫CT值约55HU，增强扫描可见病灶呈持续性明显强化，强化程度不均匀，考虑嗜铬细胞瘤可能性大（图17-1、图17-2）。

2. 肾上腺髓质显像：左肾上腺区放射性增高灶，考虑嗜铬细胞瘤。

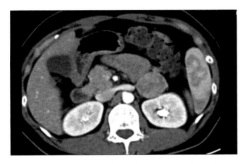 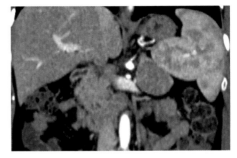

图17-1　左肾上腺嗜铬细胞瘤最大截面（轴位），动脉期　　图17-2　左肾上腺嗜铬细胞瘤最大截面（冠状位），动脉期

术前诊断

左肾上腺嗜铬细胞瘤

手术

1. 手术名称：后腹腔镜左肾上腺嗜铬细胞瘤切除术。

2. 3D影像与术中情况

（1）患者右侧卧位，建立腹腔镜通道，3D影像及术中可见肿瘤位于左肾门部（图17-3、图17-4、图17-5、图17-8），瘤体紧贴左肾和胰腺，瘤体直径约4cm，呈灰白色，充分游离左肾上极，沿肿瘤包膜仔细游离，将肿瘤与胰腺、左肾蒂血管之间完整分离，避免损伤。

（2）3D影像可见肿瘤下方紧贴左肾动、静脉（图17-5～图17-7）：术中见肿瘤向下压迫左肾动、静脉，部分粘连，以锐性与钝性分离相结合的方式沿肿瘤表面将肿瘤与左侧肾蒂血管仔细分离，避免损伤肾蒂。

（3）3D影像可见左肾上腺中央静脉紧贴肿瘤内侧面，受压延长（图17-6～图17-8）：术中见左肾上腺中央静脉明显受压变窄，瘤体血液自中央静脉回流至左肾静脉；紧贴瘤体表面分离并结扎离断中央静脉后将肿瘤完整切除，包膜完整。

病理诊断

符合肾上腺嗜铬细胞瘤。免疫组化结果：Melan-A（－），AE1/AE3（－），CgA（＋），S-100（支持细胞＋），α-inhibin（－），Ki-67（index 1%）。

3D可视化重建

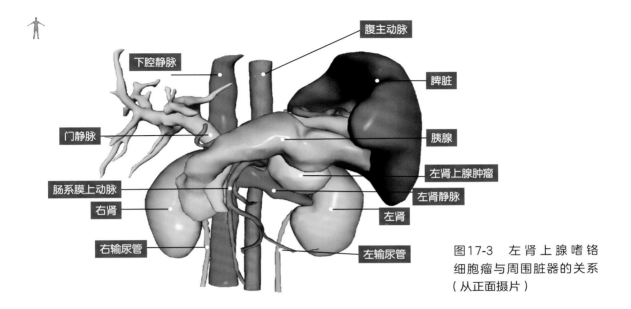

图17-3 左肾上腺嗜铬细胞瘤与周围脏器的关系（从正面摄片）

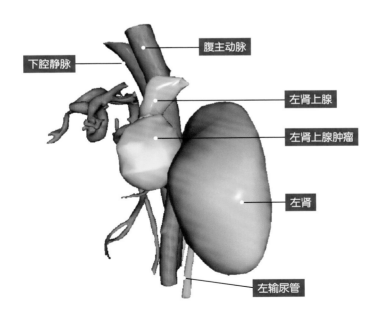

图17-4 左肾上腺嗜铬细胞瘤与周围脏器的关系（从左侧摄片）

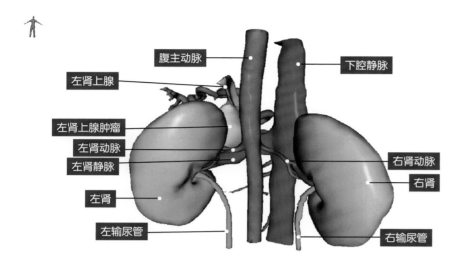

图17-5 左肾上腺嗜
铬细胞瘤与周围脏器的
关系（从背面摄片）

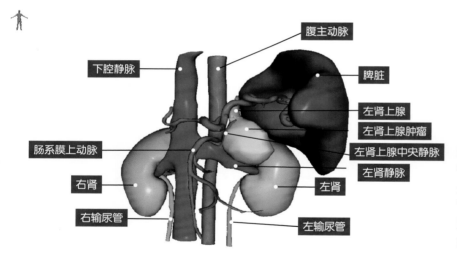

图17-6 左肾上腺嗜
铬细胞瘤与周围脏器的
关系（从正面摄片），
可见肿瘤血液自左肾上
腺中央静脉回流，肿瘤
向下压迫左肾静脉

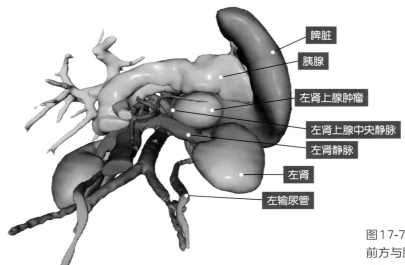

图17-7　左肾上腺嗜铬细胞瘤前方与胰腺关系紧密（从下方摄片）

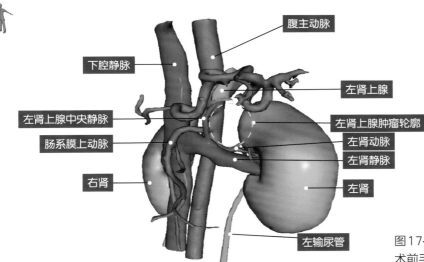

图17-8　左肾上腺嗜铬细胞瘤术前手术范围规划（从左前侧摄片）

病例十八

男性，42岁。主因"高血压2年，发现左腹膜后占位3个月"入院。

病史

患者2年前体检发现血压升高，最高150/100mmHg，休息后可下降至正常，无明显伴随症状，未进一步诊治。患者4个月前劳累后血压持续升高，就诊于我院，腹部超声检查提示胰腺体尾部后腹主动脉左侧可见一低回声包块。腹盆增强CT提示腹膜后胰腺后方见一较大软组织占位，大小约7.3cm×9.0cm×7.4cm，增强扫描可见不均匀强化，考虑嗜铬细胞瘤。内分泌化验未见明显异常。肾上腺髓质显像提示左上腹部见异常放射性摄取增高团块，考虑为嗜铬细胞瘤。生长抑素受体显像提示左上腹部见不均匀放射性稍增高区。PET/CT提示胰腺后方腹主动脉左前见一放射性摄取异常增高团块，SUV$_{max}$ 25.4。

患者3个月前开始行药物准备，目前口服酚苄明10mg q8h，血压、心率平稳，无明显直立性低血压，有轻度鼻塞，甲床红润，肢端温暖，体重较服药前增加2kg。既往、个人、家族史无特殊。

影像学检查

1. 腹盆增强CT：左侧腹膜后左肾上腺区见软组织密度肿块影，较大截面约8.6cm×6.2cm，轮廓尚清，平扫CT值约31HU，增强扫描可见不均匀强化，胰腺向前受压移位；左肾上腺正常结构显示欠清。腹膜后、肠系膜上多发小淋巴结（图18-1、图18-2）。

2. PET/CT：胰腺后方腹主动脉左前见一放射性摄取异常增高团块，边缘光整，边界清晰，大小约8.8cm×6.4cm，SUV$_{max}$ 25.4，其内见部分低密度影。

3. 肾上腺髓质显像：左上腹部见异常放射性摄取增高团块，考虑嗜铬细胞瘤。

4. 生长抑素受体显像：左上腹部见不均匀放射性稍增高区。

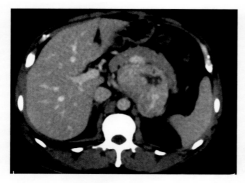

图18-1 左侧腹膜后副神经节瘤最大截面（轴位），动脉期

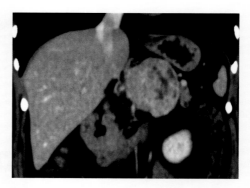

图18-2 左侧腹膜后副神经节瘤最大截面（冠状位），动脉期

术前诊断

左侧腹膜后副神经节瘤

手术

1. 手术名称：剖腹探查＋左腹膜后副神经节瘤切除术。

2. 3D影像与术中情况

（1）3D影像可见肿瘤下方与左肾动、静脉紧邻，内侧与腹主动脉紧邻（图18-5、图18-7）：取左上腹剑突下倒"V"形切口长约20cm，打开左侧后腹膜，将降结肠向内侧推移，切断脾结肠韧带，将结肠脾曲向内下推移。见肿瘤位于腹膜后，左肾内上方。肿瘤上方与脾脏及胰腺关系密切，下方与左肾静脉及肾门关系密切，内侧上方与腹腔干关系密切，后方与腹主动脉关系密切。

（2）3D影像可见胰腺受肿瘤推挤向前移位，呈"C"形环绕肿瘤（图18-3、图18-4、图18-6）：术中见肿瘤位于胰腺后方，与胰腺关系较为密切，二者间尚可见潜在间隙；首先游离肿瘤上方，将其与脾脏及胰腺分离。

（3）3D影像可见肿瘤位于左肾门内侧，左肾静脉增宽，肿瘤血液经肾上腺中央静脉回流（图18-5、图18-7）：将肿瘤与胰腺、脾脏分离后继续游离肿瘤外侧，将其与肾上极分离，继续分离肿瘤下极，术中见左肾静脉显著扩张，与肿瘤粘连严重，仔细锐性分离，将肿瘤下极与肾静脉分离；显露左肾上腺中央静脉，予结扎切断。

（4）3D影像可见肿瘤供血动脉分别来自左肾动脉和右肾动脉（图18-5～图18-7）：术中可见肿瘤内侧上方与腹腔干关系密切，后方与腹主动脉密切粘连。将肿瘤与左肾静脉分离后继续沿肿瘤后下方分离，将肿瘤与腹主动脉之间肿瘤血管分支分束结扎、切断，将肿瘤与腹主动脉分离。最后分离肿瘤内上方，完整切除肿瘤。

病理诊断

副神经节瘤。免疫组化结果：Melan-A（－），AE1/AE3（－），CgA（＋），Ki-67（index 5%），S-100（＋），α-inhibin（－），SDHB（＋）。

3D可视化重建

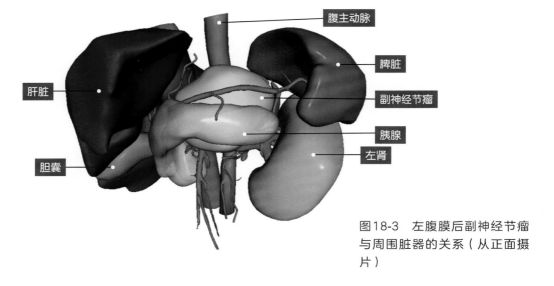

腹主动脉

脾脏

副神经节瘤

胰腺

左肾

肝脏

胆囊

图18-3　左腹膜后副神经节瘤与周围脏器的关系（从正面摄片）

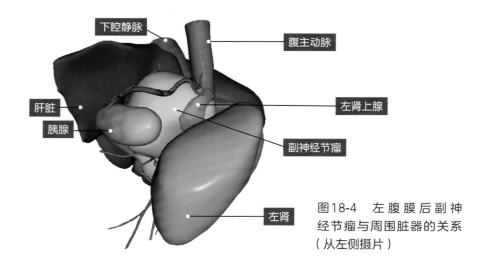

下腔静脉

腹主动脉

肝脏

胰腺

左肾上腺

副神经节瘤

左肾

图18-4　左腹膜后副神经节瘤与周围脏器的关系（从左侧摄片）

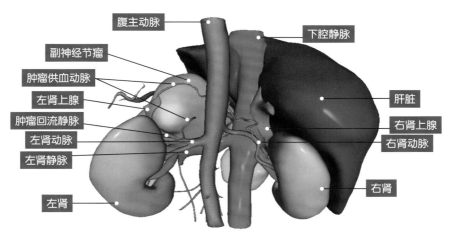

图18-5　左腹膜后副神经节瘤与周围脏器的关系（从背面摄片）。可见肿瘤下方与左肾动、静脉紧邻，肿瘤供血动脉发自双肾动脉

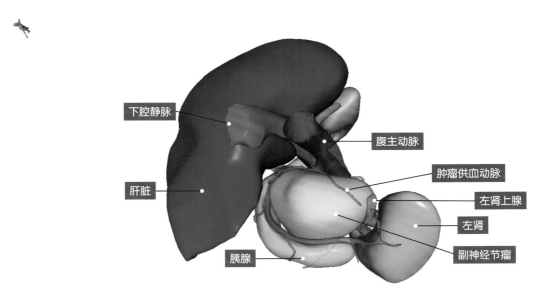

图18-6　左腹膜后副神经节瘤与周围脏器的关系，可见肿瘤位于胰腺后方，与左肾上腺分界不清（从上方摄片）

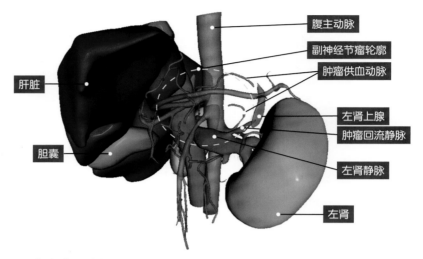

图 18-7　左腹膜后副神经节瘤术前手术范围规划（从左前侧摄片）

病例十九

女性，63岁，主因"高血压12年，发现左肾上腺占位3个月"入院。

病史

患者12年前发现血压升高，最高约160/90mmHg，无明显伴随症状。外院予患者口服硝苯地平对症处理，血压控制在120/80mmHg。患者5年前发现血糖升高，未规律诊治。10个月前患者开始出现阵发性心悸、大汗，偶伴头晕，无其他不适，症状可自行缓解。3个月前患者上述症状加重，于外院就诊完善肾上腺CT提示左肾上腺区可见不规则软组织影，呈多腔分隔样，大小约5.1cm×6.2cm×3.1cm。考虑嗜铬细胞瘤可能性大。外院予患者口服美托洛尔12.5mg bid，盐酸特拉唑嗪片2mg qn，患者症状缓解不明显，血压控制仍欠佳。1个月前患者就诊于我院门诊，完善内分泌化验提示血NMN 24.96nmol/L，24小时尿NE 1550.6μg/24h，余内分泌化验未见异常。我院腹盆增强CT提示左肾上腺区6.1cm×3.7cm囊实性团块状软组织密度影，增强后实性成分可见不均匀强化，病变内可见低密度囊变坏死区。奥曲肽显像、肾上腺髓质显像提示左肾上腺区异常所见，考虑嗜铬细胞瘤可能。

患者于6周前开始口服酚苄明进行药物准备，目前用量为10mg q6h，期间无明显发作性心悸、头痛，监测卧立位血压、心率正常范围，有鼻塞，甲床红润，肢端温暖，体重较服药前增加约1.5kg。既往、个人、家族史无特殊。

影像学检查

1. 肾上腺增强CT＋冠矢状重建：左肾上腺区可见团块状软组织密度影，增强后可见不均匀强化，大小约6.1cm×3.7cm，病变内可见低密度囊变坏死区。左肾上腺区占位伴不均匀稍高强化，病变内可见囊变坏死，考虑嗜铬细胞瘤（图19-1）。

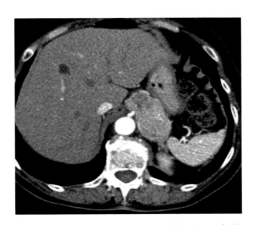

图19-1　左肾上腺嗜铬细胞瘤轴位最大截面，动脉期

2. 肾上腺髓质显像：相当于左肾上腺区异常所见，考虑嗜铬细胞瘤；余肾上腺髓质全身显像未见明显异常。

术前诊断

左肾上腺嗜铬细胞瘤

手术

1. 手术名称：后腹腔镜左肾上腺嗜铬细胞瘤切除术。

2. 3D影像与术中情况

（1）3D影像及术中可见左肾上腺肿瘤形态不规则，与胰腺、脾血管、肾动静脉紧邻（图19-2～图19-5）：术中于腹侧找到左肾上腺脂肪囊与腹膜之间的界限并进行游离，可见肿瘤毗邻脾动脉，沿肿瘤包膜仔细游离，将肿瘤与上述脏器之间完整分离，避免损伤。

（2）3D影像可见肿瘤与腹腔干、肠系膜上动脉、肾动脉关系密切（图19-3、图19-6）：术中见肿瘤向膈肌脚方向延伸，仔细将肿瘤与上方膈肌面完全分开。继续游离肿瘤与腹主动脉，将肿瘤与左肾动脉细致分离，继续向头侧游离，可见肿瘤与腹主动脉、腹腔干起始段粘连严重，多支细小动脉发自腹主动脉供应瘤体，遂转开放手术，请血管外科医师上台，协助将肿瘤与腹主动脉完全剥离，腹主动脉局部表面予5-0血管缝线缝合。

病理诊断

符合嗜铬细胞瘤。免疫组化结果：Melan-A（－），AE1/AE3（－），CgA（＋），Ki-67（index 2%），S-100（支持细胞＋），α-inhibin（－），Syn（＋），SDHB（＋），MGMT（＋）。

3D可视化重建

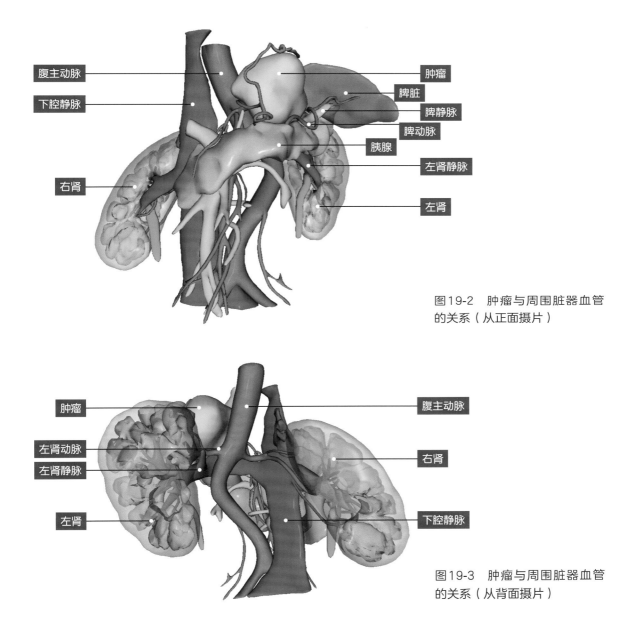

图19-2　肿瘤与周围脏器血管
的关系（从正面摄片）

图19-3　肿瘤与周围脏器血管
的关系（从背面摄片）

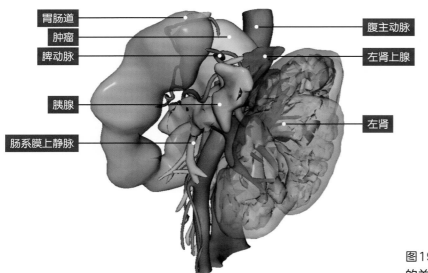

图19-4　肿瘤与周围脏器血管的关系（从左侧摄片）

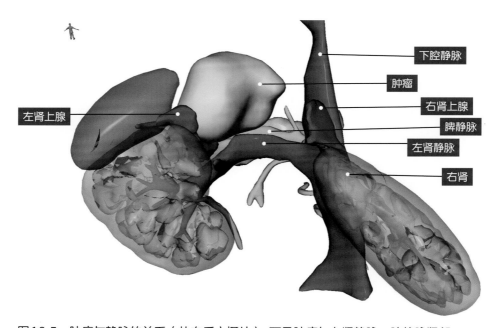

图19-5　肿瘤与静脉的关系（从右后方摄片），可见肿瘤与左肾静脉、脾静脉紧邻

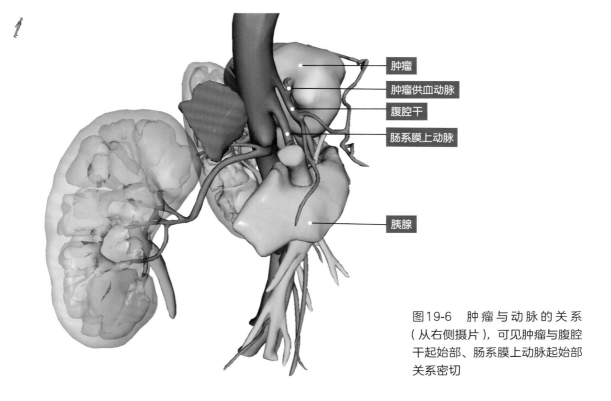

肿瘤

肿瘤供血动脉

腹腔干

肠系膜上动脉

胰腺

图19-6　肿瘤与动脉的关系（从右侧摄片），可见肿瘤与腹腔干起始部、肠系膜上动脉起始部关系密切

二、肾血管亚区

病例二十

女性，31 岁。主因"体检发现左肾上腺肿瘤 4 个月"入院。

病史

患者 12 年前体检发现血压升高，最高 220/125mmHg，血压升高时偶有心悸、头痛等不适，不规律服用培哚普利、吲达帕胺等药物降压治疗后血压可控制在（120 ～ 130）/80mmHg。4 个月前，患者多次出现血压升高，多次高达 180/100mmHg 以上，伴心悸、头痛，无头晕、大汗等。患者遂就诊于外院，内分泌化验提示去甲肾上腺素升高（未见报告单），腹部增强 CT 提示左侧腹膜后占位，不均匀强化，其内见未强化区。PET/CT 提示左肾上腺区占位性肿块灶，大小约 11.4cm×15.0cm，可见大片液化坏死区及点状钙化灶，周边环状放射性摄取不均匀增高 SUV_{max} 4.5，考虑嗜铬细胞瘤。予特拉唑嗪＋培哚普利＋地尔硫䓬降压治疗，并建议手术。3 个月前，患者就诊我院，内分泌化验提示 24 小时尿 NE 537.6μg/24h，NMN 57.27nmol/L，MT 0.146nmol/L，余内分泌化验结果未见明显异常。肾上腺髓质显像提示左上腹部见巨大的类圆形放射性摄取不均匀异常增高灶，中央见放射性摄取减低区，考虑嗜铬细胞瘤可能性大。生长抑素受体显像提示左肾上腺区见巨大的囊实性肿物，周边实性成分放射性摄取异常增高，中央低密度区呈放射性摄取缺失区，考虑神经内分泌肿瘤可能性大。24 小时动态心电图示阵发性心房颤动。冠状动脉 CTA、超声心动图均未见明显异常。

患者 3 个月前开始行药物准备，目前口服酚苄明 10mg q8h，血压、心率平稳，无明显直立性低血压，有口干、鼻塞，甲床红润，肢端温暖，偶有腹部及后背部不适，体重较服药前增加 2.5kg。既往、个人、家族史无特殊。

影像学检查

1. 腹盆增强 CT：左肾上腺区见占位，边界尚清，大小约 12.9cm×12.0cm，密度欠均，内见大片状液性密度影及点状钙化灶，下缘与左肾上极分界不清，邻近胰尾、左肾及脾脏受压（图 20-1、图 20-2）。

2. 肾上腺髓质显像：左上腹部见巨大的类圆形放射性摄取不均匀异常增高灶，中央见放射性摄取减低区，考虑嗜铬细胞瘤可能性大。

3. 生长抑素受体显像：左肾上腺区见巨大的囊实性肿物，形态尚规则，边界尚清，大小约 13.3cm×11.7cm×11.2cm，周边实性成分放射性摄取异常增高，中央低密度区呈放射性摄取缺失区，夹杂短条形钙化灶，左肾上腺正常结构显示不清，考虑神经内分泌肿瘤可能性大。

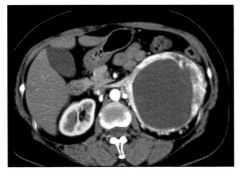

图20-1　左肾上腺嗜铬细胞瘤最大截面
（轴位），动脉期

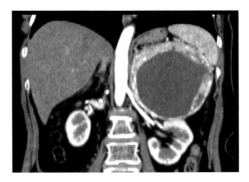

图20-2　左肾上腺嗜铬细胞瘤最大截面
（冠状位），动脉期

4. PET/CT：左肾上腺区占位性肿块灶，大小约11.4cm×15.0cm，边缘实性部分CT值约37HU，内部密度不均匀，可见大片液化坏死区及点状钙化灶，边界尚可，邻近胰尾、左肾及脾脏受压，病灶呈内部缺损，周边环状放射性摄取不均匀增高SUV_{max} 4.5。

术前诊断

左肾上腺嗜铬细胞瘤

手术

1. 手术名称：后腹腔镜左肾上腺嗜铬细胞瘤切除术。

2. 3D影像与术中情况

（1）3D影像可见肿瘤体积巨大，脾脏、胰尾、左肾受压明显移位（图20-3～图20-6）：术中切开左侧结肠旁沟，进一步断扎肾脏周围韧带，将降结肠向中线游离。打开肾周筋膜，显露肿瘤，见肿瘤位于左肾内上方，体积巨大，胰腺整体位于肿瘤上极。充分游离左肾，见左侧肾周粘连广泛、严重，予以仔细松解粘连。将左肾上极充分游离，遂将肿瘤与左肾上极完全分离。从肿瘤外侧、内侧、头侧、尾侧及后方游离肿瘤，肿瘤内侧缘与腹主动脉粘连异常严重，腹腔镜下难以分离。

（2）3D影像可见肿瘤周围包绕大量极为迂曲增粗的静脉（图20-3～图20-7）：术中可见肿瘤周围血管丰富，血管迂曲、怒张。

（3）3D影像见左肾动、静脉受压下移并明显延长（图20-3、图20-5、图20-6）：术中取剑突下至左侧肋缘下弧形切口，逐层切开腹壁各层组织并显露肿瘤；探查发现左肾上腺肿瘤体积巨大，明显凸入腹腔。将降结肠及横结肠向中线游离、牵拉，将胰尾向头侧牵拉，并以纱布垫保护。将肿瘤向腹侧掀起，见肿瘤与左肾动、静脉关系紧密，以锐性与钝性相结合的方式进行分离并显露左肾门，进一步显露左肾上腺中央静脉，充分游离后予以结扎并离断。

（4）3D影像见肿瘤由来自左肾动脉和腹腔干的分支动脉供血（图20-5～图20-8）：术中于肿瘤下极可见发自左肾动脉的分支为肿瘤供血，予逐根结扎。另见肿瘤内侧与腹主动脉粘连严重，见数支发自腹腔干的分支动脉为肿瘤供血，另可见多支发自腹主动脉的细小动脉穿入肿瘤，予以仔细游离周围组织、断扎肿瘤与腹主动脉间的血管，逐渐将肿瘤与腹主动脉分离。

病理诊断

肾上腺嗜铬细胞瘤。免疫组化结果：Melan-A（－），AE1/AE3（－），CgA（＋），Ki-67（index 5%），S-100（散在＋），α-inhibin（＋），Syn（＋），SDHB（＋），MGMT（－）。

3D可视化重建

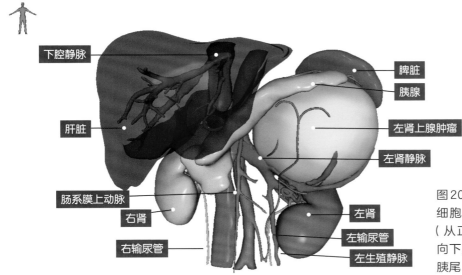

下腔静脉

肝脏

肠系膜上动脉

右肾

右输尿管

脾脏

胰腺

左肾上腺肿瘤

左肾静脉

左肾

左输尿管

左生殖静脉

图20-3 左肾上腺嗜铬细胞瘤与周围脏器的关系（从正面摄片）。可见肿瘤向下压迫左肾、左肾静脉。胰尾、脾脏受压上移

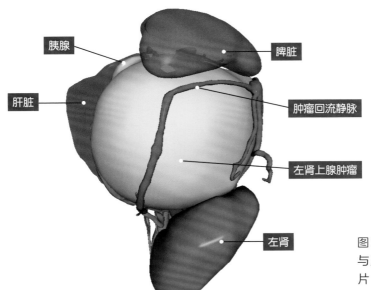

胰腺

肝脏

脾脏

肿瘤回流静脉

左肾上腺肿瘤

左肾

图20-4 左肾上腺嗜铬细胞瘤与周围脏器的关系（从左侧摄片）。肾脏受压下移，肿瘤表面可见粗大静脉包绕

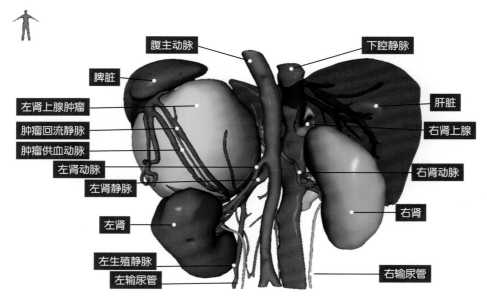

图20-5 左肾上腺嗜铬细胞瘤与周围脏器的关系（从背面摄片）。可见肿瘤表面包绕大量异常血管，左肾动静脉受压变长。肿瘤供血动脉发自左肾动脉

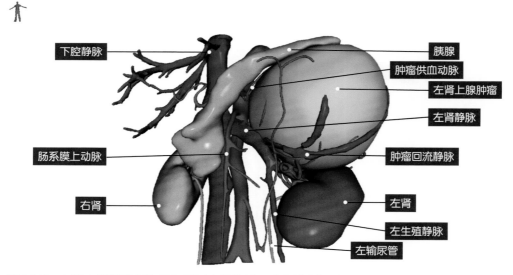

图20-6 左肾上腺嗜铬细胞瘤与周围血管的关系（从前方摄片）。可见肿瘤表面粗大静脉回流至左肾静脉。肿瘤内侧可见发自腹腔干的肿瘤供血动脉。胰尾、左肾受肿瘤压迫分别向上、向下移位

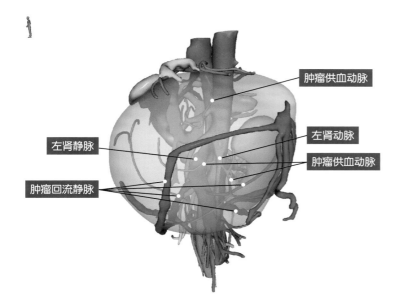

图 20-7 左肾上腺嗜铬细胞瘤周围血供（从左侧摄片）。可见肿瘤供血动脉主要发自左肾动脉和腹腔干。肿瘤静脉主要回流至左肾静脉

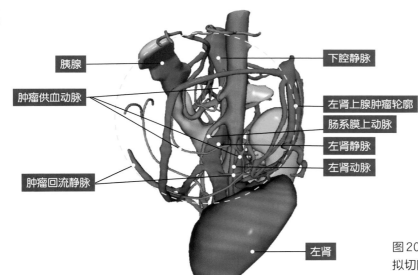

图 20-8 左肾上腺嗜铬细胞瘤拟切除范围（从左侧摄片）

病例二十一

女性，31岁。主因"体检发现左肾上腺肿瘤3个月"入院。

病史

3个月前患者体检超声检查偶然发现左肾上腺肿瘤，无明显不适主诉。患者于我院就诊，复查超声检查提示左肾上腺区见混合回声，大小约9.3cm×7.1cm×8.3cm。CT尿路成像（computed tomography urography，CTU）提示左肾上腺区可见团状囊实性密度影，其内可见大片状低密度影，最大截面约8.3cm×8.1cm，周围病灶实质部分呈明显强化。肾上腺髓质显像提示左肾上腺区囊实性肿物，考虑嗜铬细胞瘤伴中心机化坏死可能性大。内分泌化验提示24小时尿NE 121.9μg/24h，24小时尿E 11.6μg/24h，血NMN 14.55nmol/L，余未见明显异常。

患者2个月前开始行药物准备，目前口服酚苄明早15mg、中10mg、晚15mg，血压、心率平稳，血压控制在（100～110）/（60～80）mmHg，心率80～90次/分，无明显直立性低血压，有鼻塞，甲床红润，肢端温暖，体重较服药前增加3kg。既往、个人、家族史无特殊。

影像学检查

1. CTU：左肾上腺区可见团状囊实性密度影，其内可见大片状低密度影，最大截面约8.3cm×8.1cm，周围病灶实质部分呈明显强化，内部可见细线状分隔，供血动脉起自左肾动脉起始处（图21-1、图21-2）。

2. 肾上腺超声检查：左肾上腺区见混合回声，大小约9.3cm×7.1cm×8.3cm，形态尚规则，边界尚清，内见片状无回声及中等回声，可见分隔。

3. 肾上腺髓质显像：左肾上腺区囊实性肿物，考虑嗜铬细胞瘤伴中心机化坏死可能性大。

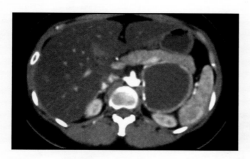

图21-1　左肾上腺嗜铬细胞瘤最大截面（轴位），动脉期

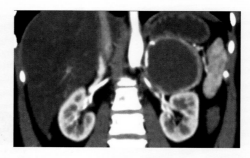

图21-2　左肾上腺嗜铬细胞瘤最大截面（冠状位），动脉期

术前诊断

左肾上腺嗜铬细胞瘤

手术

1. 手术名称：左肾上腺嗜铬细胞瘤切除术。

2. 3D影像与术中情况

（1）3D影像见肿瘤位于左肾上腺区，周围胰腺、脾脏、肾脏受压移位明显（图21-3、图21-4、图21-6、图21-9）：患者平卧位，取左肋缘下切口逐层切开进腹，沿左侧结肠旁沟打开后腹膜。术中见胰腺受肿瘤压迫前移、附着于肿瘤前方；左肾上极受肿瘤压迫下移；脾脏受压向后外侧移位，脾血管紧贴肿瘤表面；沿肿瘤包膜仔细游离，将肿瘤与脾脏、胰腺、左肾等脏器之间完整分离，避免损伤。

（2）3D影像及术中可见肿瘤与左肾静脉、左肾动脉、脾血管关系密切，粘连明显（图21-5、图21-7、图21-8）：以锐性与钝性分离相结合的方式沿肿瘤表面仔细剥离血管，血管缝线缝合肾静脉破口。

（3）3D影像及术中可见瘤体表面分布大量迂曲增粗的血管，肿瘤供血动脉发自腹主动脉及左肾动脉起始部（图21-7、图21-8）：术中可见肿瘤的多支细小供血动脉发自腹主动脉及左肾动脉，肿瘤静脉回流至左肾静脉，分别以Hem-o-lok夹闭后离断，将肿瘤完整切除，包膜完整。

病理诊断

肾上腺嗜铬细胞瘤（非*SDHB*缺失型），伴出血及囊性变。免疫组化结果：CgA（＋），Syn（＋），S-100（＋），Melan-A（－），AE1/AE3（部分＋），α-inhibin（－），SDHB（＋），Ki-67（index 1%）。

3D可视化重建

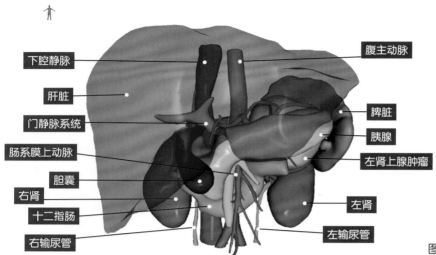

下腔静脉

肝脏

门静脉系统

肠系膜上动脉

胆囊

右肾

十二指肠

右输尿管

腹主动脉

脾脏

胰腺

左肾上腺肿瘤

左肾

左输尿管

图 21-3　左肾上腺嗜铬细胞瘤与周围脏器的关系（从正面摄片）

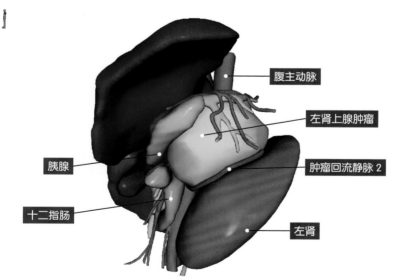

腹主动脉

左肾上腺肿瘤

肿瘤回流静脉 2

胰腺

十二指肠

左肾

图 21-4　左肾上腺嗜铬细胞瘤与周围脏器的关系（从左侧摄片）

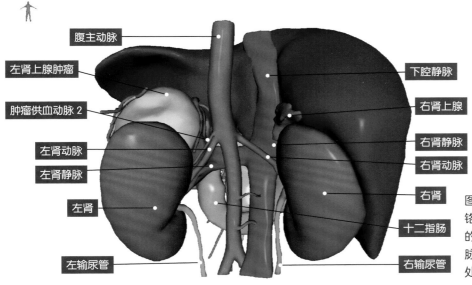

腹主动脉

左肾上腺肿瘤

肿瘤供血动脉 2

左肾动脉

左肾静脉

左肾

左输尿管

下腔静脉

右肾上腺

右肾静脉

右肾动脉

右肾

十二指肠

右输尿管

图21-5　左肾上腺嗜铬细胞瘤与周围脏器的关系，可见供血动脉起自左肾动脉起始处（从背面摄片）

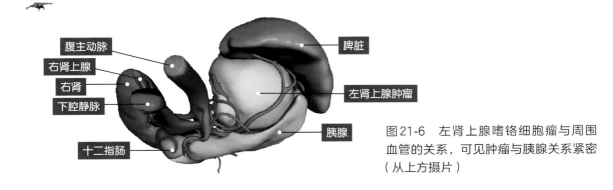

腹主动脉

右肾上腺

右肾

下腔静脉

十二指肠

脾脏

左肾上腺肿瘤

胰腺

图21-6　左肾上腺嗜铬细胞瘤与周围血管的关系，可见肿瘤与胰腺关系紧密（从上方摄片）

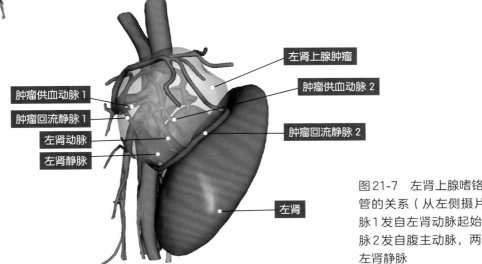

肿瘤供血动脉 1

肿瘤回流静脉 1

左肾动脉

左肾静脉

左肾上腺肿瘤

肿瘤供血动脉 2

肿瘤回流静脉 2

左肾

图21-7　左肾上腺嗜铬细胞瘤与周围血管的关系（从左侧摄片），肿瘤供血动脉1发自左肾动脉起始部，肿瘤供血动脉2发自腹主动脉，两支静脉均回流至左肾静脉

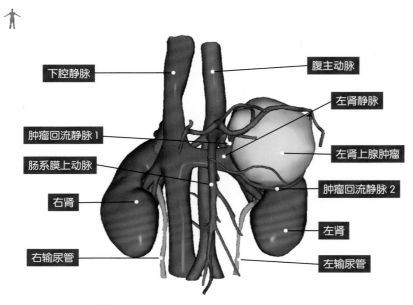

图 21-8　左肾上腺嗜铬细胞瘤与周围血管的关系（从正面摄片），可见两支静脉均回流至左肾静脉，肿瘤向下压迫左肾静脉

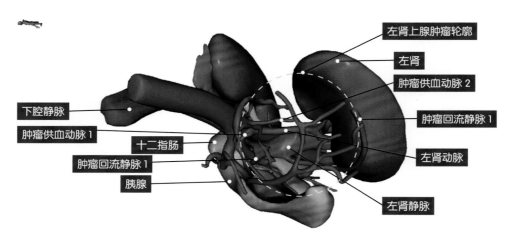

图 21-9　左肾上腺嗜铬细胞瘤术前手术范围规划（从左上面摄片），可见肿瘤周围被动静脉包绕，肿瘤与左肾动脉、左肾静脉、胰腺的关系紧密

病例二十二

女性，45岁，主因"发作性胸闷、气短4年，发现左肾上腺肿物4月余"入院。

病史

患者4年前开始出现发作性胸闷、气短，伴心悸，伴手发凉、发麻，偶有头痛，发作1～2分钟可缓解，否认胸痛、下肢水肿，夜间可平卧，无其他特殊不适。外院动态心电图见窦性心动过速、房性期前收缩、短暂性阵发性房性心动过速，期间一直未予相应诊疗。4个月前患者上述症状较前加重，外院就诊行双侧肾上腺增强CT，提示左肾上腺区可见大小约6.2cm×8.5cm类圆形密度不均团块影，增强后实性部分强化明显。3个月前患者就诊于我院泌尿外科门诊，内分泌化验结果提示血NMN 8.00nmol/L，血MN 2.58nmol/L，血3-MT 0.117nmol/L。完善CTU检查提示左肾上腺区囊实性占位，大小约8.1cm×6.1cm×7.0cm，内见分隔，增强后强化密度欠均，考虑嗜铬细胞瘤可能。肾上腺髓质显像示左肾上腺区考虑嗜铬细胞瘤可能性大。

患者于2个月前开始规律口服酚苄明10mg q8h药物准备。服药后未再发作气短，偶有头晕、鼻塞，无其他不适，肢端温暖，自药物准备以来体重增加约2kg。既往、个人、家族史无特殊。

影像学检查

CTU：左肾上腺区可见囊实性占位，大小约8.1cm×6.1cm×7.0cm，内见分隔，增强后强化密度欠均，供血动脉分支起自腹主动脉；右肾上腺大小形态密度未见明显异常。左肾上腺区囊实性占位考虑嗜铬细胞瘤可能（图22-1）。

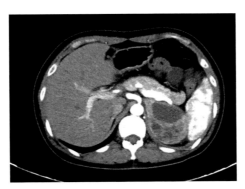

图22-1 左肾上腺嗜铬细胞瘤最大截面（轴位），动脉期

术前诊断

左肾上腺嗜铬细胞瘤

手术

1. 手术名称：后腹腔镜左肾上腺嗜铬细胞瘤切除术。

2. 3D影像与术中情况

（1）3D影像及术中可见左肾上腺区巨大类圆形肿瘤（图22-2～图22-4）：术中见肿瘤体积巨大，来源于左肾上腺，位于左肾内上方，周围粘连严重、血管丰富、迂曲、怒张。向下推挤左肾脏，并靠近胰腺和脾脏；沿肿瘤包膜仔细游离周围组织，将肿瘤与上述脏器完整分离。

（2）3D影像及术中可见肿瘤下方紧邻左肾动脉和左肾静脉（图22-3、图22-6）：术中见肿瘤下方与左肾动、静脉关系密切，将肿瘤向头侧、腹侧适当牵拉，显露肿瘤基底部，将左肾动、静脉鞘打开，仔细游离、松解左肾动、静脉与肿瘤间隙的结缔组织，使得左肾动、静脉与肿瘤下缘分离。

（3）3D影像可见肿瘤供血动脉发自腹主动脉和腹腔干，血液回流至左肾静脉（图22-5、图22-6）：术中可见瘤体表面怒张、增粗、迂曲的血管，以锐性与钝性分离相结合的方式游离瘤体周围，显露肿瘤周边供应供血动脉及左肾上腺中央静脉，分束结扎并离断，将肿瘤充分游离并完整切除。

病理诊断

病变符合肾上腺嗜铬细胞瘤伴囊性变。免疫组化结果：Melan-A（－），AE1/AE3（－），CgA（＋），Ki-67（index 3%），S-100（支持细胞＋），α-inhibin（－），Syn（＋），SDHB（＋）。

3D可视化重建

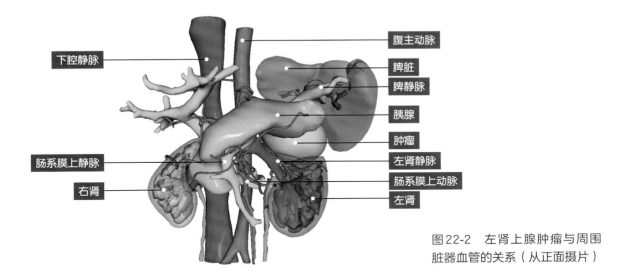

下腔静脉　　　　　　　　　　　　　　腹主动脉
　　　　　　　　　　　　　　　　　　脾脏
　　　　　　　　　　　　　　　　　　脾静脉
　　　　　　　　　　　　　　　　　　胰腺
　　　　　　　　　　　　　　　　　　肿瘤
肠系膜上静脉　　　　　　　　　　　　左肾静脉
右肾　　　　　　　　　　　　　　　　肠系膜上动脉
　　　　　　　　　　　　　　　　　　左肾

图22-2　左肾上腺肿瘤与周围
脏器血管的关系（从正面摄片）

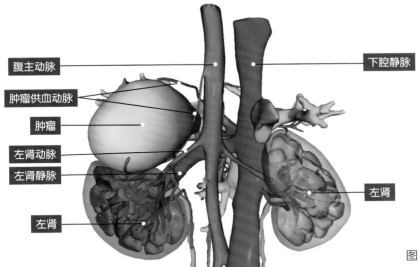

腹主动脉　　　　　　　　　　　　　　下腔静脉
肿瘤供血动脉
肿瘤
左肾动脉
左肾静脉　　　　　　　　　　　　　　左肾
左肾

图22-3　左肾上腺肿瘤与周围
脏器血管的关系（从背面摄片）

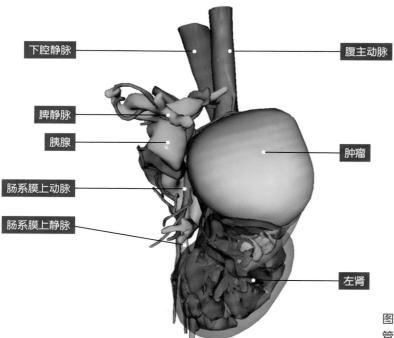

下腔静脉

腹主动脉

脾静脉

胰腺

肿瘤

肠系膜上动脉

肠系膜上静脉

左肾

图22-4　左肾上腺肿瘤与胰腺、血管的关系（从左侧摄片）

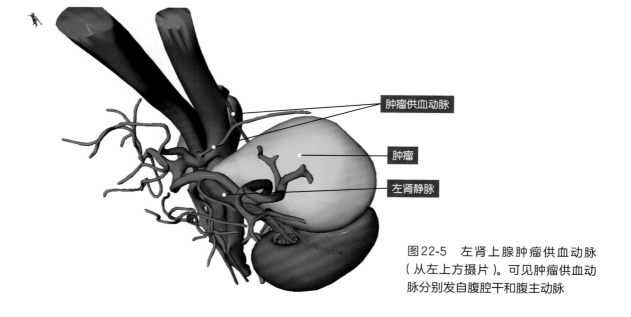

肿瘤供血动脉

肿瘤

左肾静脉

图22-5　左肾上腺肿瘤供血动脉（从左上方摄片）。可见肿瘤供血动脉分别发自腹腔干和腹主动脉

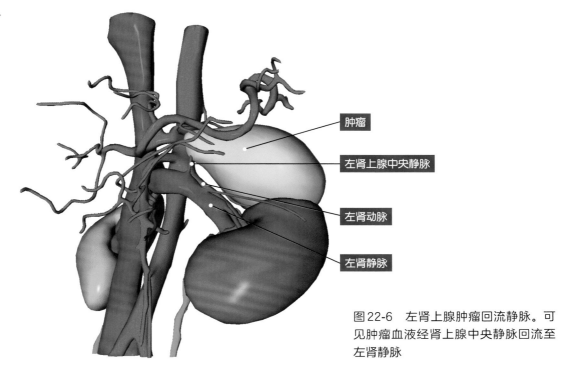

肿瘤

左肾上腺中央静脉

左肾动脉

左肾静脉

图22-6 左肾上腺肿瘤回流静脉。可见肿瘤血液经肾上腺中央静脉回流至左肾静脉

病例二十三

男性，59岁，主因"阵发性血压升高2年，发现左肾上腺肿瘤1个月"入院。

病史

患者2年前无诱因出现阵发性血压升高，最高血压160/90mmHg，无明显伴随症状，自服硝苯地平缓释片控制可。2个月前因糖尿病于当地医院入院检查时发现左肾上腺占位（具体不详）。患者遂就诊于我院，内分泌检查提示K^+ 3.9mmol/L，NMN 5.28nmol/L，MN 2.13nmol/L，3-MT 0.041nmol/L，24小时尿NE 149.0μg/24h，余内分泌检查未见异常。腹盆增强CT＋肾上腺薄层扫描提示左肾上腺区见混杂密度肿块影，大小约5.8cm×7.2cm，考虑嗜铬细胞瘤可能。患者3周前开始行药物准备，口服酚苄明10mg q12h，目前血压平稳，有鼻塞、口干，甲床红润，肢端温暖，体重较服药前增加1.5kg。既往史：确诊为2型糖尿病10年，目前应用门冬胰岛素早18U、晚16U皮下注射治疗，血糖控制可。余既往、个人、家族史无特殊。

影像学检查

腹盆增强CT：左肾上腺区见混杂密度肿块影，大小约58mm×72mm，其内见多发低密度区，增强后实性部分呈不均匀持续强化及分隔样强化，囊性部分未见明显强化，左肾上腺结构显示不清。考虑左肾上腺嗜铬细胞瘤可能（图23-1）。

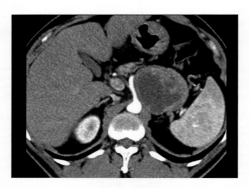

图23-1　左肾上腺肿瘤轴位最大截面，动脉期

术前诊断

左肾上腺嗜铬细胞瘤

手术

1. 手术名称：后腹腔镜左腹膜后副神经节瘤切除术。

2．3D影像与术中情况

（1）3D影像及术中可见肿瘤与左肾、左肾上腺紧邻（图23-3、图23-7）：术中可见左肾周粘连广泛、严重，首先将左肾上极充分游离，将左肾上腺与左肾上极分离，继续游离左肾，将左肾完全游离。于左肾门腹侧见一肿瘤，与左肾上腺下极邻近、界限欠清，遂紧邻肿瘤包膜将肾上腺分离。

（2）3D影像及术中可见肿瘤向前压迫胰腺、脾脏动静脉，外侧与脾脏紧邻（图23-2、图23-5、图23-8）：术中可见肿瘤与胰腺之间尚有潜在间隙，以钝性分离的方式小心将肿瘤与胰腺分离，分离后检查胰腺包膜完整。

（3）3D影像及术中见肿瘤内侧紧邻腹腔干（图23-6）：术中见腹腔干与肿瘤内侧明显粘连，游离肿瘤内侧时注意仔细分离出腹腔干近端。

（4）3D影像及术中可见左肾动、静受肿瘤压迫下移（图23-4、图23-7）：术中见肿瘤周边血管丰富，血管粗大、迂曲怒张。将肿瘤向头侧、腹侧适当牵拉，远离肾血管，显露肿瘤基底部，仔细游离、松解肿瘤基底部的结缔组织，显露发自左肾动脉的肿瘤供血动脉，以Hem-o-lok结扎后离断。

病理诊断

（左副神经节瘤）符合副神经节瘤。免疫组化结果：CgA（＋）、S-100（支持细胞＋）、Syn（＋）、Melan-A（散在＋）、AE1/AE3（－）、Ki-67（index 2%）、α-inhibin（－）、SDHB（＋）、MGMT（－）、NF（－）、NSE（部分弱＋）、SOX10（－）。

3D可视化重建

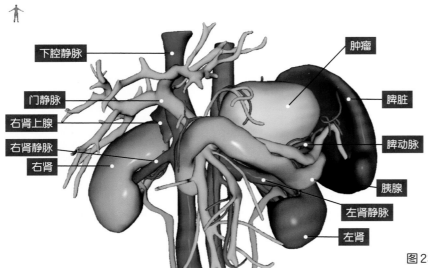

下腔静脉
门静脉
右肾上腺
右肾静脉
右肾
肿瘤
脾脏
脾动脉
胰腺
左肾静脉
左肾

图23-2 左肾上腺肿瘤与周围
脏器的关系（从前方摄片）

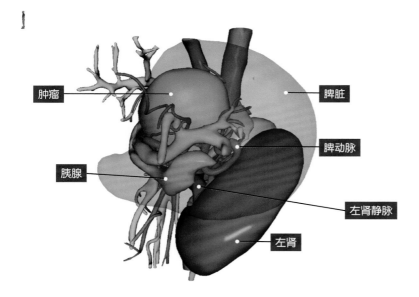

肿瘤
脾脏
脾动脉
胰腺
左肾静脉
左肾

图23-3 左肾上腺肿瘤与周围
脏器的关系（从左侧摄片），可
见胰腺被肿瘤向前方推挤

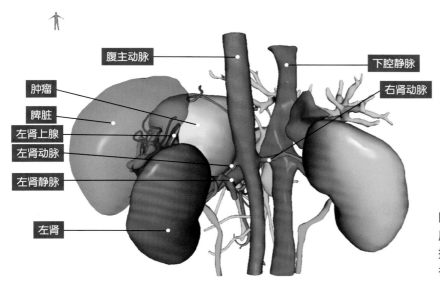

腹主动脉

下腔静脉

右肾动脉

肿瘤

脾脏

左肾上腺

左肾动脉

左肾静脉

左肾

图23-4　左肾上腺肿瘤与周围脏器的关系（从后方摄片），可见左肾动、静脉被肿瘤压迫向下移位

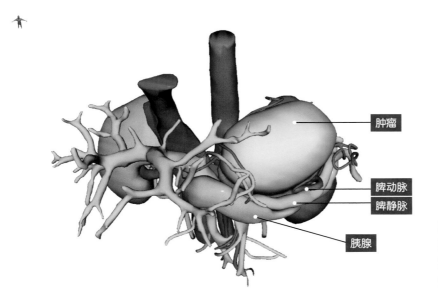

肿瘤

脾动脉

脾静脉

胰腺

图23-5　左肾上腺肿瘤与周围脏器的关系（从前上方摄片），可见肿瘤与胰腺关系密切

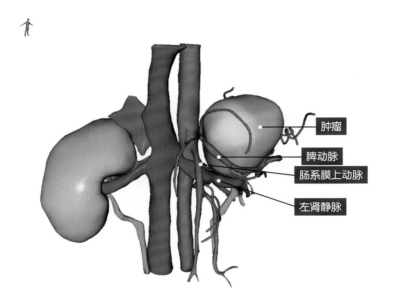

图23-6 左肾上腺肿瘤与左肾静脉的关系（从右前方摄片），可见肿瘤与左肾静脉关系非常密切，肿瘤与腹腔干近端关系紧密

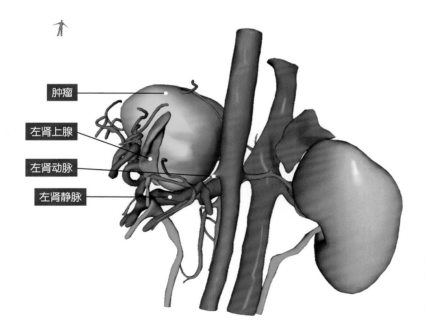

图23-7 左肾上腺肿瘤与左肾动、静脉的关系（从后方摄片），可见肿瘤与左肾动、静脉关系非常密切

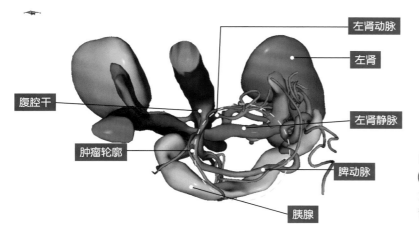

左肾动脉

左肾

腹腔干

左肾静脉

肿瘤轮廓

脾动脉

胰腺

图23-8　术前手术范围规划（从上方摄片），可见肿瘤前方为胰腺和脾动脉、下方为左肾静脉、后方为左肾动脉

病例二十四

男性，43岁。主因"头晕、血压升高9个月，发现左肾上腺肿瘤8个月"入院。

病史

患者1年前无明显诱因出现发作性头晕，伴血压升高，血压最高240/130mmHg，休息数分钟后头晕可缓解，复测血压恢复正常，患者未予重视。8个月前患者因下腹部不适，于外院查腹部CT提示左肾上腺区可见类圆形肿块影，大小约11cm×8cm，增强扫描实性部分明显不均匀强化，考虑嗜铬细胞瘤。患者遂进一步就诊于我院，内分泌化验提示血NMN 12.12nmol/L，血MN 12.93nmol/L，24小时尿NE 83.38μg/24h，24小时尿E 48.67μg/24h，余内分泌化验未见明显异常。肾上腺髓质显像提示左上腹部见较大的类圆形放射性浓聚区，其内部见放射性减低区，考虑嗜铬细胞瘤伴内部坏死可能。生长抑素受体显像提示左上腹生长抑素受体高表达灶，考虑神经内分泌肿瘤伴部分机化坏死可能。给予患者酚苄明术前准备，剂量：10mg q8h。1个月前，患者复查腹盆CT提示左肾上腺区见软组织密度团块影，大小约12.6cm×8.9cm，内见多发低密度影及点状高密度影，边界清楚，考虑左肾上腺嗜铬细胞瘤伴坏死可能。

患者已行药物准备7个月，目前口服酚苄明10mg q8h，血压控制可，立位血压130/90mmHg左右，卧位血压120/80mmHg左右，心率75～100次/分，有鼻塞，甲床红润，肢端温暖，体重较服药前增加4kg。既往、个人、家族史无特殊。

影像学检查

1. 腹部CT：左肾上腺区见软组织密度团块影，大小约12.6cm×8.9cm，内见多发低密度影及点状高密度影，边界清楚。考虑左肾上腺嗜铬细胞瘤伴坏死（图24-1～图24-3）。

2. 肾上腺髓质显像：左上腹部见较大的类圆形放射性浓聚区，其内部见放射性减低区。左上腹部异常所见考虑嗜铬细胞瘤伴内部坏死。

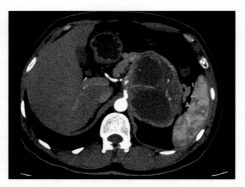

图24-1 腹腔干水平的左肾上腺嗜铬细胞瘤截面（轴位），动脉期

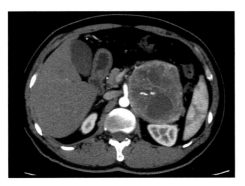 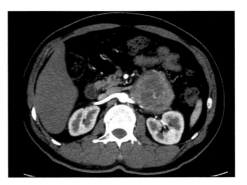

图 24-2　肠系膜上动脉水平的左肾上腺嗜铬细胞瘤截面（轴位），动脉期　　　图 24-3　左肾动脉水平的左肾上腺嗜铬细胞瘤截面（轴位），动脉期

术前诊断

左肾上腺嗜铬细胞瘤

手术

1. 手术名称：左肾上腺嗜铬细胞瘤切除术。

2. 3D 影像与术中情况

（1）3D 影像及术中可见肿瘤周围多发迂曲动脉、静脉（图 24-6）：患者取仰卧位，剑突下垫高，取左侧肋缘下 "L" 形切口，进入腹腔后沿无血管区打开结肠系膜，显露左侧腹膜后腔，可见肿瘤位于胰腺后下方，位置较固定，包膜完整，张力高，周围密布迂曲血管，逐束分离、结扎、缝扎瘤体供应血管。

（2）3D 影像及术中可见肿瘤向下压迫左肾动、静脉，左肾动脉受压明显延长，左肾静脉受压变扁（图 24-7、图 24-9、图 24-10）：术中可见肿瘤向下压迫肾蒂血管及肾脏，以锐性与钝性分离相结合的方式沿肿瘤表面将肿瘤与肾蒂血管仔细分离。

（3）3D 影像及术中可见肿瘤位于胰腺后下方，与胰腺关系非常紧密（图 24-4、图 24-5、图 24-8）：术中可见肿瘤将胰腺向前上方顶起，在肿瘤与胰腺间仔细分离，但肿瘤与胰腺及脾血管粘连致密而难以分离，遂请基本外科教授上台协助，以锐性与钝性分离相结合的方式沿肿瘤表面将肿瘤与胰腺分离。

（4）3D 影像及术中可见肿瘤紧邻腹主动脉，肿瘤内侧与腹腔干起始段紧邻，可见腹主动脉及腹腔干发出多支动脉直接供应肿瘤（图 24-10、图 24-11）：术中见肿瘤与腹主动脉毗邻部位粘连非常致密，可见多束血管穿入肿瘤，予以逐束分离、结扎后完整切除肿瘤。

病理诊断

（左嗜铬细胞瘤）嗜铬细胞瘤，可见包膜侵犯及血窦瘤栓，肿瘤一侧见肾上腺组织。免疫组化结果：Melan-A（－），AE1/AE3（－），CgA（＋），Ki-67（index 2%），S-100（弱＋），α-inhibin（－），Syn（＋），SDHB（＋）。

3D 可视化重建

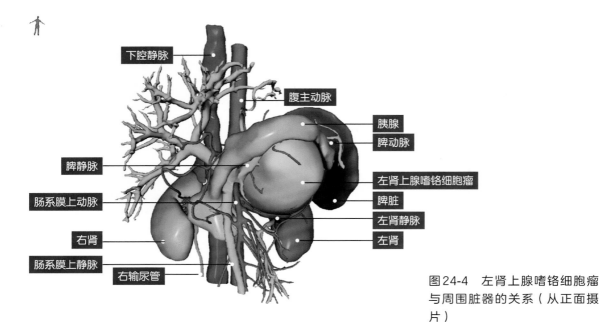

图24-4 左肾上腺嗜铬细胞瘤与周围脏器的关系（从正面摄片）

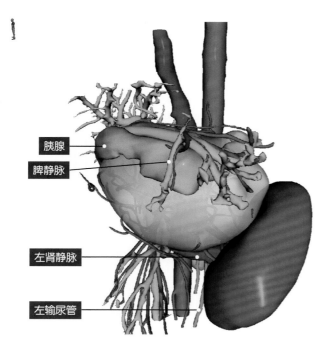

图24-5 左肾上腺嗜铬细胞瘤与周围脏器的关系（从左侧摄片）

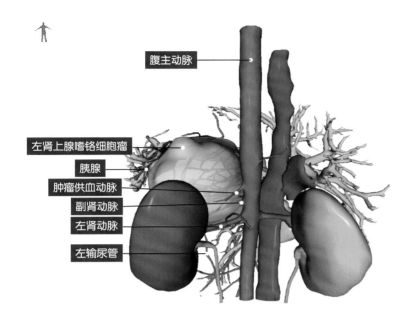

图24-6　左肾上腺嗜铬细胞瘤与周围脏器的关系（从后方摄片）

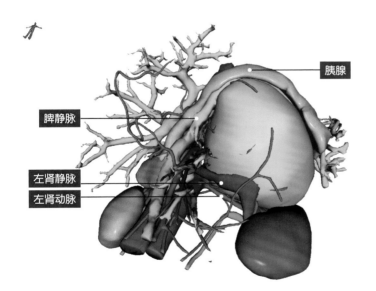

图24-7　左肾上腺嗜铬细胞瘤与周围脏器、血管的关系（从前下方摄片），可见左肾上腺嗜铬细胞瘤将胰腺、脾静脉向前方顶起，胰腺受压拉长；左肾动、静脉位于肿瘤下方

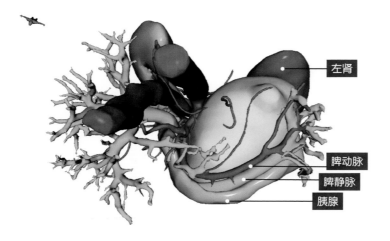

图24-8　左肾上腺嗜铬细胞瘤与胰腺、脾动静脉的关系（从正上方摄片），可见脾动、静脉被肿瘤顶向前上方

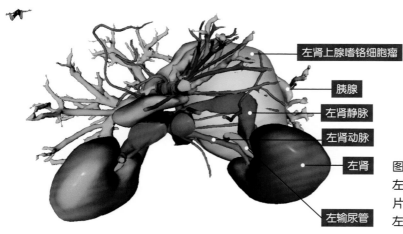

图24-9　左肾上腺嗜铬细胞瘤与左肾动、静脉的关系（从正下方摄片），左肾动、静脉位于肿瘤下方，左肾静脉迂曲

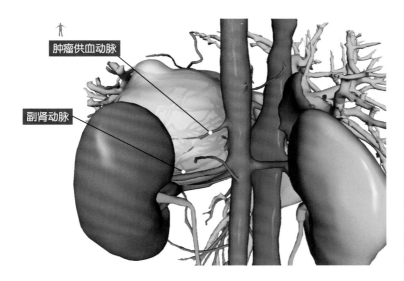

肿瘤供血动脉

副肾动脉

图24-10　左肾上腺嗜铬细胞瘤供血动脉（从后方摄片），可见肿瘤供血动脉发自腹主动脉，副肾动脉自肿瘤边缘穿过

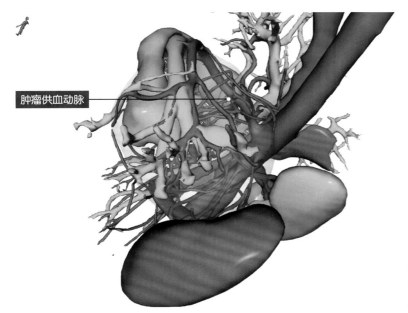

肿瘤供血动脉

图24-11　左肾上腺嗜铬细胞瘤供血动脉（从左后上方摄片），可见粗大的肿瘤供血动脉发自腹腔干

病例二十五

女性，33岁。因"发现左肾上腺区肿瘤2月余"入院。

病史

患者3个月前拟行妇科手术前行腹盆增强CT提示左肾上腺区病变，考虑嗜铬细胞瘤可能性大。无明显伴随症状。患者为明确诊断就诊于我院，内分泌化验均未见明显异常。肾上腺髓质显像未见明确嗜铬细胞瘤征象；生长抑素受体显像提示相当于左肾上腺区高表达生长抑素受体病灶，考虑嗜铬细胞瘤可能性大，伴有中心坏死。PET/CT提示左肾上腺区见一类椭圆形等低混杂密度肿块，大小约6.5cm×8.8cm×10.5cm，边缘呈放射性摄取不均匀增高，SUV_{max}26.8，中心见放射性缺失区；考虑左肾上腺区代谢不均匀增高肿块，考虑嗜铬细胞瘤可能性大。

患者1个月前开始行药物准备，目前口服酚苄明20mg q8h，血压、心率平稳，无明显直立性低血压，有轻度鼻塞，甲床红润，肢端温暖，体重较服药前增加1kg。既往、个人、家族史无特殊。

影像学检查

1. 增强CT：左肾上腺区可见一巨大肿物影，边界清晰，大小约9.7cm×5.9cm，平扫中心呈稍低密度，边缘呈等密度，增强扫描动脉期边缘明显强化，静脉期及延迟期持续强化，中心可见片状无强化区，左肾上腺正常结构未见显示，脾静脉、胰腺受压向前移位，左肾受压向后移位（图25-1）。

2. 生长抑素受体显像：左肾上腺区高表达生长抑素受体病灶，考虑嗜铬细胞瘤可能性大，伴中心坏死。

3. PET/CT：左肾上腺区见一类椭圆形等低混杂密度肿块，大小约6.5cm×8.8cm×10.5cm，边缘呈放射性摄取不均匀增高，SUV_{max}26.8，中心见放射性缺失区，邻近胃壁、胰腺及左肾呈受压改变。

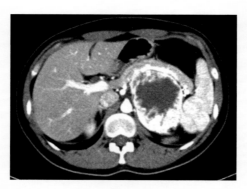

图25-1　左肾上腺肿瘤最大截面（轴位），动脉期

术前诊断

左肾上腺嗜铬细胞瘤

手术

1. 手术名称：后腹腔镜左肾上腺嗜铬细胞瘤切除术。

2. 3D影像与术中情况

（1）3D影像及术中可见肿瘤与左肾紧邻（图25-4、图25-6）：术中见肿瘤与左肾粘连紧密，紧贴肾包膜以锐性和钝性分离相结合的方式将肿瘤与肾脏分离。

（2）3D影像及术中可见肿瘤向前方推挤胰腺，胰腺受压明显变薄（图25-2、图25-6）：术中可见肿瘤与胰腺关系紧密，但二者之间仍可见潜在无血管区，仔细沿肿瘤包膜分离胰腺。

（3）3D影像及术中可见肿瘤内侧紧邻与腹腔干及肠系膜上动脉紧邻（图25-2、图25-5、图25-6）：游离肿瘤内侧时以锐性与钝性分离相结合的方式仔细沿肿瘤包膜进行，避免损伤动脉。

（4）3D影像可见肿瘤主要由位于肿瘤下方、肠系膜下动脉的分支和左肾动脉分支供血（图25-3、图25-5、图25-6）：术中可见肿瘤周围多发迂曲动脉、静脉，仔细沿肿瘤包膜进行分离，逐根夹闭并离断。

（5）3D影像可见左肾动、静脉紧邻肿瘤下方（图25-3）：术中可见肿瘤与左肾动、静脉粘连较为致密，充分游离左肾，显露左肾门，将肿瘤向头侧、腹侧牵拉，小心游离肿瘤底部，以锐性与钝性分离相结合的方式游离左肾动、静脉。

病理诊断

（左侧肾上腺肿瘤）肾上腺嗜铬细胞瘤。免疫组化结果：Melan-A（－）,S-100（支持细胞＋），Calretinin（－）, CgA（＋）, Ki-67（index 10%）, Syn（＋）, Vimentin（＋）, α-inhibin（±），AE1/AE3（－）。

3D可视化重建

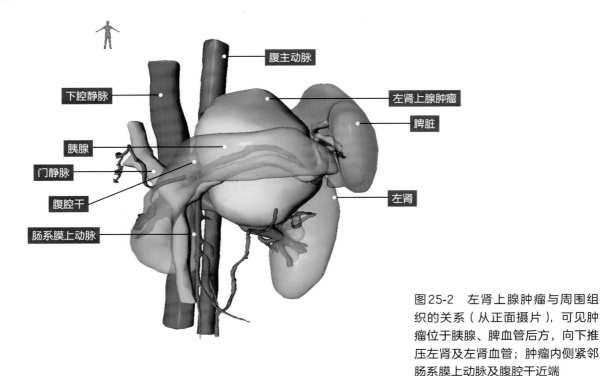

图25-2　左肾上腺肿瘤与周围组织的关系（从正面摄片），可见肿瘤位于胰腺、脾血管后方，向下推压左肾及左肾血管；肿瘤内侧紧邻肠系膜上动脉及腹腔干近端

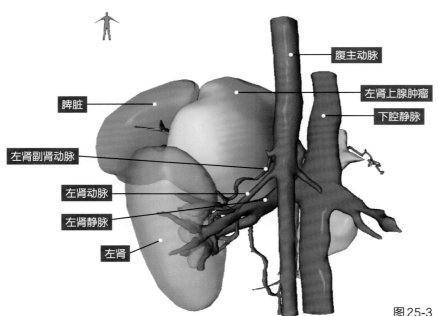

图25-3　左肾上腺肿瘤位置（从背面摄片），肿瘤紧邻脾脏、左肾，向下推压左肾动、静脉。左肾副肾动脉位于肿瘤背侧偏下

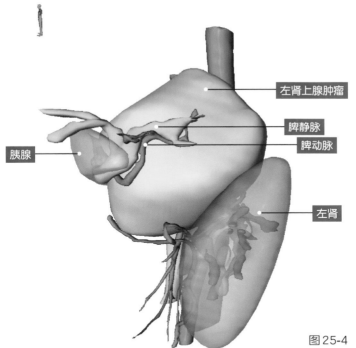

图25-4 左肾上腺肿瘤（从左侧摄片），可见肿瘤位于左肾上腺区，向下后方挤压肾脏

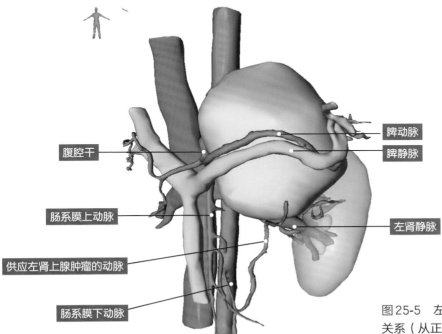

图25-5 左肾上腺肿瘤与周围血管的关系（从正面摄片），可见供应左肾上腺肿瘤的动脉发自肠系膜下动脉

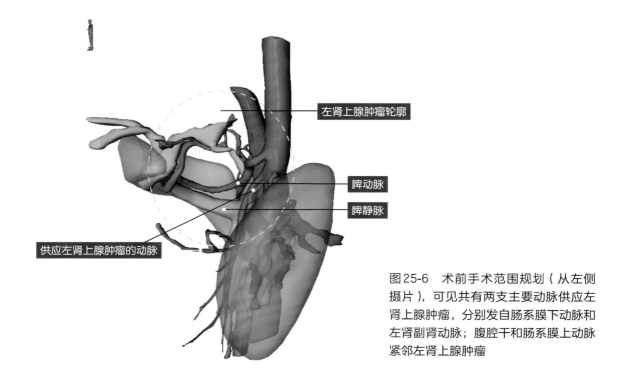

左肾上腺肿瘤轮廓

脾动脉

脾静脉

供应左肾上腺肿瘤的动脉

图25-6　术前手术范围规划（从左侧摄片），可见共有两支主要动脉供应左肾上腺肿瘤，分别发自肠系膜下动脉和左肾副肾动脉；腹腔干和肠系膜上动脉紧邻左肾上腺肿瘤

病例二十六

女性，51岁。主因"阵发性头痛、心悸15年，发现左肾上腺肿物10年"入院。

病史

患者于15年前开始无明显诱因出现阵发性头痛、心悸，伴有大汗、四肢湿冷，多于劳累、情绪激动时症状明显，发作时测血压发现血压升高，最高可达200/130mmHg，患者未重视。10年前患者上述阵发性症状加重，发作频率增加，多于情绪激动时发作，并伴有恶心、呕吐，曾出现一过性意识丧失，外院超声检查提示脾脏旁可见10.0cm×9.7cm囊实性混合回声团。患者遂于外院行剖腹探查术，术中触碰瘤体时患者血压及心率波动剧烈，遂中止手术，此后患者未再进一步诊治，口服氨氯地平对症处理，血压控制在140/90mmHg左右，仍有阵发性头痛、心悸、大汗伴血压升高症状。3个月前患者血压控制差，遂于我院就诊。门诊完善内分泌化验提示血NMN 5.33nmol/L，血MN 19.84nmol/L，24小时尿NE 55.89μg/24h，24小时尿E 76.49μg/24h。完善腹部增强CT检查提示左肾上腺区可见巨大不均匀软组织肿块影，约11.2cm×12.8cm×11.3cm，增强扫描病变呈不均匀强化。生长抑素受体显像提示病灶生长抑素受体高表达；肾上腺髓质显像提示病灶可见异常放射性摄取不均匀增高，考虑嗜铬细胞瘤。

患者于2个月前开始口服酚苄明药物准备，目前用量为10mg q12h。用药以来监测卧位血压（130～150）/（90～100）mmHg，卧位心率90～100次/分，发作性头痛、心悸、大汗症状明显好转，有鼻塞症状，甲床红润，肢端温暖，体重较服药前增加约2kg。既往、个人、家族史无特殊。

影像学检查

1. 腹部增强CT＋三维重建：左侧脾肾间隙-肾上腺区巨大不均匀软组织肿块影，平扫内部多发絮片状高密度影，边界尚清，左肾上腺未见显示，病变范围约11.2cm×12.8cm×11.3cm，占位效应明显，周围脏器（胰尾、脾脏、左肾）推压移位。增强扫描病变呈不均匀强化，内部多发斑片状始终弱强化区，腹腔干发出小分支进入病变，脾静脉向前上推压移位，余门静脉系统未见明显异常。左侧腹膜后巨大占位考虑为肾上腺来源，不除外嗜铬细胞瘤、病变内伴出血及囊变可能（图26-1、图26-2）。

2. 生长抑素受体显像：左上腹部生长抑素受体高表达病灶。

3. 肾上腺髓质显像：左侧中上腹部见异常放射性摄取不均匀增高巨大团块影，其内见异常放射性减低区，考虑为嗜铬细胞瘤可能性大，伴部分退行性改变可能。

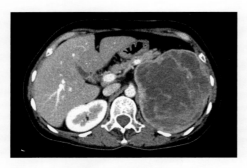
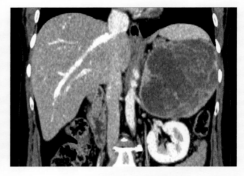

图26-1 左肾上腺嗜铬细胞瘤最大截面（轴位），动脉期

图26-2 左肾上腺嗜铬细胞瘤最大截面（冠状位），动脉期

术前诊断

左肾上腺嗜铬细胞瘤

手术

1. 手术名称：剖腹探查＋左肾上腺嗜铬细胞瘤切除术。

2. 3D影像与术中情况

（1）3D影像可见左肾上腺区巨大肿瘤（图26-3、图26-4、图26-7）：患者平卧位，逐层切开进腹，见左上腹肠管与腹壁严重粘连，小心松解粘连并推开肠管，显露肿瘤区域。术中探查可见左肾上腺区巨大肿瘤，最大径约12cm，肿瘤上方与胰腺和脾脏粘连严重，瘤体内侧与肠道粘连严重，下方压迫左肾，由于患者既往有手术史，瘤体和周围组织脏器粘连程度严重，沿肿瘤包膜仔细游离，将肿瘤与上述脏器之间完整分离，避免损伤。

（2）3D影像可见肿瘤压迫左肾动脉、左肾静脉、脾静脉，并与肠系膜上动脉、腹主动脉关系密切（图26-7）：术中见肿瘤与脾血管、左肾动脉、左肾静脉等重要血管关系密切且粘连严重，以锐性与钝性分离相结合的方式沿肿瘤表面小心游离，将肿瘤与左侧肾蒂血管分离，同法将瘤体与脾静脉表面游离，避免损伤。

（3）3D影像可见瘤体周围小血管丰富（图26-5、图26-6）：术中可见肿瘤周围包绕迂曲增粗的血管，部分小动脉发自腹腔干和腹主动脉，沿瘤体表面分离并结扎离断表面供应血管，仔细游离推开瘤体，并完整切除。

病理诊断

病变符合嗜铬细胞瘤，伴出血/坏死。

3D可视化重建

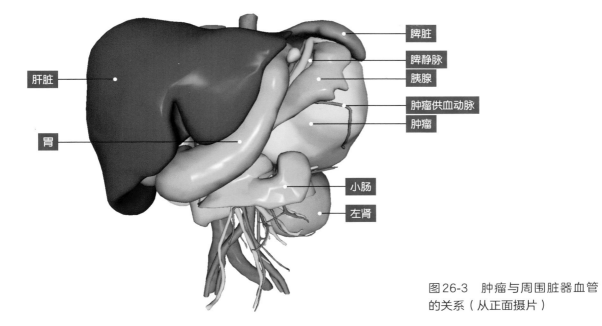

脾脏
脾静脉
胰腺
肿瘤供血动脉
肿瘤
肝脏
胃
小肠
左肾

图26-3 肿瘤与周围脏器血管
的关系（从正面摄片）

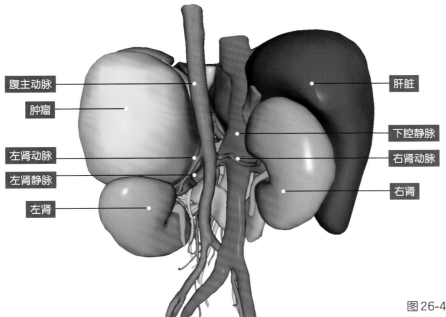

腹主动脉
肿瘤
左肾动脉
左肾静脉
左肾
肝脏
下腔静脉
右肾动脉
右肾

图26-4 肿瘤与周围脏器血管
的关系（从背面摄片），可见肿
瘤向下压迫左肾动、静脉

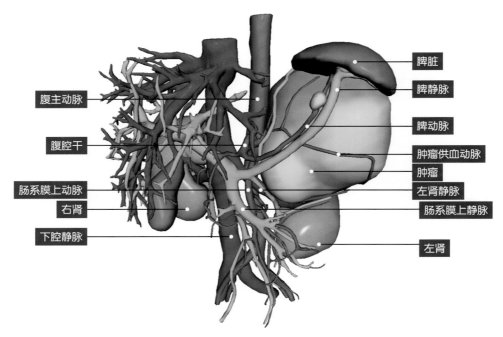

图26-5　肿瘤与周围血管的关系（从正面摄片），可见肿瘤表面多发血管，与左肾动、静脉，脾动、静脉等关系密切

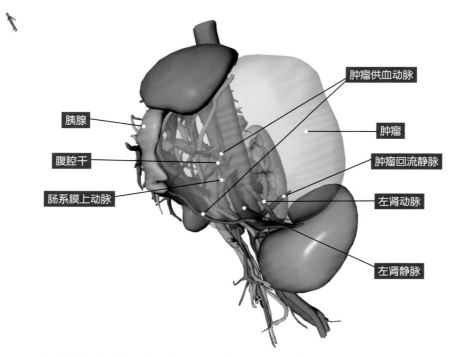

图26-6　肿瘤与周围血管的关系（从左上方摄片），可见肿瘤向下压迫左肾动、静脉，左肾动、静脉明显延长，肿瘤供血动脉发自腹腔干起始部，肿瘤血液回流至左肾静脉

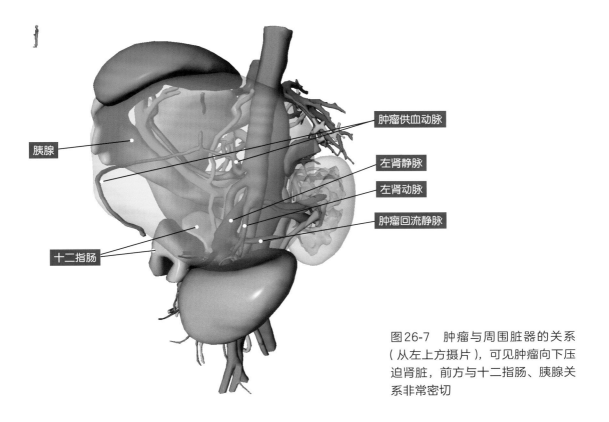

胰腺

十二指肠

肿瘤供血动脉

左肾静脉

左肾动脉

肿瘤回流静脉

图26-7　肿瘤与周围脏器的关系（从左上方摄片），可见肿瘤向下压迫肾脏，前方与十二指肠、胰腺关系非常密切

病例二十七

男性，45岁。因"血压升高7个月，发现左侧腹膜后肿物5个月"入院。

病史

患者7个月前体检查血压140/100mmHg，偶头晕、出汗多，近半年有心悸，否认发作性头痛，未服用抗高血压药。患者5个月前因腹痛、右输尿管结石就诊于外院，行碎石治疗。住院后查泌尿系统彩色多普勒超声提示左肾下部内侧5.4cm×5.0cm低回声包块；进一步行肾脏增强CT提示腹膜后见一类圆形肿块，大小约5.0cm×4.7cm，增强检查呈快进慢出强化方式，考虑副神经节瘤不除外。后患者就诊于我院，内分泌化验提示血NMN 2.97nmol/L，血MN 9.52nmol/L，24小时尿NE 98.87μg/24h，24小时尿E 197.73μg/24h，余内分泌化验未见异常。查MIBG显像示左上腹团块状放射性浓聚影，考虑为副神经节瘤可能性大。

患者3个月前开始行药物准备，目前口服酚苄明10mg tid，血压、心率平稳，无明显直立性低血压，有轻度鼻塞，甲床红润，肢端温暖，体重较服药前增加2kg。既往史：诊断2型糖尿病2年，目前血糖控制良好。余既往、个人、家族史无特殊。

影像学检查

1. 腹盆增强CT：腹主动脉左侧、左肾静脉后方占位性病变，可见团块状软组织密度影，边界尚清，密度欠均，平扫CT值约49HU，较大截面约6.0cm×5.1cm，增强扫描后呈不均匀明显强化，动脉期、门静脉期更为显著，延迟期稍减低；左肾动、静脉受压，管腔轻度狭窄；病变周围多发迂曲血管影。考虑神经源性肿瘤，副神经节瘤不除外（图27-1）。

2. MIBG显像：左上腹部可见团块状放射性浓聚影，右肾上腺区域及全身其像部位均未见异常放射性浓聚或减低区。

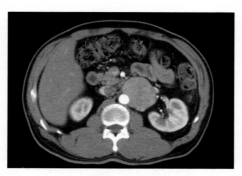

图27-1 左侧腹膜后副神经节瘤最大截面（轴位），动脉期

术前诊断

左侧腹膜后副神经节瘤

手术

1. 手术名称：后腹腔镜转开放左侧腹膜后副神经节瘤切除术。

2. 3D影像与术中情况

（1）3D影像可见肿瘤位于左肾门部，与大血管关系密切（图27-2～图27-5、图27-8、图27-9）：肿瘤位于左肾动、静脉之间，前方与门静脉紧邻。肿瘤向前方压迫左肾静脉，致其明显狭窄，左肾动脉被肿瘤部分包绕。术中见肿瘤与左肾动静脉、腹主动脉粘连严重，无法彻底分离，遂决定转开放手术。

（2）3D影像可见肿瘤与胰腺、十二指肠关系密切（图27-6）：术中见肿瘤前方与十二指肠后壁粘连，上方与胰腺紧邻，肿瘤向外侧推挤左肾及输尿管，沿肿瘤钝性与锐性分离相结合的方式进行游离。

（3）3D影像可肿瘤供血动脉发自腹主动脉，静脉回流至下腔静脉（图27-4、图27-7、图27-9）：术中见肿瘤周围迂曲血管，以Hem-o-lok夹闭后离断。

病理诊断

（副神经节瘤）符合副神经节瘤，淋巴结显慢性炎（0/2）。免疫组化结果：Melan-A（－），AE1/AE3（－），CgA（＋），Ki-67（index 2%），S-100（＋），α-inhibin（－），Syn（＋），SDHB（＋），Nestin（＋），NF（－）。

3D可视化重建

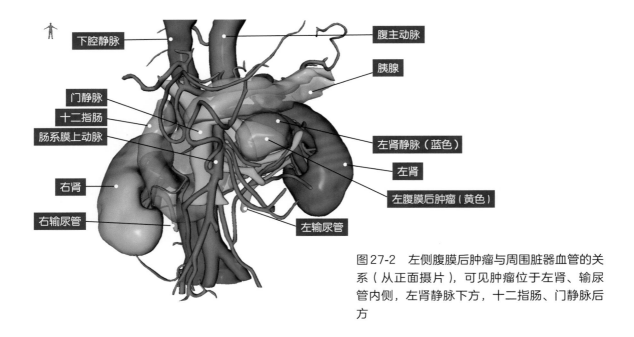

下腔静脉
腹主动脉
门静脉
胰腺
十二指肠
肠系膜上动脉
左肾静脉（蓝色）
右肾
左肾
右输尿管
左腹膜后肿瘤（黄色）
左输尿管

图27-2　左侧腹膜后肿瘤与周围脏器血管的关系（从正面摄片），可见肿瘤位于左肾、输尿管内侧，左肾静脉下方，十二指肠、门静脉后方

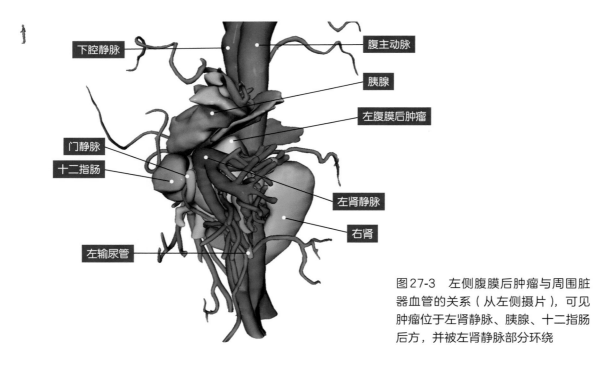

下腔静脉
腹主动脉
胰腺
左腹膜后肿瘤
门静脉
十二指肠
左肾静脉
右肾
左输尿管

图27-3　左侧腹膜后肿瘤与周围脏器血管的关系（从左侧摄片），可见肿瘤位于左肾静脉、胰腺、十二指肠后方，并被左肾静脉部分环绕

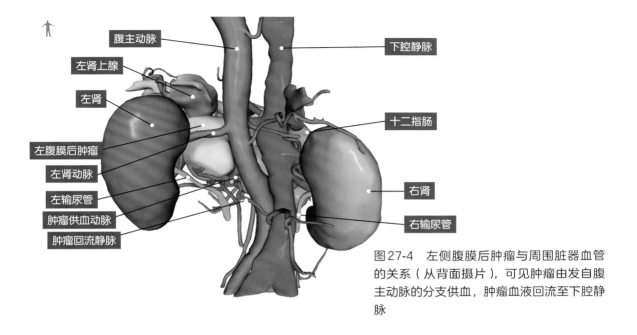

图27-4　左侧腹膜后肿瘤与周围脏器血管的关系（从背面摄片），可见肿瘤由发自腹主动脉的分支供血，肿瘤血液回流至下腔静脉

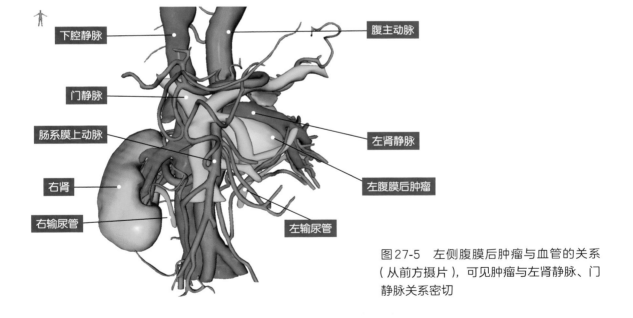

图27-5　左侧腹膜后肿瘤与血管的关系（从前方摄片），可见肿瘤与左肾静脉、门静脉关系密切

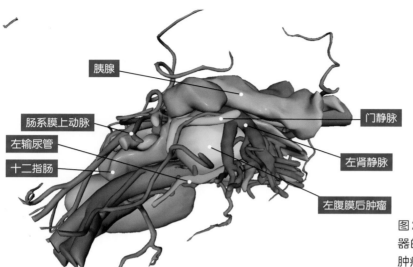

胰腺

肠系膜上动脉

左输尿管

十二指肠

门静脉

左肾静脉

左腹膜后肿瘤

图27-6　左侧腹膜后肿瘤与脏器的关系（从左侧摄片），可见肿瘤前方与十二指肠、胰腺关系密切

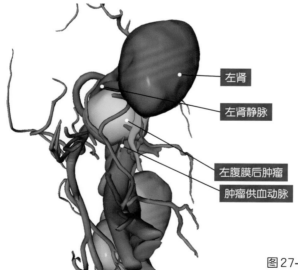

左肾

左肾静脉

左腹膜后肿瘤

肿瘤供血动脉

图27-7　左侧腹膜后肿瘤供血动脉（从左下方摄片），可见肿瘤供血动脉发自腹主动脉

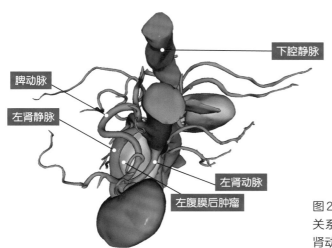

图27-8　左侧腹膜后肿瘤与左肾动、静脉的关系（从上方摄片），可见肿瘤上部夹于左肾动、静脉之间

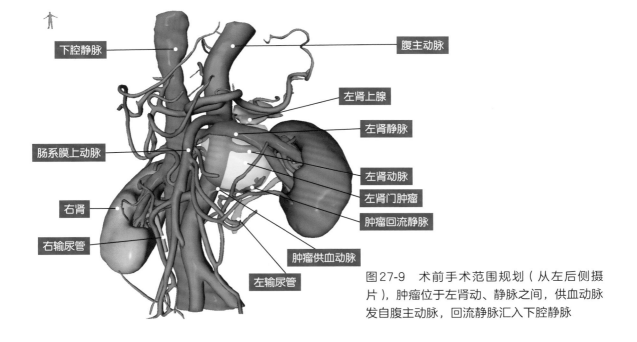

图27-9　术前手术范围规划（从左后侧摄片），肿瘤位于左肾动、静脉之间，供血动脉发自腹主动脉，回流静脉汇入下腔静脉

病例二十八

女性，48岁。主因"体检发现左侧腹膜后肿瘤3月余"入院。

病史

患者3个月前体检发现腹膜后肿物（具体不详），无明显伴随症状。进一步完善CTU提示左腹膜后软组织密度占位，大小约6.3cm×5.1cm×8.9cm，考虑左腹膜后副神经节瘤。我院内分泌化验未见明显异常。肾上腺髓质显像提示左上腹异常所见，考虑副神经节瘤可能性大。

患者已行酚苄明药物准备近3个月，目前口服酚苄明10mg q8h，血压、心率平稳，无明显直立性低血压，有轻度鼻塞，甲床红润，肢端温暖，体重较服药前增加1kg。既往、个人、家族史无特殊。

影像学检查

CTU：左侧腹膜后软组织密度占位，内可见多发小片状低密度影，动脉期明显强化，静脉期强化低于肾实质，内部低密度影未见明显强化，占位大小约6.3cm×5.1cm×8.9cm。考虑占位由脾动脉分支供血，由左侧生殖静脉引流，左侧生殖静脉增粗。左肾动脉受包绕，未见明显狭窄。左肾静脉受压向前移位（图28-1、图28-2）。

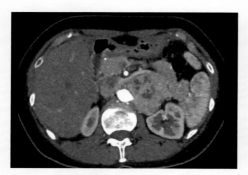

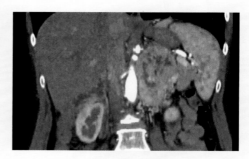

图28-1　左侧腹膜后副神经节瘤最大截面（轴位），动脉期

图28-2　左侧腹膜后副神经节瘤最大截面（冠状位），动脉期

术前诊断

左侧腹膜后副神经节瘤

手术

1. 手术名称：后腹腔镜辅助左肾门副神经节瘤切除＋左肾切除＋左肾上腺切除术（图

28-3、图 28-4)。

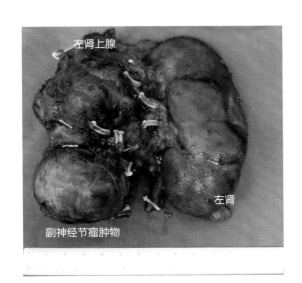

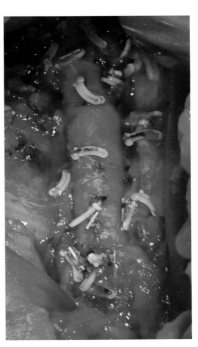

图 28-3　切除的肿瘤、左肾及左肾上腺　　　图 28-4　术区腹主动脉被骨骼化

2. 3D影像与术中情况

（1）3D影像见肿瘤形态不规则（图28-6）：术中见左侧肾周粘连广泛、严重，予以仔细松解粘连，将左肾与腰大肌、腹膜及左肾上腺予以分离。

（2）3D影像可见肿瘤已大部分包绕左肾静脉（图28-5、图28-8）：术中可见左肾静脉从肿瘤中部、表面越过，与肿瘤完全粘连，并将肿瘤勒压呈哑铃型；且左肾动脉由肿瘤中部贯通，难以分离，遂决定转为开放手术；取左侧肋缘下斜切口，切口长约15cm，逐层切开各层组织并进入左侧腹膜后间隙，置入腹腔拉钩进一步显露。因肿瘤与左肾粘连严重、无法分离，且左肾动脉被肿瘤完全包绕，遂决定将左肾与肿瘤一并切除。因肿瘤内侧与腹主动脉粘连严重，无法显露，遂决定首先处理左肾静脉。于肿瘤腹侧显露左肾静脉，在左侧生殖静脉汇入左肾静脉的近心端结扎左肾静脉并离断，从而保留左肾的静脉回流。

（3）3D影像可见肿瘤已完全包绕左肾动脉（图28-7、图28-9）：将左肾向腹侧牵拉，沿腰大肌走行继续游离左肾门，予以仔细游离左肾门处结缔组织、断扎肿瘤与腹主动脉间的小血管，逐渐显露左肾动脉。发现左肾动脉根部几乎被肿瘤包绕，结扎困难，遂将腹主动脉壁适当牵拉，一并予以结扎，离断左肾动脉。腹主动脉壁以5-0血管线仔细缝合。

（4）3D影像及术中可见腹膜后肿瘤内侧与肠系膜上动脉起始部关系紧密（图28-8、图28-10）：术中见肿瘤周围血管丰富、迂曲、怒张，将肿瘤表面血管逐根离断，紧邻肿瘤包膜进行游离，将肿瘤与肠系膜上动脉分离。

（5）3D影像未见明确左肾上腺：术中仍可见左肾上腺，显露左肾上腺中央静脉，充分游离后予以结扎并离断，因肿瘤头侧与左肾上腺界限欠清晰，无法分离，遂将肿瘤与左肾上腺一同切除。

病理诊断

副神经节瘤累及肾上腺，肾组织显慢性炎，可见淋巴细胞聚集。免疫组化结果：Melan-A（−），AE1/AE3（−），CgA（＋），Ki-67（index 3%），S-100（弱＋），α-inhibin（−），Syn（＋），SDHB（＋），MGMT（−）。

3D可视化重建

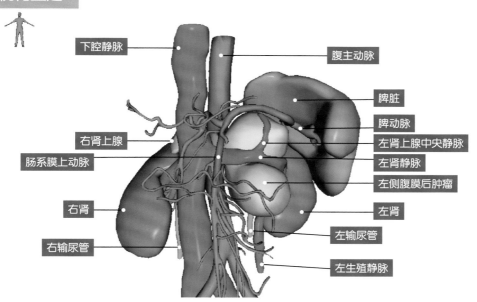

图28-5　左侧腹膜后副神经节瘤与周围脏器、血管的关系（从正面摄片）。可见肿瘤内侧紧邻肠系膜上动脉，肿瘤几乎包绕左肾静脉，肿瘤经肾上腺中央静脉回流至左肾静脉

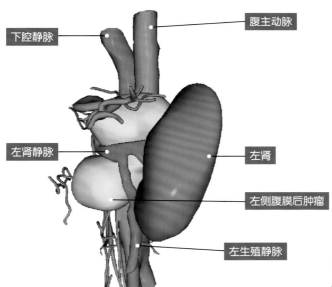

图28-6　左侧腹膜后副神经节瘤与周围脏器、血管的关系（从左侧摄片）

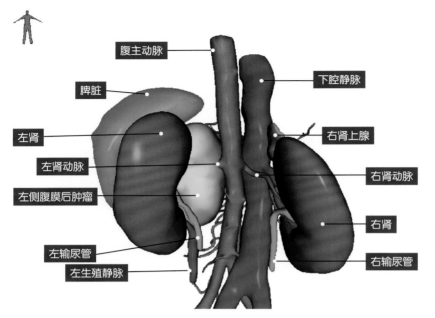

腹主动脉
下腔静脉
脾脏
左肾
右肾上腺
左肾动脉
右肾动脉
左侧腹膜后肿瘤
右肾
左输尿管
右输尿管
左生殖静脉

图 28-7　左侧腹膜后副神经节瘤与周围脏器的关系（从背面摄片）。可见肿瘤完全包绕左肾动脉，左输尿管位于肿瘤后方

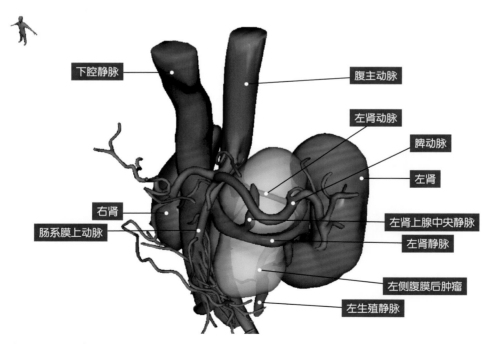

下腔静脉
腹主动脉
左肾动脉
脾动脉
左肾
右肾
左肾上腺中央静脉
肠系膜上动脉
左肾静脉
左侧腹膜后肿瘤
左生殖静脉

图 28-8　左侧腹膜后副神经节瘤与周围血管的关系（从左前侧摄片）。可见肿瘤位于左肾门，完全包绕左肾动脉，向前几乎包绕左肾静脉

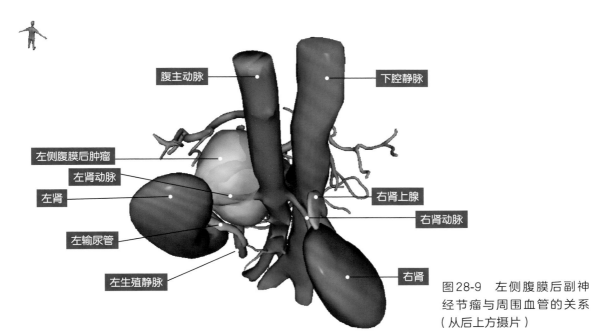

图28-9　左侧腹膜后副神经节瘤与周围血管的关系（从后上方摄片）

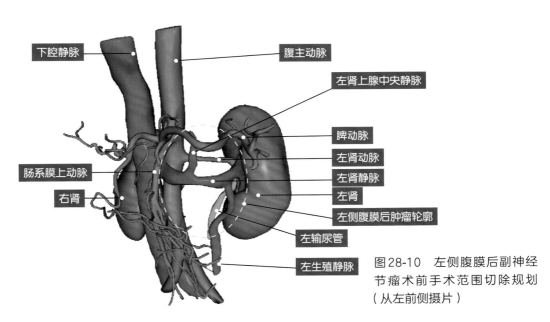

图28-10　左侧腹膜后副神经节瘤术前手术范围切除规划（从左前侧摄片）

病例二十九

女性，65岁。主因"左侧腹痛伴头痛、大汗半年余，发现左肾上腺肿瘤2月余"入院。已口服酚苄明药物准备1个月。

病史

患者半年前无诱因出现间断性腹痛及腰部钝痛，每次持续半小时余，且每次发作多伴有头痛、多汗，当时测血压140/80mmHg，数分钟后可自行缓解，2个月前上述症状加重，表现为腹痛程度较前加重，频率可增加至每天2次，不伴有明显恶心、呕吐、黑矇等伴随症状；遂于当地医院就诊，腹部超声检查提示左肾上腺区内混合回声团块，大小约11cm×8.5cm，边界不清晰，考虑为肾上腺来源可能。当地医院考虑诊断"左肾上腺巨大嗜铬细胞瘤"。1个月前，患者就诊于我院，增强CT提示左肾上腺旁高强化占位，病变与左肾上腺外侧支分界不清，嗜铬细胞瘤不除外。MIGB及生长抑素受体显像提示左肾上腺类圆形异常放射性浓聚。血NMN 2.3nmol/L，24小时尿NE 42.13μg/24h，考虑嗜铬细胞瘤可能性大。

患者1个月前开始行药物准备，口服酚苄明5mg q12h，逐渐加量至10mg tid，目前血压可维持在140/70mmHg左右，心率80次/分，有轻度鼻塞，甲床红润，肢端温暖，体重较服药前增加1.5kg。既往、个人、家族史无特殊。

影像学检查

1. 腹盆增强CT：左肾上腺呈高强化占位，病变与左肾上腺外侧支分界不清，病变大小约9.4cm×9.0cm，左肾、胰尾稍受推移。左肾静脉受推压，考虑左肾静脉属支参与病变引流；左侧生殖静脉稍粗。考虑左肾上腺动脉分支参与病变供血。考虑嗜铬细胞瘤不除外（图29-1）。

2. MIBG及生长抑素受体显像：左肾上腺类圆形异常放射性浓聚。

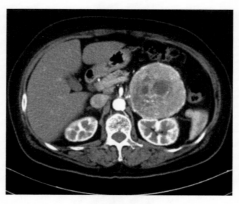

图29-1　左肾上腺肿瘤最大截面（轴位），动脉期

术前诊断

左肾上腺嗜铬细胞瘤

手术

1. 手术名称：左肾上腺嗜铬细胞瘤切除术。

2. 3D影像与术中情况

（1）3D影像及术中可见肿瘤将左肾及左肾静脉推向后方（图29-3、图29-5、图29-6）：患者去枕平卧位，取左上腹斜行切口，长约25cm，进入腹腔后探查见左肾上腺巨大肿瘤将肠道推向内侧，肿瘤下极将肾推向斜下方，打开侧腹膜、脾结肠韧带，将结肠推向内侧，沿肾表面游离肿瘤，以钝性与锐性分离相结合的方式仔细游离左肾静脉。

（2）3D影像可见肿瘤静脉经肾上腺中央静脉回流（图29-4、图29-6）：术中仔细裸化左肾静脉，向头侧、上方牵引肿瘤显露肿瘤底部，可见较为粗大的肾上腺中央静脉，予以结扎并切断。

（3）3D影像及术中可见肿瘤将胰腺向上方挤压，胰腺受压变薄（图29-2、图29-6）：术中见肿瘤上极与胰尾粘连较为致密，小心分离胰尾，对胰尾小破损处仔细缝合。

病理诊断

（左肾上腺嗜铬细胞瘤）肾上腺嗜铬细胞瘤，部分侵及包膜。免疫组化结果：Melan-A（－），AE1/AE3（－），CgA（＋），Ki-67（index 1%），S-100（＋），α-inhibin（－），EMA（－）。

3D可视化重建

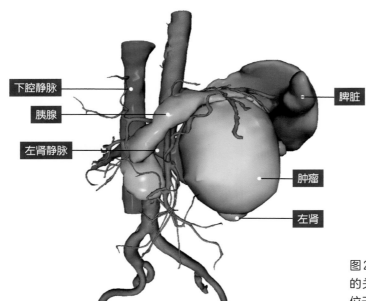

下腔静脉

胰腺

左肾静脉

脾脏

肿瘤

左肾

图 29-2 左肾上腺肿瘤与周围脏器的关系（从前方摄片），肿瘤完全位于肾脏前方，将胰腺向上顶起

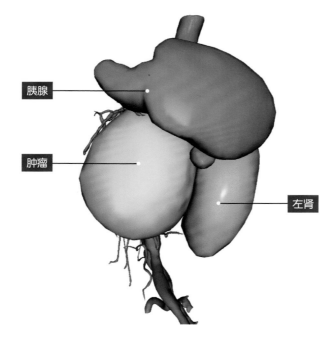

胰腺

肿瘤

左肾

图 29-3 左肾上腺肿瘤与周围脏器的关系（从左侧摄片）

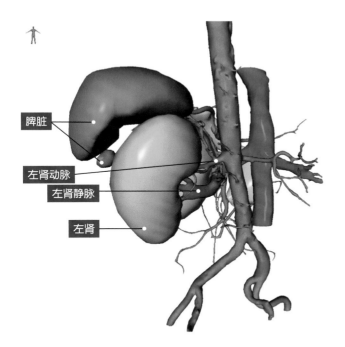

图29-4 左肾上腺肿瘤与周围脏器的关系（从后方摄片）

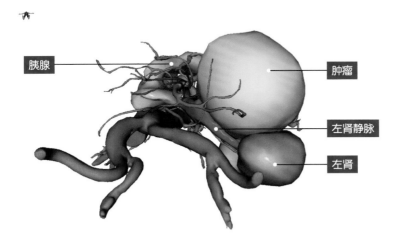

图29-5 左肾上腺肿瘤与周围脏器的关系（从下方摄片），肿瘤紧邻左肾静脉，左肾静脉受压变窄

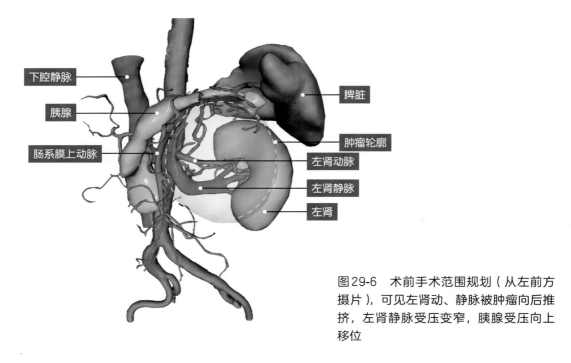

下腔静脉

胰腺

肠系膜上动脉

脾脏

肿瘤轮廓

左肾动脉

左肾静脉

左肾

图 29-6 术前手术范围规划（从左前方摄片），可见左肾动、静脉被肿瘤向后推挤，左肾静脉受压变窄，胰腺受压向上移位

病例三十

女性，36岁。主因"阵发性头痛7年，发现左侧腹膜后肿瘤2个月"入院。

病史

患者7年前无诱因出现阵发性头痛，伴大汗、面色苍白、心悸，伴间断腰痛，几分钟后症状可自行缓解，未予重视。2年前患者出现间断左上腹痛，VAS 2～3分，伴反酸，持续几分钟后可自行缓解，患者未重视。2个月前患者因突发头晕就诊于当地医院，查血压200/100mmHg，完善颅脑MRI提示右侧基底节区、双侧额叶多发腔隙性脑梗死。腹部超声检查提示左侧腹膜后位于胰尾下方、左肾内上方腹主动脉左旁可见5.0cm×3.8cm×4.9cm低回声实性占位，深方可见左肾静脉。完善腹部CT提示胰腺下方、左侧腹膜后（左肾静脉前方）富血供肿物，与胰腺分界欠清。患者遂就诊于我院，内分泌化验提示血NMN 3.00nmol/L，24小时尿NE 145.6μg/24h，余未见明显异常。肾上腺髓质显像提示左上腹异常所见考虑嗜铬细胞瘤。CTU提示左侧腹膜后软组织密度占位，副神经节瘤可能。

患者1个月前开始行药物准备，目前口服酚苄明10mg q12h，血压、心率平稳，无明显直立性低血压，有鼻塞、口干，甲床红润，肢端温暖，体重较服药前增加1kg。既往、个人、家族史无特殊。

影像学检查

1. 腹盆增强CT：左侧腹膜后可见一软组织密度肿块，略呈分叶状，大小约4.7cm×3.6cm，CT值约为29.6HU，增强后可见明显不均匀强化，似由肠系膜上动脉分支及腹主动脉直接发出分支供血，邻近左肾静脉受压，肿块与胰体部关系密切，分界不清（图30-1、图30-2）。

2. 肾上腺髓质显像：左上腹异常所见考虑嗜铬细胞瘤。

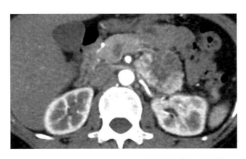

图30-1　左侧腹膜后副神经节瘤最大截面（轴位），动脉期

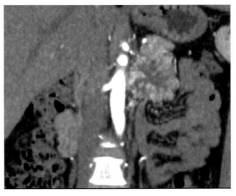

图30-2　左侧腹膜后副神经节瘤最大截面（冠状位），动脉期

术前诊断

左侧腹膜后副神经节瘤

手术

1. 手术名称：后腹腔镜左侧腹膜后副神经节瘤切除术。

2. 3D影像与术中情况

（1）3D影像与术中可见肿瘤位于左肾腹侧，左肾受压后移，肿瘤周围见多发迂曲血管（图30-3、图30-4）：术中可见左侧肾周粘连广泛、严重，予以仔细松解粘连。将左肾上极游离，将左肾上腺与左肾上极分离。将左肾完全游离后，于左肾门腹侧见一肿瘤，肿瘤与左肾上腺下极邻近，但相互独立；肿瘤周边血管丰富，血管粗大、迂曲怒张。

（2）3D影像见肿瘤向后方压迫左肾动、静脉（图30-5、图30-6）：术中可见肿瘤基底部与左肾动脉及左肾静脉粘连致密，分离异常困难。将肿瘤向头侧、腹侧适当牵拉，显露肿瘤基底部，将左肾动静脉鞘打开，仔细游离、松解肾动、静脉与肿瘤间隙的结缔组织，使得左肾动、静脉与肿瘤下缘分离。

（3）3D影像可见肿瘤向上压迫胰腺，内侧紧邻肠系膜上动脉（图30-4、图30-6）：术中解剖、游离肿瘤周边结缔组织，显露肿瘤周边血管，并以Hem-o-lok结扎后离断。沿肿瘤内侧逐渐分离，将肿瘤与肠系膜上动脉分离；沿肿瘤上极包膜钝性分离胰腺组织。

病理诊断

副神经节瘤，局灶侵透包膜，未见肾上腺组织。免疫组化结果：CgA（＋），Syn（＋），Ki-67（index ＜1%），S-100（支持细胞＋），Melan-A（－），AE1/AE3（－），α-inhibin（灶＋），SDHB（弱＋），MGMT（－）。

3D可视化重建

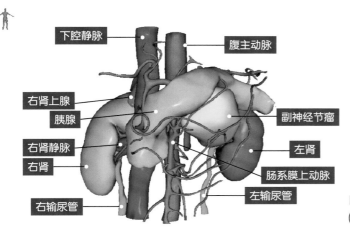

图30-3　副神经节瘤与周围脏器的关系
（从正面摄片）

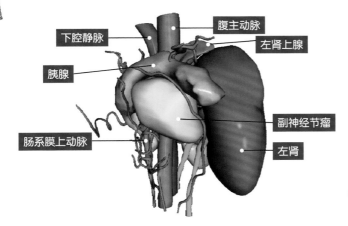

图30-4　副神经节瘤与周围脏器的关系
（从左侧摄片）。可见肿瘤上方与胰腺关
系紧密

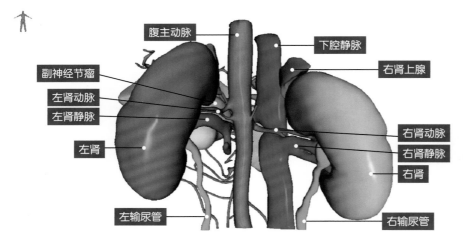

腹主动脉
下腔静脉
右肾上腺
副神经节瘤
左肾动脉
左肾静脉
右肾动脉
右肾静脉
左肾
右肾
左输尿管
右输尿管

图 30-5　副神经节瘤与周围血管和脏器的关系，可见肿瘤向后压迫左肾静脉及左肾动脉（从背面摄片），左侧肾动脉为两支

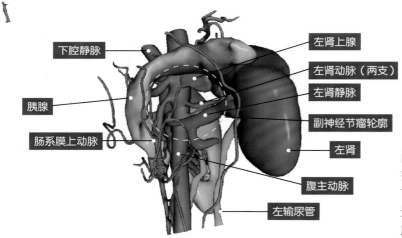

下腔静脉
左肾上腺
左肾动脉（两支）
左肾静脉
胰腺
副神经节瘤轮廓
肠系膜上动脉
左肾
腹主动脉
左输尿管

图 30-6　副神经节瘤术前手术范围规划（从左侧下方摄片）。可见左肾双支动脉，肿瘤向后压迫左肾动脉及左肾静脉，左肾静脉受压变扁

病例三十一

女性，49岁。主因"阵发性头痛、大汗3年，发现左侧腹膜后肿瘤4个月"入院。

病史

患者3年前无明显诱因出现剧烈头痛，双侧颞部和枕部为著，伴大汗、恶心、呕吐，呕吐物为胃内容物，余无明显不适，查血压160/100mmHg，对症镇痛后好转。此后患者间断于工作紧张时出现头痛，每2～3个月发作1次，持续数小时能自行缓解，未测血压。2年前患者再次出现剧烈头痛、大汗，测血压150/90mmHg。1年前患者开始反复出现头痛、头晕、恶心，伴头晕、视物模糊，持续时间1～2天，2～3次/周，血压（140～150）/（90～100）mmHg，心率80～90次/分。半年前患者晨起出现左腹痛，后于排便时出现大汗、全身无力、四肢冰凉，数分钟后症状自行缓解，未测血压、心率。患者4个月前就诊于我院，查内分泌化验提示血NMN 8.82nmol/L，24小时尿NE 616.30μg/24h，余内分泌化验未见明显异常。腹部增强CT＋三维重建：腹主动脉旁、左肾上腺下方至左肾门层面见一最大截面约3.6cm×3.0cm的软组织密度灶，肿块紧邻左肾动、静脉，分界欠清。生长抑素受体显像未见明显异常。肾上腺髓质显像可见左中腹部见放射性稍增高区，不除外副神经节瘤。

目前，患者已行药物准备3个月，目前口服酚苄明15mg q8h＋氨氯地平5mg qd，血压控制可，立位血压125/85mmHg左右，卧位血压110/70mmHg左右，心率80次/分，有鼻塞，甲床红润，肢端温暖，体重较服药前增加7kg。既往、个人、家族史无特殊。

影像学检查

1. 腹盆增强CT：腹主动脉旁、左肾上腺下方至左肾门层面见一最大截面3.5cm×3.1cm左右的软组织密度灶，可见软组织包膜及分隔，增强扫描包膜及分隔明显强化，内有多发片状无强化低密度区；肿块紧邻左肾动、静脉，分界欠清；可见腹主动脉左侧壁、左肾动脉小分支供血。左侧腹膜后富血供软组织密度灶伴坏死，考虑副神经节瘤，病变范围大致同前，病变内实性成分较前增多，囊性成分较前减少（图31-1、图31-2）。

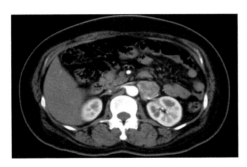

图31-1　左侧腹膜后副神经节瘤最大截面（轴位），动脉期

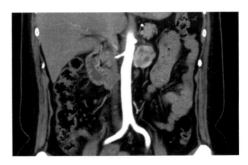

图31-2　左侧腹膜后副神经节瘤最大截面（冠状位），动脉期

2. 肾上腺髓质显像：左中腹部见放射性稍增高区，不除外副神经节瘤。

术前诊断

左侧腹膜后副神经节瘤

手术

1. 手术名称：后腹腔镜左侧腹膜后副神经节瘤切除术。

2. 3D影像与术中情况

（1）3D影像及术中可见肿瘤位于左肾门部（图31-3、图31-4）：患者取右侧卧位折刀位，建立腹腔镜Trocar，进入腹膜后腔，沿肾被膜表面游离显露左肾，于左肾门部可见一枚暗红色肿瘤，大小约5cm×5cm×4cm，瘤体与周围组织粘连严重，表面可见多发迂曲血管。

（2）3D影像及术中可见肿瘤与左肾动、静脉关系密切（图31-5、图31-6、图31-7），向周围推挤压迫上述血管，粘连严重；以钝性与锐性分离相结合的方式沿肿瘤表面将瘤体与左肾动静脉仔细分离，逐束分离并结扎瘤体表面供应血管。

（3）3D影像提示瘤体靠近肠系膜上动脉起始部（图31-3、图31-5、图31-7）：术中游离肿瘤腹侧时紧贴瘤体表面，避免显露、损伤肠系膜上动脉，瘤体完整切除后可见包膜完整。

病理诊断

副神经节瘤。免疫组化结果：Melan-A（－），AE1/AE3（－），CgA（＋），Ki-67（index 1%），S-100（－），α-inhibin（－），GATA3（散在＋），Syn（＋），SOX10（－）。

3D可视化重建

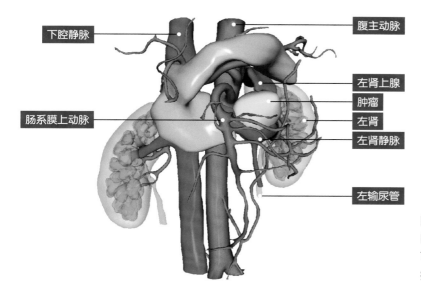

图31-3 左侧腹膜后肿瘤与周围组织的关系（从正面摄片）。可见肿瘤向下压迫左肾静脉，肿瘤内侧紧邻肠系膜上动脉起始部

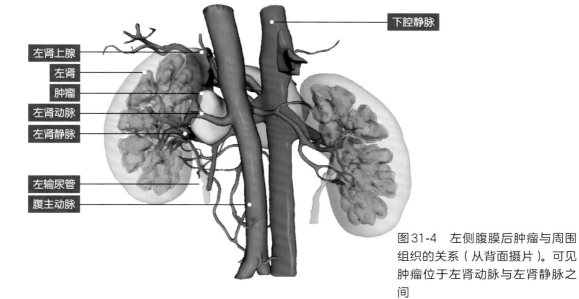

图31-4 左侧腹膜后肿瘤与周围组织的关系（从背面摄片）。可见肿瘤位于左肾动脉与左肾静脉之间

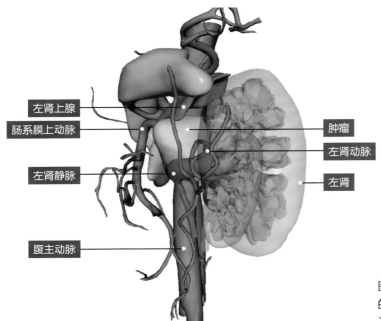

左肾上腺
肠系膜上动脉

左肾静脉

腹主动脉

肿瘤
左肾动脉
左肾

图31-5 左侧腹膜后肿瘤与周围组织的关系（从左侧摄片）。可见肿瘤位于左肾静脉上方

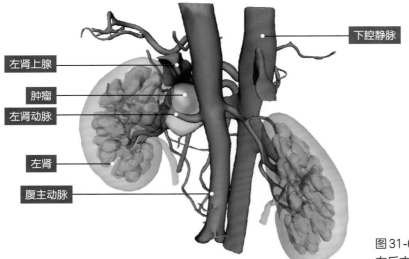

左肾上腺
肿瘤
左肾动脉

左肾

腹主动脉

下腔静脉

图31-6 左肾动脉与肿瘤的关系（从右后方摄片）

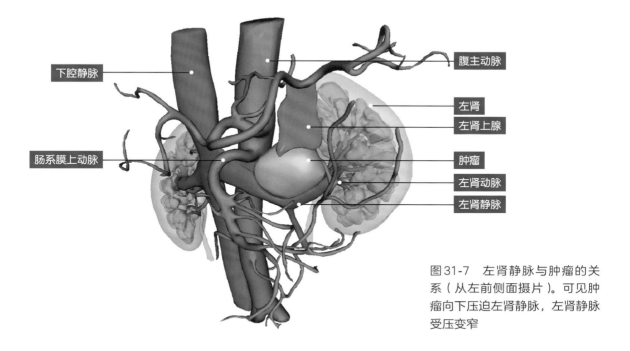

下腔静脉

腹主动脉

左肾

左肾上腺

肠系膜上动脉

肿瘤

左肾动脉

左肾静脉

图31-7　左肾静脉与肿瘤的关系（从左前侧面摄片）。可见肿瘤向下压迫左肾静脉，左肾静脉受压变窄

病例三十二

男性，45岁。主因"高血压10年，发现左侧腹膜后肿瘤3月余"入院。

病史

患者10余年前发现血压升高，当地医院按原发性高血压予患者硝苯地平控释片30mg qd、缬沙坦80mg qd、酒石酸美托洛尔47.5mg qd口服，平素血压控制在150/110mmHg上下。3个月前患者体检行腹部平扫CT提示左肾上腺下方、腹主动脉左前方占位性病变，无明显伴随症状。患者遂进一步于我院门诊就诊，完善腹盆部增强CT，提示左侧腹膜后肾静脉后方见不规则占位性病变，大小约5.0cm×4.0cm，病灶内见囊状低密度区，增强扫描实性部分明显强化，病灶与左肾静脉边界欠清。内分泌化验提示血NMN 0.97nmol/L，余无明显异常。奥曲肽显像及MIBG显像均提示病灶考虑为副神经节瘤可能性大。

患者2个月前开始行药物准备，目前口服酚苄明20mg q12h、硝苯地平控释片30mg qd、酒石酸美托洛尔47.5mg qd，血压、心率平稳，无明显直立性低血压，有轻度鼻塞，甲床红润，肢端温暖，体重较服药前无明显增加。既往、个人、家族史无特殊。

影像学检查

1. 奥曲肽显像＋SPECT/CT融合显像：左肾门旁腹膜后见放射性摄取增高肿物，大小约4.4cm×3.8cm，中心密度较低，周围呈软组织密度。考虑副神经节瘤可能性大，伴中心坏死，余腹部奥曲肽断层显像未见异常（图32-1、图32-2）。

2. 肾上腺髓质显像：左中上腹部见类圆形放射性摄取增高灶，考虑副神经节瘤可能性大。

3. 腹盆增强CT＋三维重建：左侧腹膜后肾静脉后方见不规则形占位，最大截面约5.0cm×4.0cm，病灶内见囊状低密度区，增强扫描实性部分明显强化，病灶与左肾静脉边界欠清。腹主动脉及其分支少量钙化、非钙化斑块，局部管腔轻度狭窄。

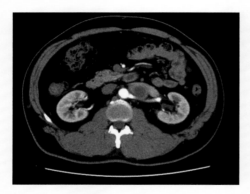
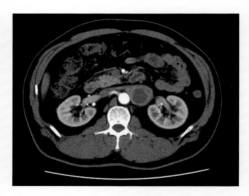

图32-1　左侧腹膜后副神经节瘤与左肾动脉关系（轴位），动脉期

图32-2　左侧腹膜后副神经节瘤最大截面（轴位），动脉期

术前诊断

左侧腹膜后副神经节瘤

手术

1. 手术名称：后腹腔镜左肾上腺嗜铬细胞瘤切除术。

2. 3D影像与术中情况

（1）3D影像及术中可见肿瘤位于左肾门，紧邻重要血管（图32-3～图32-6）：肿瘤与左肾上腺下极相连，位于左肾静脉上方，瘤体紧贴左肾静脉、左肾动脉、腹主动脉，靠近肠系膜上动脉起始段，瘤体最大径约4.5cm，呈灰白色，沿肿瘤包膜仔细游离，以锐性与钝性分离相结合的方式将肿瘤与左肾蒂血管、腹主动脉完全分离，避免损伤。

（2）3D影像可见肿瘤供血动脉发自腹主动脉（图32-5）：术中可见肿瘤表面多支供血小动脉，部分动脉自腹主动脉发出，沿瘤体表面分离并结扎离断表面供应血管，分离瘤体后将肿瘤完整切除，包膜完整。

病理诊断

病变符合嗜铬细胞瘤。免疫组化结果：Melan-A（－），AE1/AE3（－），CgA（＋），Ki-67（index 2%），S-100（支持细胞＋），α-inhibin（－），Syn（＋），SDHB（＋），MGMT（－）。

3D 可视化重建

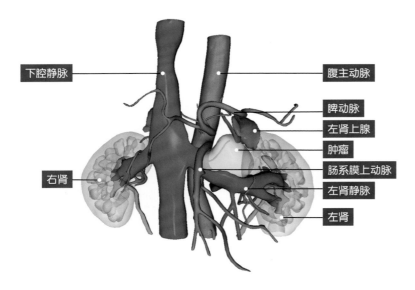

图 32-3　左侧腹膜后肿瘤与周围脏器血管的关系（从正面摄片）

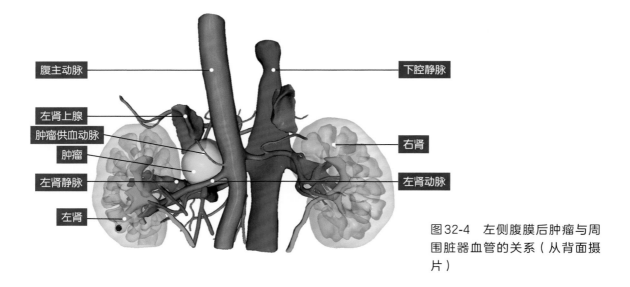

图 32-4　左侧腹膜后肿瘤与周围脏器血管的关系（从背面摄片）

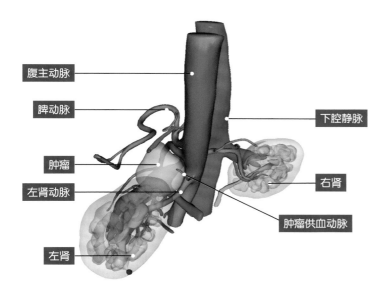

图32-5　左侧腹膜后肿瘤与左肾动脉关系（从左上方摄片）

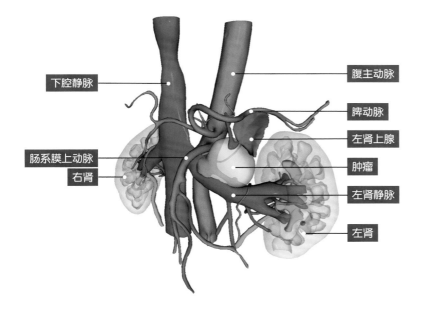

图32-6　左侧腹膜后肿瘤与左肾静脉、肠系膜上动脉的关系（从左前方摄片）

三、肾血管下亚区

病例三十三

男性，64岁。主因"阵发性心悸、发现高血压2年余，发现左腹部包块半年余"入院。

病史

患者2年前无诱因出现阵发性心悸，余无明显伴随症状。就诊于当地医院发现高血压，最高可达160/110mmHg，日常规律服用地尔硫草30mg tid，血压控制于130/70mmHg。半年前患者偶然触及左腹部肿物，遂就诊于我院门诊，查腹盆增强CT提示腹部左侧混杂密度肿块，大小约9.7cm×7.6cm。生长抑素受体显像提示左中腹异常所见，考虑为神经内分泌肿瘤可能。内分泌化验提示血NMN 22.42nmol/L，血MN 6.07nmol/L，24小时尿NE 114.22μg/24h，24小时尿E 66.73μg/24h，余内分泌化验未见明显异常。

患者3个月前开始行药物准备，目前口服酚苄明10mg q8h，血压、心率平稳，无明显直立性低血压，有鼻塞，甲床红润，肢端温暖，体重较服药前增加2kg。既往史：诊断冠状动脉粥样硬化性心脏病13年，诊断2型糖尿病2年。余既往、个人、家族史无特殊。

影像学检查

1. 腹盆增强CT：腹部左侧混杂密度肿块，中央多发低密度影，边缘清，最大截面约9.7cm×7.6cm，增强扫描强化不均，实质成分明显强化，病变中央见不规则片状低强化区；由腹主动脉发出多支供血动脉；周围肠管，肠系膜下动、静脉，左输尿管呈受压改变（图33-1、图33-2）。

2. 生长抑素受体显像：左中腹异常所见，考虑为神经内分泌肿瘤。

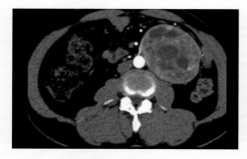

图33-1　左侧腹膜后副神经节瘤最大截面（轴位），动脉期

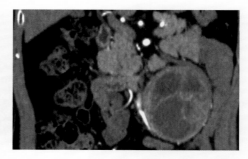

图33-2　左侧腹膜后副神经节瘤最大截面（冠状位），动脉期

术前诊断

左侧腹膜后副神经节瘤

手术

1. 手术名称：左侧双J管置入＋3D后腹腔镜辅助左侧腹膜后副神经节瘤切除术。

2. 3D影像与术中情况

（1）3D影像可见肿瘤明显压迫左输尿管（图33-5）：术中首先在膀胱镜下行左侧双J管置入术。改为侧卧位后进行后腹腔镜手术，打开后腹腔，沿腰大肌游离左输尿管，于输尿管腹侧可见一大小约12cm类圆形肿瘤；以锐性与钝性分离相结合的方式将输尿管与肿瘤分离。

（2）3D影像可见肿瘤压迫腹主动脉（图33-3、图33-6、图33-7）：术中将肿瘤与左肾下极充分游离，发现肿瘤与腹主动脉、腹膜关系密切，分离困难；遂延长腰部切口，直视下将肿瘤完整切除。

（3）3D影像可见肿瘤主要由发自腹主动脉的分支供血（图33-4、图33-6）：术中见肿瘤与腹主动脉粘连较为致密，肿瘤下极与肠系膜下动脉关系紧密，可见发自腹主动脉的分支穿入肿瘤，予结扎、切断。

（4）3D影像可见肿瘤静脉回流至左肾静脉（图33-6、图33-7）：术中见肿瘤血液经肿瘤上极一粗大静脉回流至左肾静脉，予结扎、切断。

病理诊断

副神经节瘤。免疫组化：Melan-A（－），AE1/AE3（－），CgA（＋），Ki-67（index 1%），S-100（－），α-inhibin（－），Syn（＋），SDHB（＋）。

3D 可视化重建

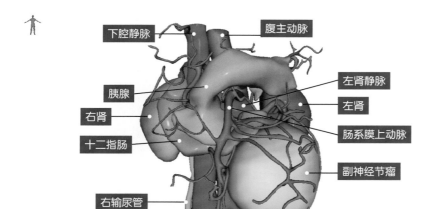

下腔静脉
腹主动脉
胰腺
左肾静脉
右肾
左肾
十二指肠
肠系膜上动脉
副神经节瘤
右输尿管
左输尿管

图 33-3　副神经节瘤与周围脏器、血管的关系（从正面摄片）

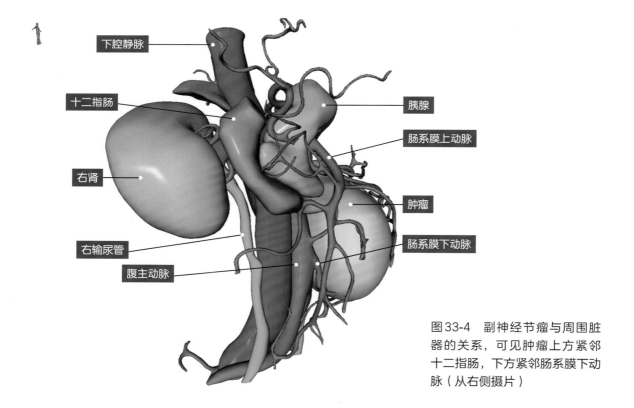

下腔静脉
十二指肠
胰腺
肠系膜上动脉
右肾
肿瘤
右输尿管
肠系膜下动脉
腹主动脉

图 33-4　副神经节瘤与周围脏器的关系，可见肿瘤上方紧邻十二指肠，下方紧邻肠系膜下动脉（从右侧摄片）

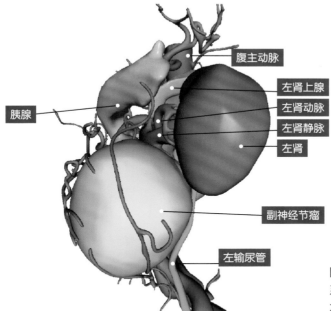

图 33-5　副神经节瘤与周围脏器的关系，可见肿瘤向后压迫左输尿管（从左侧摄片）

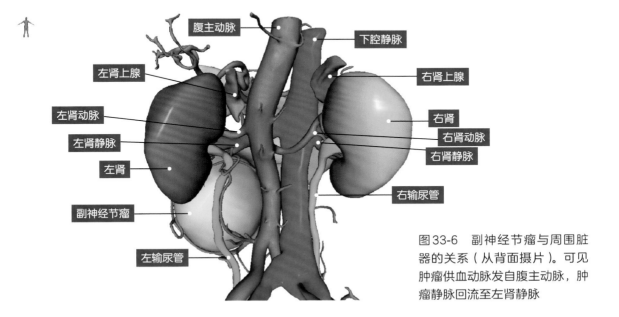

图 33-6　副神经节瘤与周围脏器的关系（从背面摄片）。可见肿瘤供血动脉发自腹主动脉，肿瘤静脉回流至左肾静脉

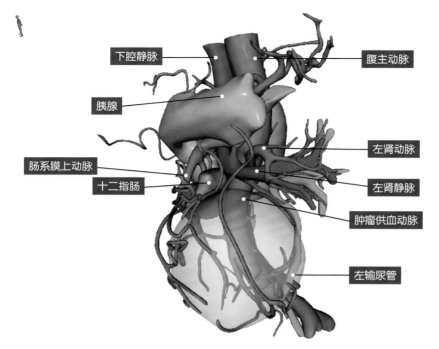

下腔静脉

腹主动脉

胰腺

左肾动脉

肠系膜上动脉

左肾静脉

十二指肠

肿瘤供血动脉

左输尿管

图 33-7　副神经节瘤与周围脏器、血管关系（从左下方摄片）。可见肿瘤供血动脉发自腹主动脉，肿瘤静脉回流至左肾静脉，左输尿管受压后移明显

病例三十四

男性，29岁。因"阵发性头痛2年余，检查发现左侧腹膜后肿瘤3个月"入院。

病史

患者2年前无诱因偶出现阵发性头痛，频率为1次/月，持续时间少于10分钟，可自行缓解，行头部CT未见异常，遂未进一步诊治。8个月前，患者头痛发作频率逐渐增加，达2～3次/月，持续时间较前有所增加，10～60分钟不等，无明显伴随症状，未予治疗。4个月前，患者再发难以忍受的剧烈头痛，外院急诊测血压高达230/150mmHg，予硝苯地平缓释片对症处理。3个月前，患者就诊于外院，行腹部CT发现腹膜后占位，考虑副神经节瘤可能。遂就诊于我院，查血NMN 11.34nmol/L，24小时尿NE 995.6μg/24h，24小时尿E 12.7μg/24h。腹盆增强CT＋CTA提示腹膜后腹主动脉左旁占位，大小约4.7cm×3.4cm×6.2cm，由腹主动脉小分支供血，病变边缘迂曲增粗血管影，考虑副神经节瘤。奥曲肽显像考虑为神经内分泌肿瘤。MIBG显像考虑为左侧腹膜后副神经节瘤。

患者2个月前开始行药物准备，目前口服酚苄明5mg qih＋酒石酸美托洛尔225mg bid，血压、心率平稳，无明显直立性低血压，有轻度鼻塞，甲床红润，肢端温暖，体重较服药前增加5.5kg。既往、个人、家族史无特殊。

影像学检查

1. 腹盆增强CT＋CTA：腹膜后腹主动脉左旁可见团块状低密度影，大小约4.7cm×3.4cm×6.2cm，边界较清晰，其内密度不均，多发分隔，增强扫描分隔及边缘实性成分呈明显强化，囊性成分未见明显强化，由腹主动脉小分支供血，病变边缘可见迂曲增粗血管影（图34-1）。

2. 奥曲肽显像：左侧腹膜后可见一类圆形放射性摄取明显增高混合稍低密度肿物，大小约4.0cm×3.9cm，边界欠清，其内放射性摄取不均匀，可符合神经内分泌肿瘤所见。

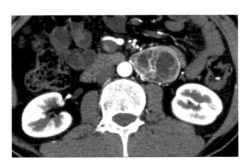

图34-1 左侧腹膜后肿瘤最大截面（轴位），动脉期

3. 肾上腺髓质显像：相当于左中上腹放射性浓聚灶，考虑为左侧腹膜后副神经节瘤。

术前诊断

左侧腹膜后副神经节瘤

手术

1. 手术名称：后腹腔镜左侧腹膜后副神经节瘤切除术。

2. 3D影像与术中情况

（1）3D影像可见肿瘤体积大，且位于左肾门下方（图34-2～图34-4）：患者肿瘤位置偏低，且主要位于腹主动脉腹侧，首选经腹腔入路进行手术。

（2）3D影像可见肿瘤表面有明显迂曲的动静脉（图34-3、图34-5）：术中可见肿瘤表面迂曲增粗的生殖血管，肿瘤供血动脉发自腹主动脉，肿瘤血液向上回流至左肾静脉。

（3）3D影像可见肿瘤与左输尿管关系较近（图34-3）：术前已留置左侧双J管，预防左输尿管损伤。

病理诊断

副神经节瘤。免疫组化结果：Melan-A(－)，AE1/AE3(－)，CgA(＋)，Ki-67(index 3%)，S-100（支持细胞＋），α-inhibin（－），Syn（＋），SDHB（＋），MGMT（－），ATRX（＋），SSTR2（3＋），ALK-D5F3（－），ALK-D5F3（NC）（－），P53（野生型）。

3D可视化重建

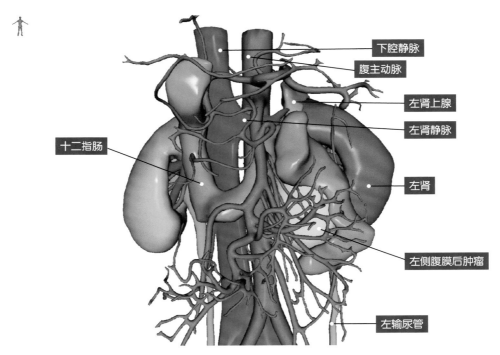

图34-2 左侧腹膜后肿瘤与周围脏器和血管的关系（从正面摄片）。可见肿瘤位于腹主动脉左侧，左肾及肾血管下方，左输尿管内侧，十二指肠末段或与肿瘤关系密切

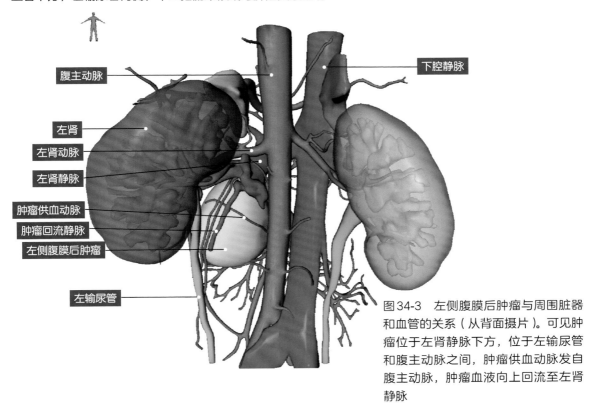

图34-3 左侧腹膜后肿瘤与周围脏器和血管的关系（从背面摄片）。可见肿瘤位于左肾静脉下方，位于左输尿管和腹主动脉之间，肿瘤供血动脉发自腹主动脉，肿瘤血液向上回流至左肾静脉

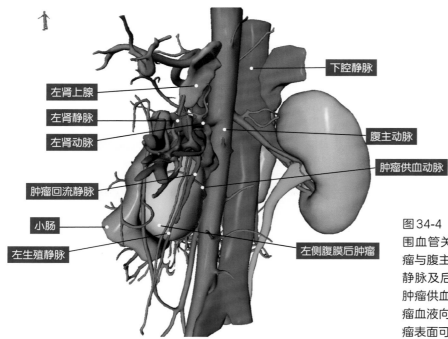

左肾上腺
左肾静脉
左肾动脉
肿瘤回流静脉
小肠
左生殖静脉
下腔静脉
腹主动脉
肿瘤供血动脉
左侧腹膜后肿瘤

图34-4 左侧腹膜后肿瘤与周围血管关系（从左侧摄片），肿瘤与腹主动脉、左肾动脉、左肾静脉及后方生殖静脉关系密切，肿瘤供血动脉发自腹主动脉，肿瘤血液向上回流至左肾静脉，肿瘤表面可见明显迂曲增粗的血管

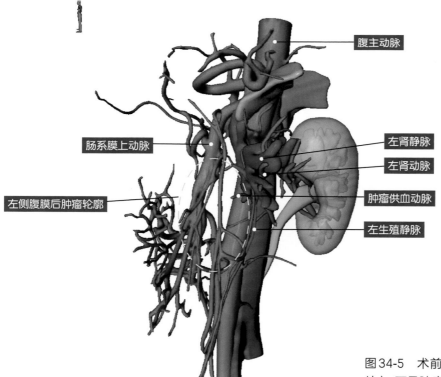

腹主动脉
肠系膜上动脉
左侧腹膜后肿瘤轮廓
左肾静脉
左肾动脉
肿瘤供血动脉
左生殖静脉

图34-5 术前手术范围规划（从左侧摄片），可见肿瘤供血动脉发自腹主动脉

病例三十五

女性，48岁。因"头晕伴发作性血压升高4个月，发现左侧腹膜后肿物2个月"入院。

病史

患者4个月前夜间突发心悸、大汗，伴头晕、黑矇、手抖、恶心、呕吐，遂就诊外院测血压180/110mmHg，心率110次/分，予降压治疗后症状缓解。完善肾上腺CT见左肾门区、腹主动脉左侧肿块（未见报告）。患者遂就诊于我院内分泌科，测卧位血压189/110mmHg，心率94次/分，坐位血压174/102mmHg，心率98次/分。内分泌化验提示血NMN 6.2nmol/L，24小时尿NE 679μg/24h，余内分泌化验未见异常。肾上腺增强CT提示左肾中下部水平腹主动脉左旁3.9cm×3.2cm类圆形软组织密度影，考虑副神经节瘤可能性大。奥曲肽显像提示腹膜后腹主动脉左旁（$L_1 \sim L_2$椎体水平）软组织密度影，考虑副神经节瘤可能性大。

患者2个月前开始行药物准备，目前口服酚苄明早10mg、中15mg、晚15mg，血压、心率平稳，无明显直立性低血压，有轻度鼻塞，甲床红润，肢端温暖，体重较服药前增加3kg。既往、个人、家族史无特殊。

影像学检查

1. 腹盆增强CT：左肾中下部水平腹主动脉左旁占位，考虑副神经节瘤可能性大，请结合临床；病变与腹主动脉、左侧膈肌、左肾动脉及周围肠管关系密切，但分界较清；病变似可见由左肾动脉分支供血（图35-1）。

2. 奥曲肽显像：腹膜后腹主动脉左旁（$L_1 \sim L_2$椎体水平）见一软组织密度团块，密度欠清，其内见减低影，边界尚清，大小约3.9cm×3.3cm，放射性摄取高于肝脏。考虑生长抑素受体高表达，副神经节瘤可能性大。

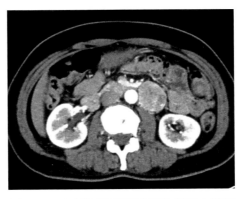

图35-1 左侧腹膜后副神经节瘤最大截面（轴位），动脉期

术前诊断

左侧腹膜后副神经节瘤

手术

1. 手术名称：后腹腔镜左侧腹膜后副神经节瘤切除术。
2. 3D影像与术中情况

（1）3D影像及术中可见肿瘤位于肾下极水平，与输尿管、生殖血管关系密切（图35-2、图35-3）：因患者肿瘤位于左肾下极，考虑可选择腹膜后入路，行腹腔镜手术。术中充分游离左肾下极，仔细松解肾周粘连，将左肾下极与腰大肌予以分离，并显露左输尿管，其后方可见左侧生殖静脉，延续向上可见其与大小约4cm肿物紧密粘连。以Hem-o-lok结扎后离断生殖静脉。

（2）3D影像及术中可见肿瘤供血动脉发自腹主动脉（图35-4、图35-5）：肿瘤位于左肾静脉下方，分离肿瘤上极时注意保护肾门血管，警惕出血；游离肿瘤过程中注意结扎腹主动脉供应的分支小血管。术中游离肿物与腰大肌，可见肿物与腹主动脉关系密切，腹主动脉发出多支小血管供应肿物，分别以Hem-o-lok结扎后离断，将肿物与腹主动脉分离。

（3）3D影像及术中可见肿瘤与左肾静脉关系密切（图35-3、图35-4）：将肿瘤与腹主动脉分离后沿肿物上极继续游离，可见一粗大静脉汇入左肾静脉，以Hem-o-lok结扎后离断。后继续沿肿物表面游离直至完整切除肿物。

病理诊断

（左侧腹膜后肿物）副神经节瘤。免疫组化结果：Melan-A（-），AE1/AE3（-），CgA（+），Ki-67（index 1%），S-100（散在+），α-inhibin（-），Syn（+），SDHB（+），MGMT（-）。

3D可视化重建

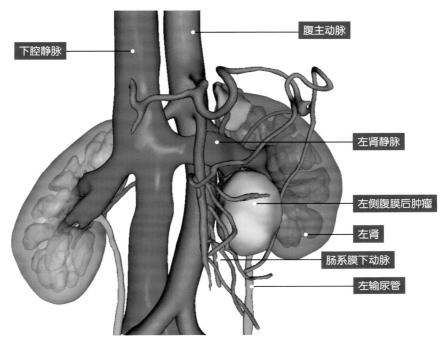

图35-2　左侧腹膜后肿瘤与周围脏器血管的关系（从正面摄片），可见肿瘤位于左肾门下方，后方为左输尿管，下方为肠系膜下动脉

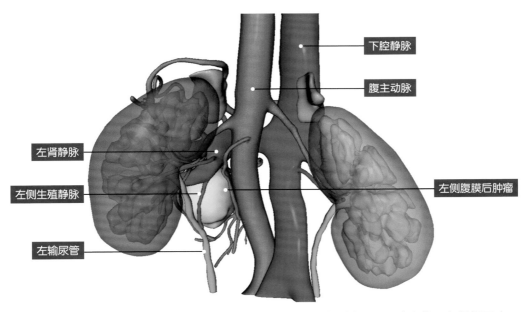

图35-3　左侧腹膜后肿瘤与周围脏器血管的关系（从背面摄片），可见肿瘤位于左肾门下方，紧邻主动脉、左肾静脉。可见肿瘤后方有左输尿管及左侧生殖静脉走行

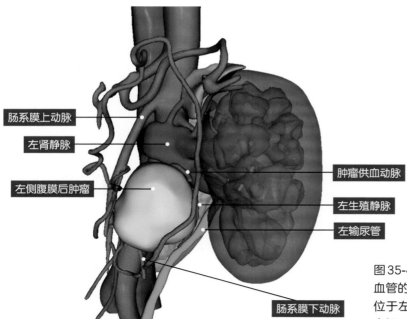

肠系膜上动脉

左肾静脉

左侧腹膜后肿瘤

肿瘤供血动脉

左生殖静脉

左输尿管

肠系膜下动脉

图35-4 左侧腹膜后肿瘤与周围脏器血管的关系（从左侧摄片），可见肿瘤位于左肾下极前方，与左输尿管关系密切。腹主动脉发出小分支供应肿瘤

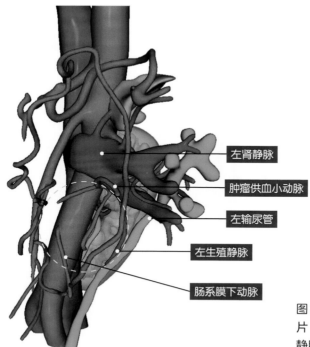

左肾静脉

肿瘤供血小动脉

左输尿管

左生殖静脉

肠系膜下动脉

图35-5 术前手术范围规划（从左侧摄片），可见肿瘤向后压迫左输尿管及左生殖静脉

病例三十六

男性，40岁。主因"左侧腰痛、发现左侧腹膜后肿瘤半年余"入院。

病史

患者半年无诱因突发左侧腰部剧烈疼痛，否认血压升高、头晕、头痛、心悸、大汗、肢端湿冷、面色苍白、恶心、呕吐等伴随症状。当地医院超声及腹盆CT等影像学检查发现左侧腹膜后占位（未见报告），腰痛症状自行缓解。患者遂诊治于我院门诊，内分泌检查提示血NMN、24小时尿NE升高。胸腹盆增强CT提示考虑左侧腹膜副神经节瘤。肾上腺髓质显像提示左侧腹膜后占位符合嗜铬细胞瘤改变。PET/CT检查提示左侧腹膜后代谢增高团块考虑副神经节瘤可能性大。3个月前患者开始口服酚苄明行药物准备。2021年1月15日复查腹盆增强CT＋CTA提示左侧腹膜后占位约7.5cm×5.7cm×6.8cm，考虑副神经节瘤。基因检测提示*SDHB*第6号外显子错义突变c.544G＞A（p.G182R）。

患者3个月前开始行药物准备，目前口服酚苄明20mg q8h＋缬沙坦80mg qd行药物准备，血压、心率平稳，无明显直立性低血压，有鼻塞，甲床红润，肢端温暖，体重较服药前增加3kg。既往史：2019年11月结节性甲状腺肿行右甲状腺切除术，目前甲状腺功能正常。余既往、个人、家族史无特殊。

影像学检查

1. 腹盆增强CT＋CTA：$L_2 \sim L_3$椎体水平左侧腹膜后见一软组织占位，浅分叶，密度不均匀，其内可见多发片状低密度影及点状高密度影，最大截面约6.0cm×5.0cm，上下径约6.5cm，增强扫描呈不均匀强化，内见无明显强化坏死区，病变与第2组小肠分界不清，十二指肠水平段受压，病变与腹主动脉、左肾静脉及回肠静脉关系密切，左输尿管腹段受累，其以上段输尿管及肾盂、肾盏扩张积水，左肾强化稍减低，双侧肾周间隙内多发条絮影。考虑副神经节瘤（图36-1、图36-2）。

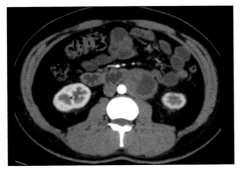

图36-1 左侧腹膜后副神经节瘤最大截面（轴位），动脉期

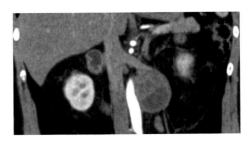

图36-2 左侧腹膜后副神经节瘤最大截面（冠状位），动脉期

2. 肾上腺髓质显像：左侧腹膜后占位，部分放射性摄取增高，符合嗜铬细胞瘤改变，考虑伴部分坏死可能。

3. PET/CT：左侧腹膜后代谢增高团块（SUV_{max}9.8），考虑恶性病变伴中心坏死。

术前诊断

左侧腹膜后副神经节瘤

手术

1. 手术名称：后腹腔镜左侧腹膜后副神经节瘤切除术。

2. 3D影像与术中情况

（1）3D影像见左输尿管上段与肿瘤关系紧密，受压右移（图36-4、图36-5、图36-7）：术中首先游离输尿管，可见肿瘤与输尿管紧邻，粘连紧密，游离过程中注意保护输尿管血供。

（2）3D影像见左肾静脉与肿瘤上缘紧邻（图36-3、图36-5、图36-6）：术中部分左肾静脉与肿瘤粘连紧密，以钝性与锐性分离相结合的方式分离肿瘤与左肾静脉。

（3）3D影像及术中见肿瘤下缘与肠系膜下动脉近端紧邻（图36-6、图36-7）：紧邻肿瘤包膜进行解剖，仔细游离肿瘤下缘，解剖并注意保护肠系膜下动脉近端。

（4）3D影像见肿瘤压迫腹主动脉，腹主动脉受压轻度右移（图36-5、图36-7）：术中见肿瘤与腹主动脉粘连致密，以钝性与锐性分离相结合的方式进行仔细分离，部分细小的肿瘤供血动脉发自腹主动脉，予结扎切断。

病理诊断

副神经节瘤。免疫组化结果：Melan-A（－），AE1/AE3（－），CgA（＋），Ki-67（index 2%），S-100（＋），α-inhibin（－），Syn（＋），SDHB（＋）。

3D可视化重建

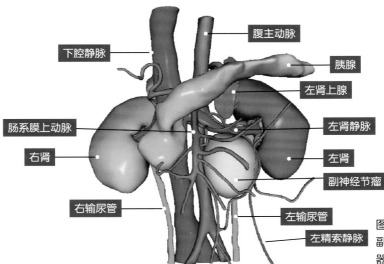

图36-3 左侧腹膜后副神经节瘤与周围脏器的关系（从正面摄片）

- 下腔静脉
- 腹主动脉
- 胰腺
- 左肾上腺
- 肠系膜上动脉
- 左肾静脉
- 右肾
- 左肾
- 副神经节瘤
- 右输尿管
- 左输尿管
- 左精索静脉

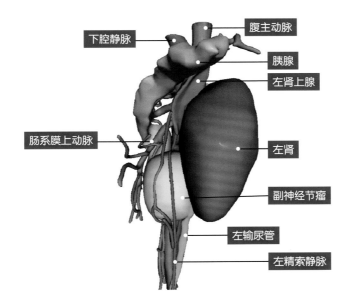

图36-4 左侧腹膜后副神经节瘤与周围脏器的关系（从左侧摄片）

- 下腔静脉
- 腹主动脉
- 胰腺
- 左肾上腺
- 肠系膜上动脉
- 左肾
- 副神经节瘤
- 左输尿管
- 左精索静脉

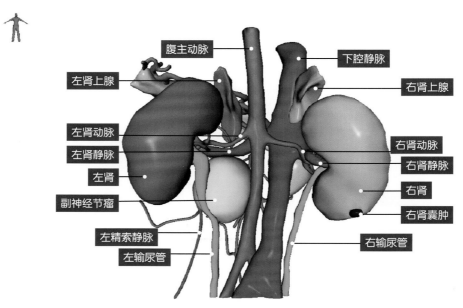

图36-5　左侧腹膜后副神经节瘤与周围脏器的关系（从背面摄片），可见肿瘤内侧与腹主动脉紧邻，并推挤腹主动脉；肿瘤上方与左肾静脉关系较密切

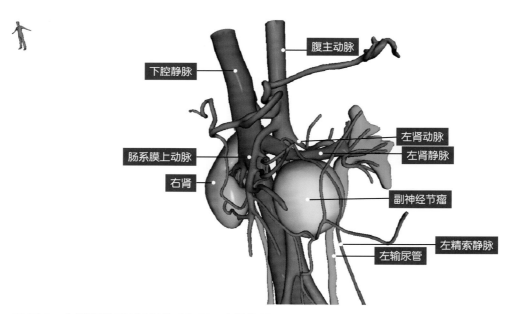

图36-6　左侧腹膜后副神经节瘤与周围血管的关系，可见肿瘤压迫左输尿管及左精索静脉，肿瘤下缘与肠系膜下动脉近端紧邻（从左前侧摄片）

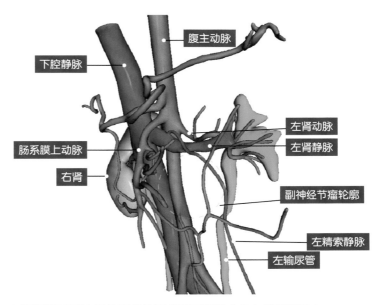

腹主动脉

下腔静脉

左肾动脉

左肾静脉

肠系膜上动脉

右肾

副神经节瘤轮廓

左精索静脉

左输尿管

图 36-7　左侧腹膜后副神经节瘤术前手术范围规划（从左前侧摄片）

病例三十七

男性，69岁。主因"发现左侧腹膜后肿瘤4个月"入院。

病史

患者4个月前行影像学检查发现左侧腹膜后肿瘤偶有发作性头痛，余无明显不适。增强CT提示左侧腹膜后腹主动脉旁可见11.4cm×9.5cm×3.1cm混杂密度肿块，增强后实性成分不均匀强化，考虑神经源性肿瘤可能。奥曲肽显像提示上腹部左侧生长抑素受体高表达灶，不除外神经内分泌肿瘤伴部分坏死可能。内分泌化验提示24小时尿NE 83.8μg/24h，24小时尿DA 569.6μg/24h，血NMN 234.90nmol/L，血MN 127.84nmol/L。考虑副神经节瘤可能性大。

目前患者已口服酚苄明10mg q8h进行药物准备2个月。监测卧立位血压在正常范围内，心率70～95次/分，有鼻塞，甲床红润，肢端温暖，体重较服药前增加5kg。既往、个人、家族史无特殊。

影像学检查

1. CTU：左侧腹膜后腹主动脉左旁可见11.4cm×9.5cm×3.1cm混杂密度肿块，形态不规则，边界尚清，其内密度不均，内可见低密度灶及多发钙化灶，增强后实性成分不均匀强化，合并多发囊变及钙化，考虑神经源性肿瘤；左肾下极、左肾静脉及左输尿管腹段呈受压改变（图37-1、图37-2）。

2. 生长抑素受体显像：上腹部左侧生长抑素受体高表达灶，不除外神经内分泌肿瘤伴部分坏死可能。

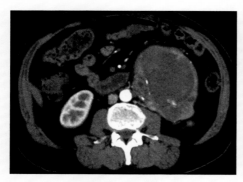

图37-1　左侧腹膜后肿瘤最大截面（轴位），动脉期

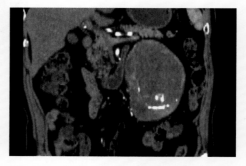

图37-2　左侧腹膜后肿瘤最大截面（冠状位），动脉期

术前诊断

左侧腹膜后副神经节瘤

手术

1. 手术名称：经腹腹腔镜左侧腹膜后副神经节瘤切除术。

2. 3D影像与术中情况

（1）3D影像及术中见肿瘤与胰腺、小肠、肾脏等重要脏器关系非常密切（图37-3、图37-4）：患者取平卧位，建立经腹腔腹腔镜通道，术中见瘤体大小约15cm×9cm，呈灰白色，肿瘤上方与胰腺紧邻，内侧紧邻小肠，向外侧后方压迫输尿管，向外上方推挤左肾脏。术前已留置左侧双J管，术中注意仔细游离推开左输尿管，注意避免损伤；术中沿肿瘤包膜仔细分离周围粘连组织，将肿瘤与上述脏器完整分离，避免损伤。

（2）3D影像及术中可见肿瘤上方紧贴左肾静脉和左肾动脉（图37-4）：术中沿瘤体表面小心游离，以钝性与锐性分离相结合的方式，将肿瘤与左肾蒂血管仔细分离，完整游离肿瘤的同时避免损伤肾蒂。

（3）3D影像见肿瘤供血动脉发自腹主动脉（图37-5～图37-7）：肿瘤位于腹主动脉左旁，术中可见肿瘤表面多发迂曲血管，瘤体内侧面可见多根迂曲的动脉；肿瘤内侧面与腹主动脉关系密切，沿瘤体表面分离并结扎离断表面供应血管。

病理诊断

副神经节瘤。免疫组化结果：CgA（＋），Syn（＋），AE1/AE3（－），S-100（散在＋），Melan-A（局灶＋），Ki-67（index 2%），α-inhibin（－），SDHB（＋）。

3D可视化重建

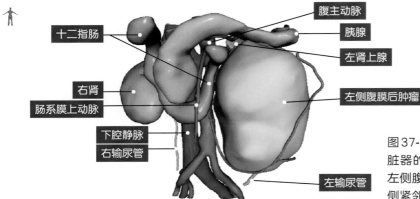

十二指肠
腹主动脉
胰腺
左肾上腺
右肾
肠系膜上动脉
下腔静脉
右输尿管
左侧腹膜后肿瘤
左输尿管

图37-3 左侧腹膜后肿瘤与周围脏器的关系（从正面摄片）。可见左侧腹膜后肿瘤体积巨大。肿瘤内侧紧邻腹主动脉和小肠，上方紧邻胰腺

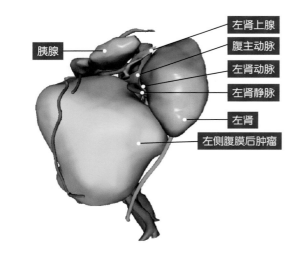

胰腺
左肾上腺
腹主动脉
左肾动脉
左肾静脉
左肾
左侧腹膜后肿瘤

图37-4 左侧腹膜后肿瘤与周围脏器的关系（从左侧摄片）。可见胰腺及左肾受肿瘤压迫明显上移。肿瘤上方与左肾动、静脉紧邻，后方与输尿管紧邻

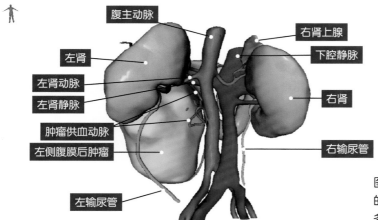

腹主动脉
右肾上腺
左肾
下腔静脉
左肾动脉
左肾静脉
右肾
肿瘤供血动脉
左侧腹膜后肿瘤
右输尿管
左输尿管

图37-5 左侧腹膜后肿瘤与周围脏器的关系（从背面摄片）。可见肿瘤内侧多支肿瘤供血动脉直接发自腹主动脉

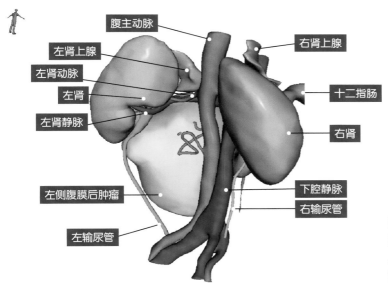

图37-6　左侧腹膜后肿瘤与周围脏器血管的关系（从背侧摄片）。可见肿瘤向后方推挤输尿管，肿瘤供血动脉发自腹主动脉

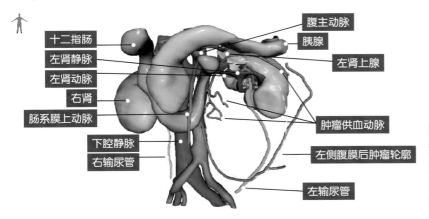

图37-7　左侧腹膜后肿瘤术前手术范围规划（从正面摄片）。可见肿瘤供血动脉发自腹主动脉，肿瘤向上压迫左肾动静脉，向后方压迫输尿管

第三节　右肾周区副神经节瘤/嗜铬细胞瘤

一、肾血管上亚区

病例三十八

女性，39岁。因"心悸、大汗伴血压升高1年，发现右肾上腺肿瘤3个月"入院。

病史

患者1年前无明显诱因出现心悸、大汗，伴头晕、头痛，测血压最高210/120mmHg，症状持续时间短，缓解后血压恢复正常，口服硝苯地平降压对症治疗，后症状发作逐渐频繁。3个月前超声检查提示右肾上腺区可见约5.2cm×4.4cm×3.5cm低回声包块，边界清，形态规则。内分泌化验提示血MN 23.5pg/ml，血NMN 5846.9pg/ml，24小时尿NE 551.04μg/24h。行腹部增强CT提示：右肾上腺区可见4.2cm×3.9cm大小类圆形肿块影，密度均匀，边缘清晰，增强后明显强化。MIBG显像及生长抑素受体显像均提示右肾上腺区见放射性摄取增高区，考虑嗜铬细胞瘤。

患者1个月前开始行药物准备，目前口服酚苄明10mg q8h，血压、心率平稳，无明显性低血压，有轻度鼻塞，甲床红润，肢端温暖，体重较服药前增加2kg。既往、个人、家族史无特殊。

影像学检查

1. 腹盆增强CT：右肾上腺区可见类圆形异常密度影，较大截面约3.8cm×4.9cm，平均CT值约38HU，增强扫描呈明显不均匀强化。右肾上腺区占位考虑嗜铬细胞瘤（图38-1）。

2. 肾上腺髓质显像：右肾上腺放射性增高区，考虑为嗜铬细胞瘤。

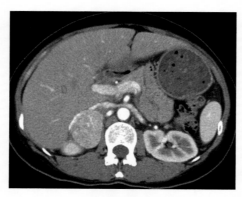

图38-1　右肾上腺肿瘤最大截面（轴位），
动脉期

3. 生长抑素受体显像：右肾上腺区见放射性摄取增高区。

术前诊断

右肾上腺嗜铬细胞瘤

手术

1. 手术名称：后腹腔镜右肾上腺嗜铬细胞瘤切除术。

2. 3D影像与术中情况

（1）3D影像见肿瘤位于右肾上腺区、右肾血管上方、下腔静脉后方（图38-2）：首选经腹膜后入路，肿瘤由右肾动脉分支供血，该入路便于游离右肾动脉；肿瘤与下腔静脉关系较为紧密，该入路便于分离肿瘤与下腔静脉。

（2）3D影像见肿瘤位于右肾血管上方、右肾静脉汇入下腔静脉处（图38-3、图38-4）：术中见肿瘤向下压迫右肾动、静脉，解剖时注意保护肾门血管。

（3）3D影像见肿瘤供血动脉发自右肾动脉（图38-5）：术中见肾动脉分支自肿瘤下极穿入肿瘤，以Hem-o-lok夹闭后切断。术中见右肾上腺中央静脉较粗大，考虑肿瘤血液经此回流，以Hem-o-lok夹闭后切断。

病理诊断

（右肾上腺肿物）病变考虑为嗜铬细胞瘤。

3D可视化重建

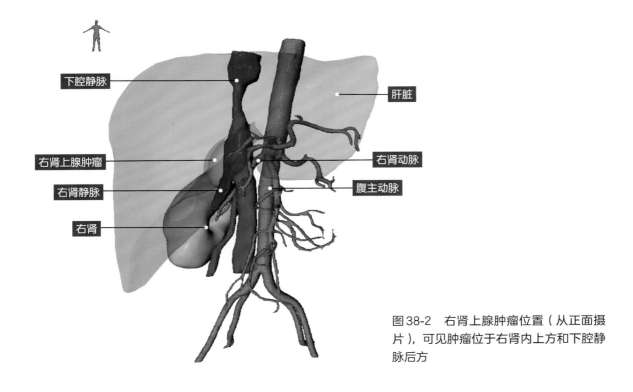

下腔静脉

肝脏

右肾上腺肿瘤

右肾动脉

右肾静脉

腹主动脉

右肾

图38-2　右肾上腺肿瘤位置（从正面摄片），可见肿瘤位于右肾内上方和下腔静脉后方

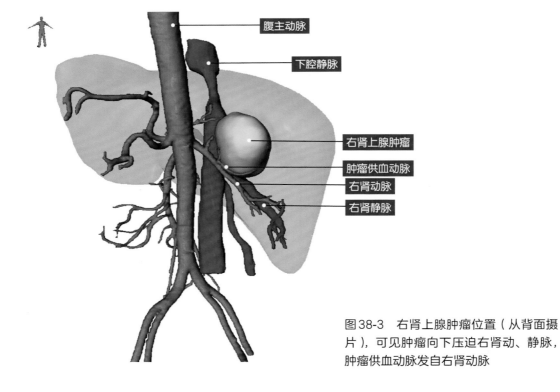

腹主动脉

下腔静脉

右肾上腺肿瘤

肿瘤供血动脉

右肾动脉

右肾静脉

图38-3　右肾上腺肿瘤位置（从背面摄片），可见肿瘤向下压迫右肾动、静脉，肿瘤供血动脉发自右肾动脉

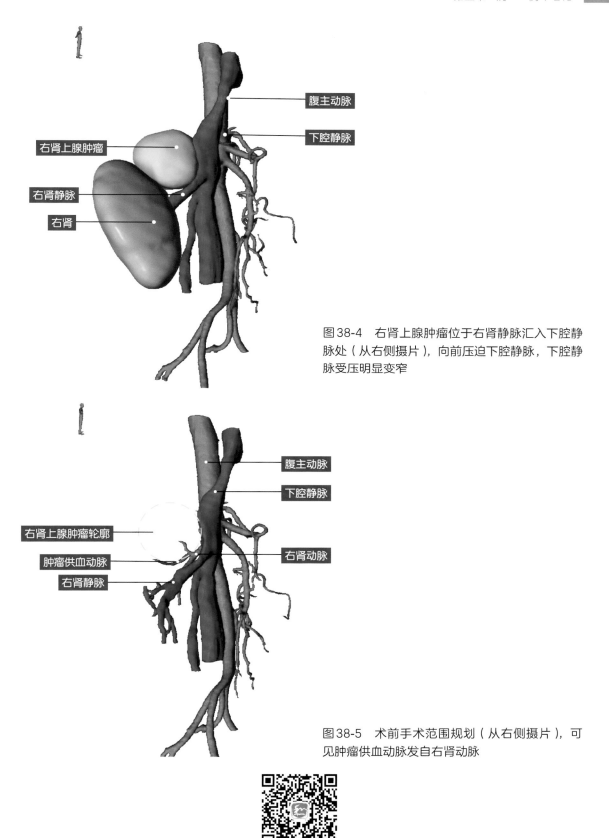

图 38-4　右肾上腺肿瘤位于右肾静脉汇入下腔静脉处（从右侧摄片），向前压迫下腔静脉，下腔静脉受压明显变窄

图 38-5　术前手术范围规划（从右侧摄片），可见肿瘤供血动脉发自右肾动脉

病例三十九

女性，30岁。因"发现右肾上腺肿瘤2个月"入院。

病史

2个月前患者体检超声检查发现右肾上腺肿瘤，大小约6.0cm×4.3cm。患者遂就诊于我院，增强CT提示右肾上腺区占位，大小约5.8cm×4.7cm，增强扫描呈明显不均匀强化。生长抑素受体显像提示右肾上腺区域占位不除外嗜铬细胞瘤。肾上腺髓质显像提示右肾上腺区嗜铬细胞瘤可能。内分泌化验提示24小时尿NE 102.34μg/24h，24小时尿E 70.58μg/24h，24小时尿DA 352.90μg/24h，血NMN 3.54nmol/L，血MN 6.83nmol/L。

患者无明显伴随症状。患者3周前开始行药物准备，目前口服酚苄明10mg q12h，血压、心率平稳，无明显直立性低血压，有轻度鼻塞，甲床红润，肢端温暖，体重较服药前增加1.5kg。既往、个人、家族史无特殊。

影像学检查

1. 腹部增强CT：右肾上腺区见椭圆形软组织密度影，大小约5.8cm×4.7cm，其内密度不均，多发片状低密度影，平扫CT值约51HU，增强扫描呈明显不均匀强化。右肾上腺区占位，请结合临床，恶性病变不除外（图39-1）。

2. 腹部超声检查：右肾上腺肿瘤，位于肝与右肾之间，混合回声，大小约6.0cm×4.3cm，边界清晰，形态规则，周围及内部未见异常血流信号，提示肝与右肾之间囊实性包块，考虑右肾上腺来源可能。

3. 生长抑素受体显像：腹部断层显像提示右肾上腺区域占位，生长抑素受体轻度表达，不除外嗜铬细胞瘤。

4. 肾上腺髓质显像：右肾上腺区异常放射性浓聚灶，考虑嗜铬细胞瘤可能。

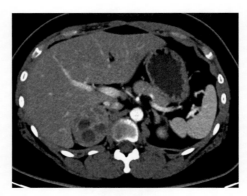

图39-1　右肾上腺肿瘤最大截面（轴位），动脉期

术前诊断

右肾上腺嗜铬细胞瘤

手术

1. 手术名称：后腹腔镜右肾上腺嗜铬细胞瘤切除术。
2. 3D影像与术中情况

（1）3D影像及术中可见肿瘤位于肝肾间，紧邻下腔静脉体积较大（图39-2、图39-3）：术中充分游离肾脏，松解肿瘤周围结缔组织（避免损伤肝脏和下腔静脉）。

（2）3D影像及术中可见肿瘤供血动脉直接发自腹主动脉（图39-3）：肿瘤供血动脉主要位于肿瘤内侧及肿瘤下方，术中游离肿瘤内侧及下方时尤其注意逐根离断肿瘤周边血管。

（3）3D影像及术中可见肾上腺中央静脉位于肿瘤下方（图39-4）：肿瘤血液经中央静脉回流至下腔静脉，图39-5分离肿瘤下方时注意轻柔操作，避免损伤中央静脉。

病理诊断

（右肾上腺肿瘤）符合嗜铬细胞瘤。免疫组化结果：AE1/AE3（－），CD56（＋），CgA（＋），Ki-67（index 3%），S-100（＋），Syn（＋）。

3D可视化重建

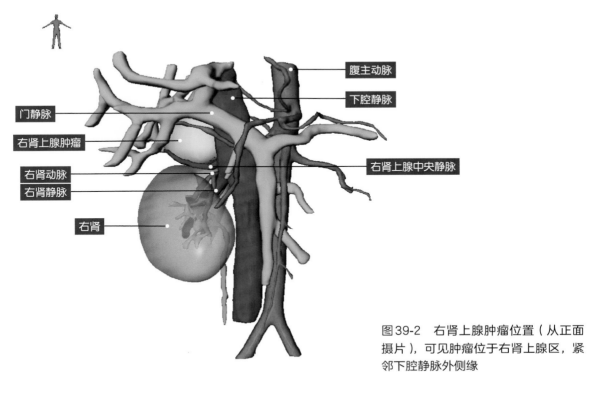

门静脉
右肾上腺肿瘤
右肾动脉
右肾静脉
右肾

腹主动脉
下腔静脉
右肾上腺中央静脉

图39-2　右肾上腺肿瘤位置（从正面摄片），可见肿瘤位于右肾上腺区，紧邻下腔静脉外侧缘

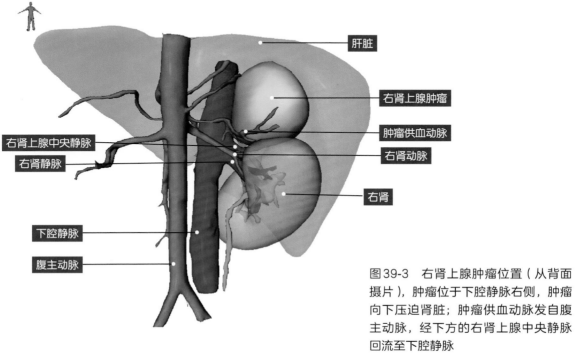

肝脏
右肾上腺肿瘤
肿瘤供血动脉
右肾动脉
右肾

右肾上腺中央静脉
右肾静脉
下腔静脉
腹主动脉

图39-3　右肾上腺肿瘤位置（从背面摄片），肿瘤位于下腔静脉右侧，肿瘤向下压迫肾脏；肿瘤供血动脉发自腹主动脉，经下方的右肾上腺中央静脉回流至下腔静脉

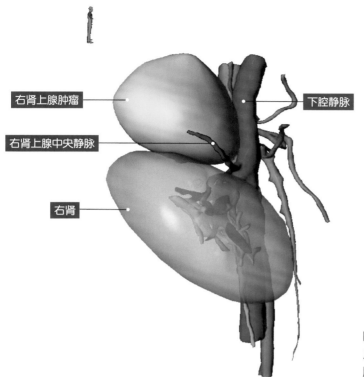

图39-4　右肾上腺肿瘤（从右侧摄片），可见肿瘤向前、向下分别压迫下腔静脉和右肾

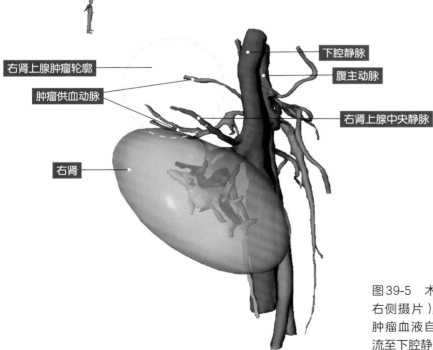

图39-5　术前手术范围规划（从右侧摄片），可见肿瘤供血动脉，肿瘤血液自右肾上腺中央静脉回流至下腔静脉

病例四十

男性，64岁。因"发现右肾上腺肿瘤2月余"入院。

病史

患者2个月前体检发现右肾上腺肿瘤，自述偶有起立时头晕，余无明显伴随症状。患者遂就诊于我院门诊，行肾上腺增强CT提示右肾上腺区见类圆形不均匀软组织密度影，大小约4.9cm×4.7cm，增强扫描呈不均匀明显强化，考虑嗜铬细胞瘤可能。内分泌化验提示血NMN 10.36nmol/L，24小时尿儿茶酚胺正常。生长抑素受体显像未见明显异常。门诊考虑右肾上腺嗜铬细胞瘤诊断可能。

患者1个月前开始行药物准备，目前口服酚苄明早15mg、中10mg、晚15mg，血压、心率平稳，无明显直立性低血压，有轻度鼻塞，甲床红润，肢端温暖，体重较服药前无明显增加。既往、个人、家族史无特殊。

影像学检查

1. 肾上腺增强CT＋冠矢状重建：右肾上腺显示不清，右肾上腺区见类圆形不均匀软组织密度影，大小约4.9cm×4.7cm，边界清，增强扫描呈不均匀明显强化，其内见片状低密度低强化影，病变与肝右叶间脂肪间隙消失（图40-1）。

2. 生长抑素受体显像：生长抑素受体显像未见明显异常。

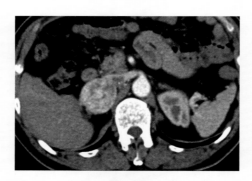

图 40-1　右肾上腺肿瘤最大截面（轴位），动脉期

术前诊断

右肾上腺嗜铬细胞瘤

手术

1. 手术名称：3D后腹腔镜右肾上腺嗜铬细胞瘤切除术。

2. 3D影像与术中情况

（1）3D影像见肿瘤与肝脏、胰腺关系密切（图40-2、图40-4）：术中见肿瘤与肝脏粘连紧密，紧邻肝脏游离肿瘤。

（2）3D影像见肿瘤压迫下腔静脉、肾静脉（图40-3～图40-5）：术中见肿瘤位于下腔静脉右后方，肿瘤紧邻肾门并向下压迫肾静脉，肿瘤与静脉之间粘连明显，解剖时注意保护。

（3）3D影像见肿瘤供血动脉发自右肾动脉（图40-3、图40-6）：术中见肿瘤周围大量迂曲的动、静脉，解剖肿瘤下极时注意保护右肾动、静脉，可见肿瘤供血动脉发自右肾动脉，以Hem-o-lok夹闭后离断。

病理诊断

肾上腺嗜铬细胞瘤。免疫组化结果：Melan-A（－），AE1/AE3（－），CgA（＋），Ki-67（index 1%），S-100（＋），α-inhibin（－），Syn（＋），SDHB（＋）。

3D可视化重建

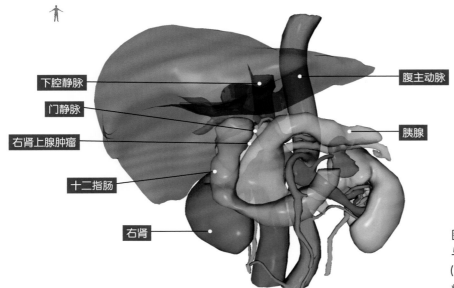

图40-2　右肾上腺肿瘤与周围脏器血管的关系（从正面摄片），可见肿瘤位于右肾上腺区，在胰腺、门静脉后方

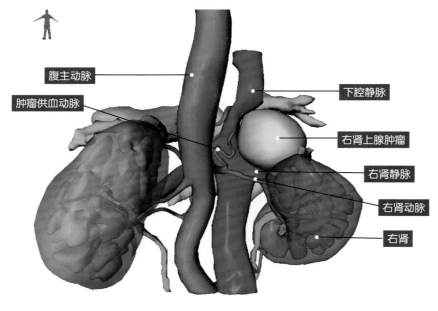

图40-3　右肾上腺肿瘤与周围脏器血管的关系（从背面摄片），肿瘤位于右肾静脉汇入下腔静脉处，右肾静脉近端和下腔静脉受肿瘤压迫明显变窄，肿瘤供血动脉发自右肾动脉

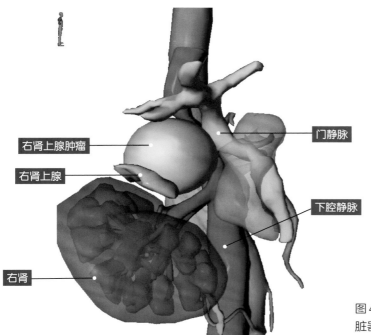

图 40-4 右肾上腺肿瘤与周围脏器血管的关系（从右侧摄片），可见下腔静脉受压明显，肿瘤与右肾静脉主干、胰腺关系密切

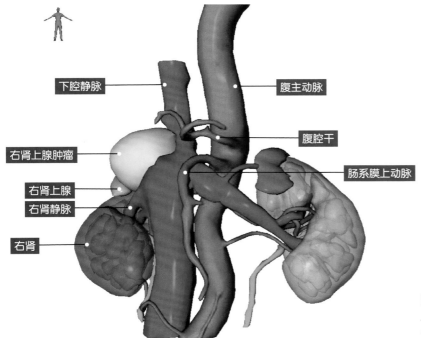

图 40-5 右肾上腺肿瘤与下腔静脉的关系（从正面摄片）

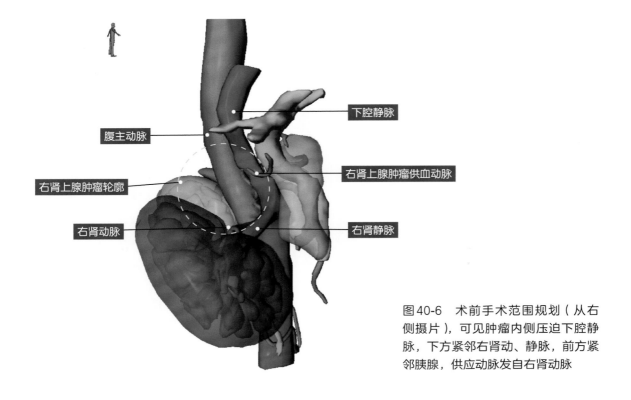

下腔静脉

腹主动脉

右肾上腺肿瘤供血动脉

右肾上腺肿瘤轮廓

右肾动脉

右肾静脉

图 40-6　术前手术范围规划（从右侧摄片），可见肿瘤内侧压迫下腔静脉，下方紧邻右肾动、静脉，前方紧邻胰腺，供应动脉发自右肾动脉

病例四十一

男性，58岁。因"发现右肾上腺肿物11年，血压升高1年余"入院。

病史

患者11年前无明显诱因全腹痛，NRS 8～9分，就诊于外院完善增强CT发现右肾上腺肿物，无其余伴随症状，未重视。1年前患者无诱因出现阵发性血压升高，血压最高220/140mmHg，伴心悸、大汗、手抖，于外院查腹部增强CT提示5cm×3cm右肾上腺占位，外院考虑嗜铬细胞瘤，遂行腹腔镜探查，因肿物与周围组织异常粘连，中止手术，术中取组织活检病理报告:（右侧部分肾上腺肿瘤组织）脂肪瘤。8个月前患者就诊我院门诊，腹盆增强CT提示右肾上腺区软组织肿块影，大小约5.6cm×4.9cm，增强后动脉期显著强化。MIBG显像提示右肾上腺区见一团块状放射性异常浓聚灶。内分泌化验提示血NMN 7.27nmol/L，血MN 7.26nmol/L，24小时尿NE 107.9μg/24h，24小时尿E 254.9μg/24h，余内分泌化验未见异常。

患者7个月前开始行药物准备，目前口服酚苄明10mg q12h，血压、心率平稳，无明显直立性低血压，鼻塞，甲床红润，肢端温暖，体重较服药前增加2kg。既往、个人、家族史无特殊。

影像学检查

1. 腹盆增强CT：右肾上腺结构显示不清，右肾上腺区可见一大小约5.6cm×4.9cm的软组织肿块影，密度较均匀，平均CT值为37HU，增强后动脉期显著强化，CT值为120HU，其内可见小片状低强化区，门静脉期及延迟后病灶仍呈较明显强化。右肾上腺肿物，考虑嗜铬细胞瘤可能（图41-1）。

2. 肾上腺髓质显像：右肾上腺区见一团块状放射性异常浓聚灶，考虑右肾上腺嗜铬细胞瘤。

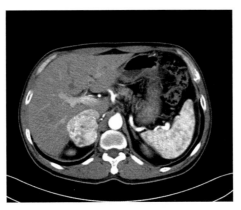

图41-1　右肾上腺嗜铬细胞瘤最大截面（轴位），动脉期

术前诊断

右肾上腺嗜铬细胞瘤

手术

1. 手术名称：后腹腔镜中转开放右肾上腺嗜铬细胞瘤探查切除＋下腔静脉重建术。

2. 3D 影像与术中情况

（1）3D 影像可见肿瘤位于右肾上腺区，体积较大（图41-2、图41-3）：患者肿瘤位于右肾上腺区，且前次手术为经腹腔入路，本次手术首先采取经后腹腔入路。术中见右侧肾周粘连广泛、严重，其中右肾腹侧粘连严重、无法松解，遂打开腹膜，游离右肾上极；进一步游离右肾与肝脏之间的粘连，探及肿瘤，色苍白。瘤体与肾上极、肝脏及下腔静脉界限不清，遂中转开放。

（2）3D 影像可见肿瘤位于右肾静脉汇入下腔静脉处的后方，下腔静脉受压变窄明显（图41-3 ～图41-5）：术中见肿瘤与十二指肠及下腔静脉粘连严重，松解粘连带，将十二指肠仔细松解并将肿瘤与下腔静脉分离，见肿瘤内侧与下腔静脉后壁紧密粘连，无法分离；为切除肿瘤，使用动脉阻断夹夹闭下腔静脉，将部分下腔静脉壁切除，以4-0血管线连续缝合下腔静脉壁。

（3）3D 影像见肿瘤向下压迫右肾动、静脉（图41-3、图41-4）：术中见肿瘤与肾动、静脉关系较为紧密，肿瘤周围血管增多迂曲，肿瘤供血动脉发自右肾动脉，以5-0血管线缝扎供应瘤体的动脉。

病理诊断

（右肾上腺肿物）嗜铬细胞瘤。

3D可视化重建

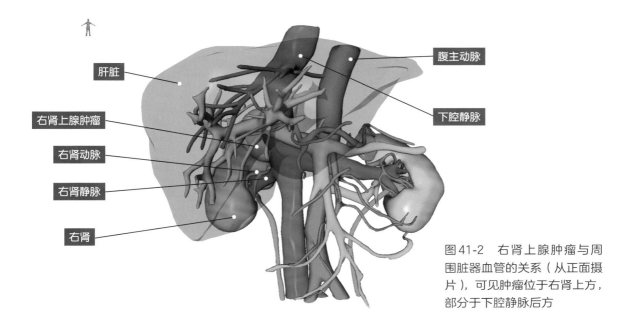

肝脏

腹主动脉

右肾上腺肿瘤

下腔静脉

右肾动脉

右肾静脉

右肾

图41-2 右肾上腺肿瘤与周围脏器血管的关系（从正面摄片），可见肿瘤位于右肾上方，部分于下腔静脉后方

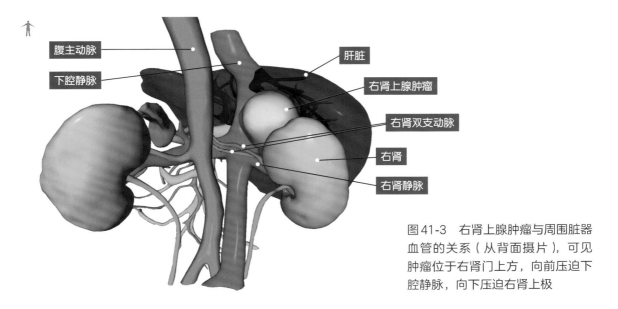

腹主动脉

肝脏

下腔静脉

右肾上腺肿瘤

右肾双支动脉

右肾

右肾静脉

图41-3 右肾上腺肿瘤与周围脏器血管的关系（从背面摄片），可见肿瘤位于右肾门上方，向前压迫下腔静脉，向下压迫右肾上极

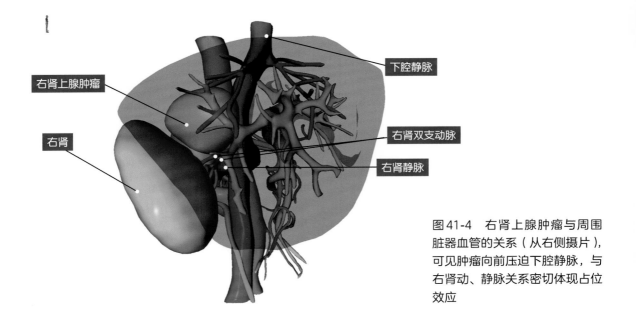

图 41-4 右肾上腺肿瘤与周围脏器血管的关系（从右侧摄片），可见肿瘤向前压迫下腔静脉，与右肾动、静脉关系密切体现占位效应

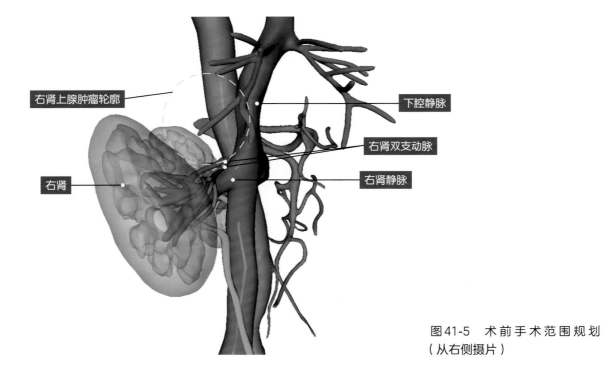

图 41-5 术前手术范围规划（从右侧摄片）

病例四十二

男性，47岁。主因"发现右肾上腺肿瘤3月余"入院。

病史

患者3个月前体检行腹部超声检查发现右肾上腺囊实性回声，大小约4.4cm×3.5cm。无明显伴随症状。后于当地医院行增强CT提示右肾前方可见一囊实性肿物，增强扫描边缘实性部分中度强化，中心囊性部分未见明显强化。遂就诊于我院，行内分泌化验提示血NMN 1.95nmol/L，血NM 4.07nmol/L，24小时尿E 51.4μg/24h，余内分泌化验未见明显异常。生长抑素受体显像未见明显异常。肾上腺髓质显像：右肾上腺区异常所见考虑嗜铬细胞瘤可能。

患者2个月前开始行药物准备，目前口服酚苄明10mg q8h，血压、心率平稳，无明显直立性低血压，有轻度鼻塞，甲床红润，肢端温暖，体重较服药前增加1kg。既往史：患者30年前诊断为神经纤维瘤病，未予治疗。1年前行皮下肿物切除术，术后病理神经纤维瘤。高血压病史3个月，最高可达150/90mmHg，规律服用特拉唑嗪2mg qd，平素血压控制可。余既往、个人、家族史无特殊。

影像学检查

1. 腹盆增强CT：右肾上腺区见类圆形的等、低密度影，大小约4.1cm×4.0cm，增强扫描病变实性部分呈中度强化；考虑右肾上腺区嗜铬细胞瘤可能（图42-1、图42-2）。

2. 肾上腺髓质显像：右肾上腺区异常所见，考虑嗜铬细胞瘤可能。

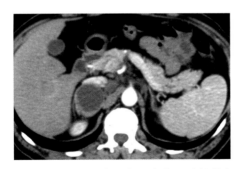 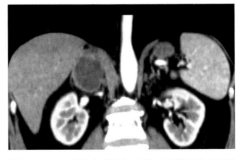

图42-1 右肾上腺肿瘤最大截面（轴位），动脉期　　图42-2 右肾上腺肿瘤最大截面（冠状位），动脉期

术前诊断

1. 右肾上腺嗜铬细胞瘤
2. 神经纤维瘤病

手术

1. 手术名称：后腹腔镜右肾上腺嗜铬细胞瘤切除术。

2. 3D影像与术中情况

（1）3D影像可见肿瘤下极紧邻右肾动、静脉（图42-3～图42-5、图42-7～图42-9）：术中首先游离右肾动脉以备阻断，然后充分游离右肾上极至肾脏内侧，局部粘连明显。可见右肾上腺被压成薄片紧贴于肿瘤表面，难以分离。

（2）3D影像可见肿瘤位于右肾静脉汇入下腔静脉处，向下压迫右肾静脉，向内侧压迫下腔静脉（图42-7～图42-9）：术中见肿瘤与下腔静脉、右肾静脉表面粘连较为致密，将肿瘤周边游离后，助手将肿瘤向头侧稍牵引以显露肿瘤下极与右肾静脉之间的缝隙，以锐性与钝性相结合的方式游离肿瘤下极，然后将肿瘤向上方、背侧适当牵引以显露下腔静脉与肿瘤的间隙，同法进行分离。

（3）3D影像可见腹主动脉周围多发结节（图42-3、图42-5）：术中于下腔静脉肾上极水平见多个神经纤维瘤，1～3cm不等，与周围粘连明显，予完整切除。

（4）3D影像可见肿瘤供血动脉发自腹腔干起始部（图42-6）：术中可见肿瘤供血动脉位于肿瘤上极，Hem-o-lok夹闭后切断。

病理诊断

右肾上腺嗜铬细胞瘤。

3D可视化重建

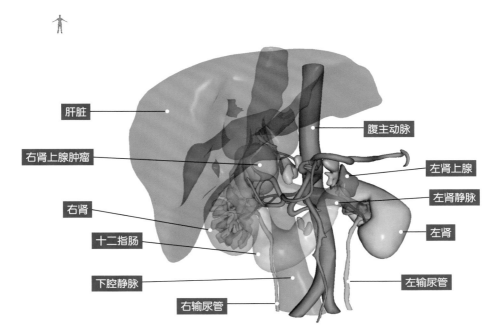

图42-3 右肾上腺肿瘤与周围脏器的关系（从正面摄片），可见肿瘤主要位于下腔静脉和十二指肠后方，紧邻右肾门

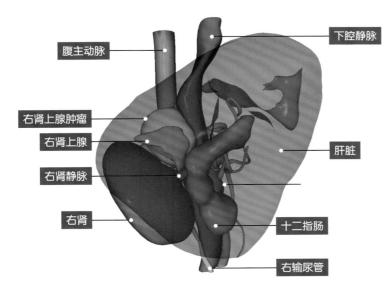

图42-4 右肾上腺肿瘤与周围脏器的关系（从右侧摄片），可见肿瘤向前明显压迫下腔静脉，肿瘤下方与右肾静脉紧邻，前方紧邻十二指肠起始部、降部

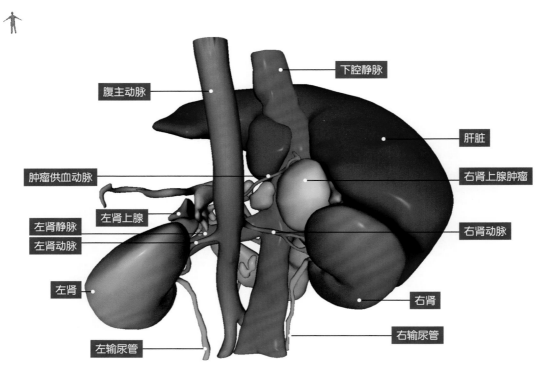

图 42-5　右肾上腺肿瘤与周围脏器的关系（从背面摄片），可见肿瘤位于右肾门，下方与右肾动脉紧邻，肿瘤供血动脉来自肿瘤内侧

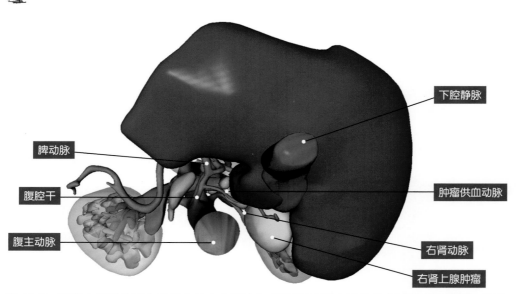

图 42-6　右肾上腺肿瘤供血动脉（从上方摄片），可见肿瘤供血动脉发自腹腔干起始部，经肿瘤上极进入肿瘤

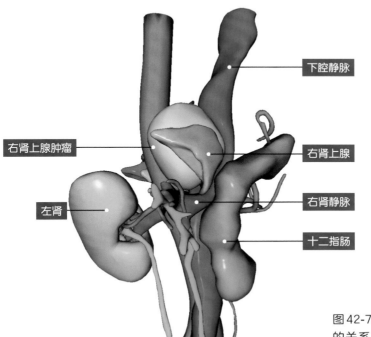

下腔静脉

右肾上腺肿瘤

右肾上腺

左肾

右肾静脉

十二指肠

图42-7 右肾上腺肿瘤与十二指肠的关系（从右侧摄片），可见肿瘤与十二指肠起始部、降部紧邻

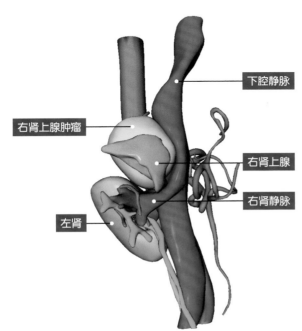

下腔静脉

右肾上腺肿瘤

右肾上腺

右肾静脉

左肾

图42-8 右肾上腺肿瘤与静脉的关系，可见肿瘤向前压迫下腔静脉，下方与右肾静脉关系密切，尤其肿瘤压迫右肾静脉汇入下腔静脉处（从右侧摄片）

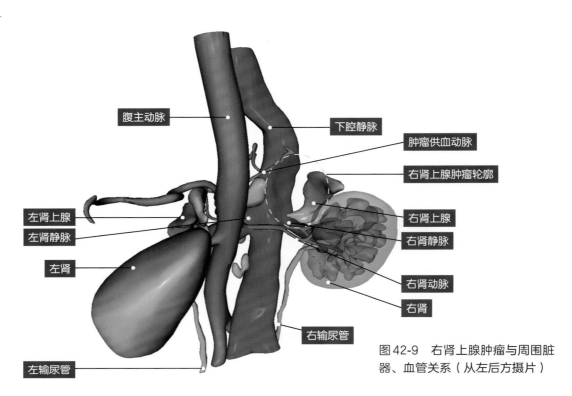

腹主动脉

下腔静脉

肿瘤供血动脉

右肾上腺肿瘤轮廓

左肾上腺

左肾静脉

右肾上腺

右肾静脉

左肾

右肾动脉

右肾

右输尿管

左输尿管

图42-9　右肾上腺肿瘤与周围脏器、血管关系（从左后方摄片）

病例四十三

男性，29岁。主因"发现右肾上腺肿瘤2月余"入院。

病史

患者2个月前因乏力、心悸于外院就诊，腹部超声检查提示右肾上腺占位，考虑嗜铬细胞瘤可能。患者出现阵发性头痛，伴血压升高，血压最高160/110mmHg，伴四肢疼痛，血压可自行降至正常，余无明显伴随症状。患者后就诊于我院，完善血清总皮质醇（早8点）985.3nmol/L，24小时UFC 152.1μg/24h，血浆ACTH（早8点）50.4pg/ml，血NMN 27.36nmol/L，血MT 0.632nmol/L，24小时尿NE 4359.7μg/24h，24小时尿DA 2316.3μg/24h，余内分泌化验未见明显异常。腹盆增强CT提示右肾上腺区可见一类圆形密度不均占位，大小约5.4cm×4.4cm，增强扫描外周实质部分明显强化，内可见血管影。生长抑素受体显像提示右肾上腺囊实性占位，实性部分肿物轻度放射性摄取。肾上腺髓质显像未见明显异常。

患者1个月前开始行药物准备，目前口服酚苄明10mg q8h，血压、心率平稳，无明显直立性低血压，有轻度鼻塞，甲床红润，肢端温暖，体重较服药前无明显增加。既往史：诊断2型糖尿病2个月，目前血糖控制良好。余既往、个人、家族史无特殊。

影像学检查

1. 腹盆增强CT：右肾上腺区可见一类圆形密度不均占位，大小约5.4cm×4.4cm，平扫CT值约18.1HU，内似可见分隔，增强扫描外周实质部分明显强化，内可见血管影，另可见内部低密度无强化区。下腔静脉受压改变，管腔局部变窄（图43-1）。

2. 奥曲肽显像：右肾上腺见一5.6cm×4.5cm囊实性占位，实性部分肿物轻度放射性摄取。

3. 肾上腺髓质显像：未见明显异常。

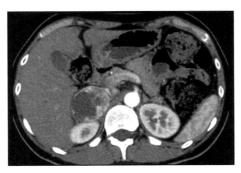

图43-1　右肾上腺肿瘤最大截面（轴位），动脉期

术前诊断

右肾上腺嗜铬细胞瘤

手术

1. 手术名称：后腹腔镜右肾上腺嗜铬细胞瘤切除术。

2. 3D影像与术中情况

（1）3D影像可见肿瘤与肝脏、右肾、下腔静脉、十二指肠等周围组织器官关系密切（图43-2、图43-3）肿瘤由多支直接发自右肾动脉的分支直接供血（图43-4、图43-6、图43-7）：术中可见肿瘤周边血管迂曲、怒张，其中供血动脉较为粗大，以Hem-o-lok夹闭后切断。

（2）3D影像可见肿瘤内侧压迫下腔静脉，肿瘤下极与左肾动、静脉紧邻（图43-4、图43-6、图43-7）：术中可见右肾动脉分支穿入肿瘤内，以Hem-o-lok断扎。术中见肿瘤下极紧邻右肾静脉，部分粘连，游离并显露右肾静脉，从右肾静脉平面向头侧沿肿瘤表面充分游离下腔静脉，将肿瘤与下腔静脉分离，并显露、结扎右肾上腺中央静脉。

（3）3D影像可见肿瘤下极腹侧紧邻十二指肠（图43-5）：术中可见十二指肠位于肿瘤腹侧，与肿瘤之间尚有潜在间隙，以钝性分离将十二指肠推离肿瘤。

病理诊断

右肾上腺嗜铬细胞瘤。免疫组化结果：Melan-A（－），AE1/AE3（－），CgA（＋），Ki-67（index 3%），S-100（＋），α-inhibin（散在＋），Syn（＋），SDHB（＋），MGMT（部分＋），CD34（－）。

3D可视化重建

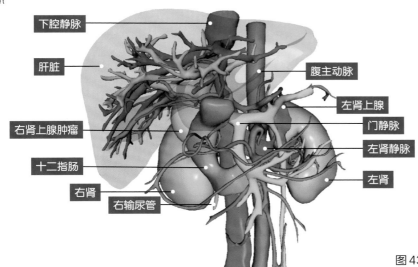

图43-2　右肾上腺肿瘤与周围
脏器的关系（从正面摄片）

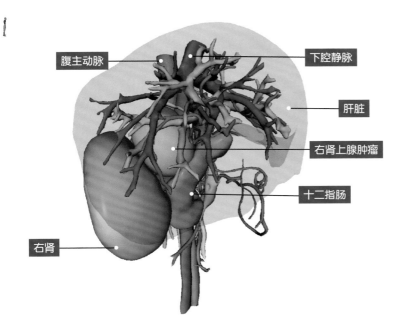

图43-3　右肾上腺肿瘤与周围
脏器的关系（从右侧摄片）

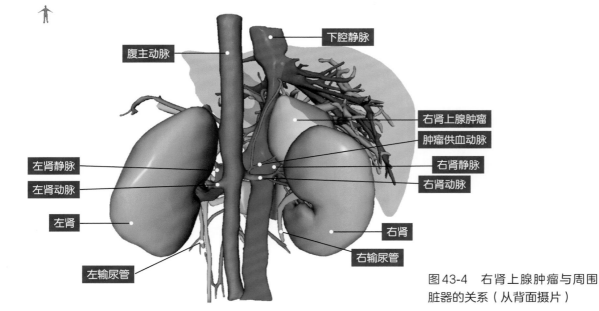

图 43-4 右肾上腺肿瘤与周围
脏器的关系（从背面摄片）

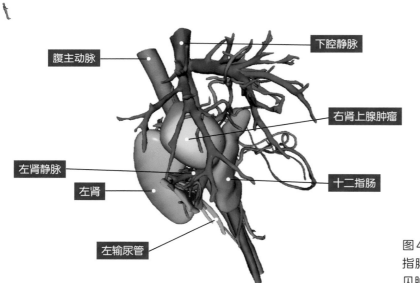

图 43-5 右肾上腺肿瘤与十二
指肠的关系（从右侧摄片），可
见肿瘤与十二指肠关系密切

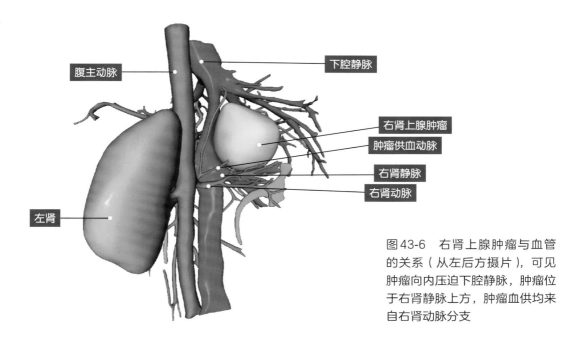

腹主动脉

下腔静脉

右肾上腺肿瘤

肿瘤供血动脉

右肾静脉

右肾动脉

左肾

图43-6 右肾上腺肿瘤与血管的关系（从左后方摄片），可见肿瘤向内压迫下腔静脉，肿瘤位于右肾静脉上方，肿瘤血供均来自右肾动脉分支

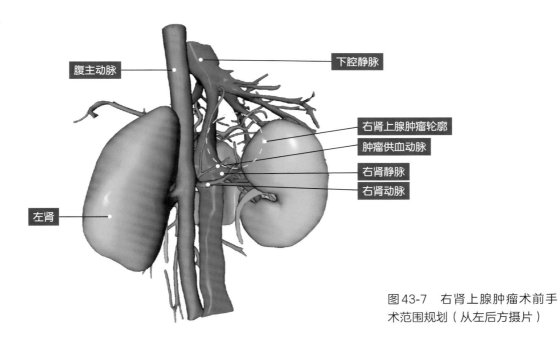

腹主动脉

下腔静脉

右肾上腺肿瘤轮廓

肿瘤供血动脉

右肾静脉

右肾动脉

左肾

图43-7 右肾上腺肿瘤术前手术范围规划（从左后方摄片）

病例四十四

女性，16岁。主因"发现右肾上腺肿物4月余"入院。

病史

患者4个月前体检影像学检查发现右肾上腺区肿物，无明显血压升高或伴随症状。患者于当地医院完善腹部增强CT检查提示右肾上腺区占位性病变，大小约5.7cm×6.5cm，密度不均匀，增加后强化不均匀，考虑嗜铬细胞瘤可能性大。3个月前患者于我院门诊就诊，完善内分泌相关化验检查，24小时尿NE 74.75μg/24h，24小时尿E 107.51μg/24h，24小时尿DA 2100.95μg/24h，血NMN 13.12nmol/L，血MN 3.54nmol/L。肾上腺髓质显像提示右肾上腺区可见团块状放射性浓聚影，考虑为嗜铬细胞瘤。2个月前患者来我院复查腹盆增强CT+三维重建检查提示右肾上腺区富血供占位，大小约5.5cm×6.7cm，嗜铬细胞瘤不除外。

2个月前开始予患者酚苄明口服进行药物准备，目前用量为15mg q8h，监测卧立位血压、心率未见异常，患者有鼻塞症状，甲床红润，肢端温暖，无其他不适症状，体重较服药前增加约3kg。既往、个人、家族史无特殊。

影像学检查

1. 腹盆增强CT：右肾上腺区类圆形占位，最大截面约5.5cm×6.7cm，增强扫描可见明显不均匀强化，动脉期病灶边缘可见明显强化细小血管影。肝右缘略受压改变（图44-1、图44-2）。

2. 肾上腺髓质显像：右肾上腺区可见团块状放射性浓聚影。

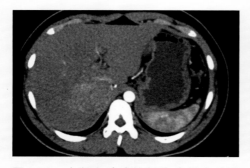 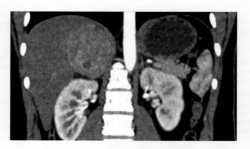

图44-1　右肾上腺嗜铬细胞瘤最大截面（轴位），动脉期　　图44-2　右肾上腺嗜铬细胞瘤最大截面（冠状位），动脉期

术前诊断

右肾上腺嗜铬细胞瘤

手术

1. 手术名称：右肾上腺嗜铬细胞瘤切除术。

2. 3D影像与术中情况

（1）3D影像及术中可见肿瘤来源于右肾上腺，肿瘤位于肝后，与下腔静脉关系密切（图44-3～图44-7）：患者平卧位，做右侧肋缘下切口，逐层切开进腹，探查右肾上腺区可见一枚直径约7cm类圆形肿物，表面呈灰白，质地韧。结扎切断肝圆韧带，切开肝镰状韧带、右冠状韧带至三角韧带，将肝右叶大部游离后，才能完整显露肿瘤，沿肿瘤包膜仔细游离，将肿瘤与肝脏、下腔静脉之间完整分离，避免损伤。

（2）3D影像可见自腹腔干起始段发出多支动脉供应肿瘤，供血动脉位于下腔静脉与肿瘤之间（图44-3、图44-7）：术中见肿瘤周围多发迂曲血管，紧贴肿瘤进行游离。

（3）3D影像可见肿瘤向前方压迫下腔静脉（图44-3、图44-4）：术中见肾上腺中央静脉短粗，下腔静脉受肿瘤压迫变窄，周围粘连明显；结扎并离断肾上腺中央静脉，并将肿瘤周边的供应血管分束结扎并切断，将肿物及肾上腺完整切除。

病理诊断

嗜铬细胞瘤。免疫组化结果：CgA（＋），Syn（＋），S-100（＋），Melan-A（－），AE1/AE3（－），Ki-67（index 1%），α-inhibin（－），SDHB（＋）。

3D可视化重建

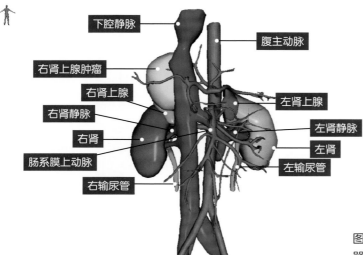

图44-3　右肾上腺嗜铬细胞瘤与周围脏器的关系（从正面摄片）

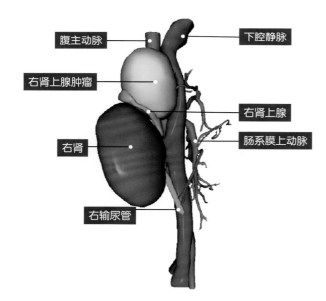

图44-4　右肾上腺嗜铬细胞瘤与周围脏器的关系（从右侧摄片），可见肿瘤向前压迫下腔静脉

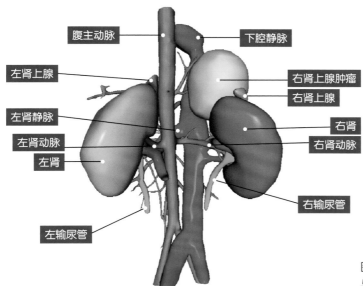

图 44-5　右肾上腺嗜铬细胞瘤与周围脏器的关系（从背面摄片）

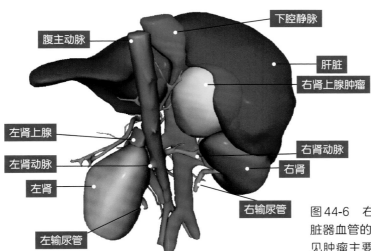

图 44-6　右肾上腺嗜铬细胞瘤与周围脏器血管的关系（从后上方摄片），可见肿瘤主要位于肝脏后方，压迫下腔静脉

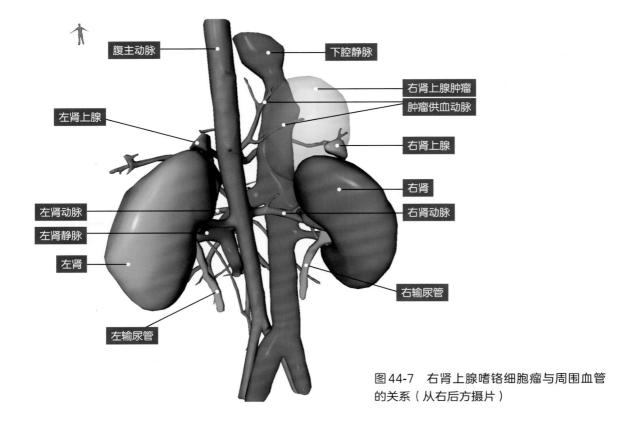

腹主动脉

下腔静脉

右肾上腺肿瘤

肿瘤供血动脉

左肾上腺

右肾上腺

右肾

左肾动脉

右肾动脉

左肾静脉

左肾

右输尿管

左输尿管

图44-7　右肾上腺嗜铬细胞瘤与周围血管的关系（从右后方摄片）

二、肾血管亚区

病例四十五

女性，23岁。因"发现右肾上腺肿瘤2月余"入院。

病史

患者2个月前无明显诱因出现右下腹痛，外院查腹部超声检查发现右肾上腺肿物，周边见稍丰富血流信号，无明显伴随症状，对症镇痛后可缓解。患者遂进一步就诊于我院，查增强CT提示右肾上腺区可见不均匀密度肿块影，中央可见片状低密度灶，大小约6.0cm×4.4cm，增强后动脉期边缘明显强化、中央未见强化，门静脉期、延迟期边缘强化程度逐渐减低；右肾受推压改变；右肾动脉见分支向病灶供血。MIBG显像、生长抑素受体显像未见明显异常。24小时尿NE 111.25μg/24h，血NMN 7.79nmol/L，余内分泌检查未见明显异常。考虑右肾上腺嗜铬细胞瘤可能性大。

患者1个月前开始行药物准备，目前口服酚苄明5mg q12h，血压、心率平稳，无明显直立性低血压，鼻塞明显，甲床红润，肢端温暖，体重较服药前增加7kg。既往、个人、家族史无特殊。

影像学检查

1. 腹盆增强CT：右肾上腺区可见不均匀密度肿块影，中央可见片状低密度灶。大小约6.0cm×4.4cm，增强后动脉期边缘明显强化、中央未见强化，门静脉期、延迟期边缘强化程度逐渐减低。右肾受推压改变。右肾动脉见分支向病灶供血。右肾上腺区富血供占位伴内部坏死，考虑嗜铬细胞瘤可能（图45-1）。

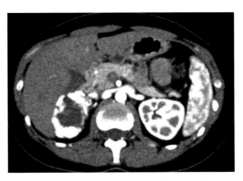

图45-1　右肾上腺肿瘤最大截面（轴位），动脉期

2. 泌尿系统超声检查：肝肾间隙可见混合回声，大小约6.3cm×5.1cm×3.2cm，边界尚清。彩色多普勒血流成像（color Doppler flow imaging，CDFI）：周边内部少许点状血流信号。

术前诊断

右肾上腺嗜铬细胞瘤

手术

1. 手术名称：后腹腔镜右肾上腺嗜铬细胞瘤切除术。

2. 3D影像与术中情况

（1）3D影像及术中可见肿瘤位于右肾上腺区，体积大，明显压迫肾脏（图45-2、图45-3、图45-4）：术中见肿瘤大小约6cm×5cm，形态欠规则，向下压迫肾脏，将肾脏充分游离后肿瘤活动度较前增大，尚可在后腹腔镜下进一步游离肿瘤。

（2）3D影像及术中可见肿瘤供血动脉及回流静脉（图45-3～图45-5）：3D影像重建可见肿瘤供血动脉为两支，均发自右肾动脉，可见肿瘤静脉经右肾上腺中央静脉回流至下腔静脉。术中见肿瘤周围多支迂曲动、静脉呈蚯蚓状，分离肿瘤时应细致解剖，避免损伤动、静脉导致出血。

（3）3D影像可见肿瘤下方为右肾静脉及其分支（图45-6）：肿瘤向下方明显压迫右肾静脉及其分支，右肾静脉受压延长、变窄。术中以钝性分离的方式沿肿瘤边缘仔细游离。

病理诊断

符合肾上腺嗜铬细胞瘤。

3D可视化重建

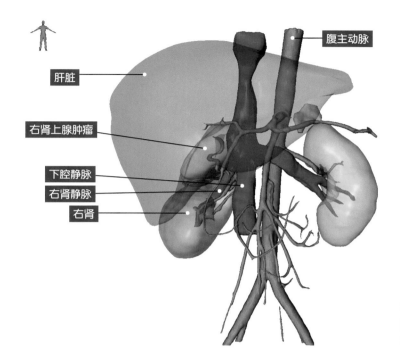

图45-2 右肾上腺肿瘤与周围组织关系（从正面摄片），可见肿瘤位于右肾上腺区，右肾脏受压下移

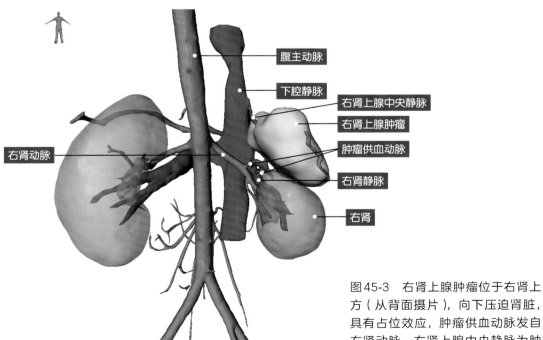

图45-3 右肾上腺肿瘤位于右肾上方（从背面摄片），向下压迫肾脏，具有占位效应，肿瘤供血动脉发自右肾动脉，右肾上腺中央静脉为肿瘤回流静脉

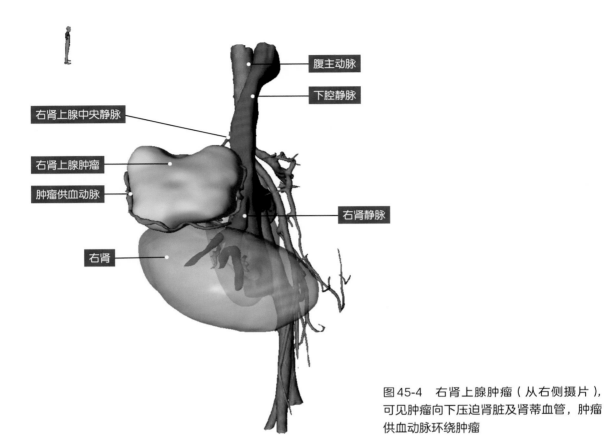

右肾上腺中央静脉

腹主动脉

下腔静脉

右肾上腺肿瘤

肿瘤供血动脉

右肾静脉

右肾

图45-4　右肾上腺肿瘤（从右侧摄片），可见肿瘤向下压迫肾脏及肾蒂血管，肿瘤供血动脉环绕肿瘤

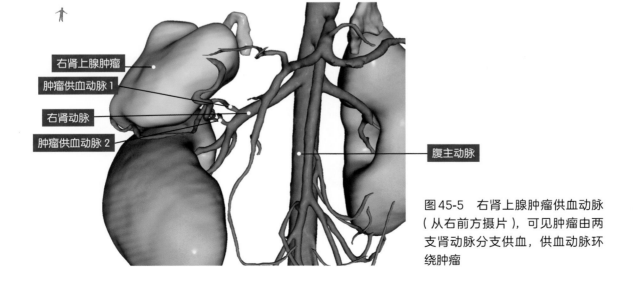

右肾上腺肿瘤

肿瘤供血动脉1

右肾动脉

肿瘤供血动脉2

腹主动脉

图45-5　右肾上腺肿瘤供血动脉（从右前方摄片），可见肿瘤由两支肾动脉分支供血，供血动脉环绕肿瘤

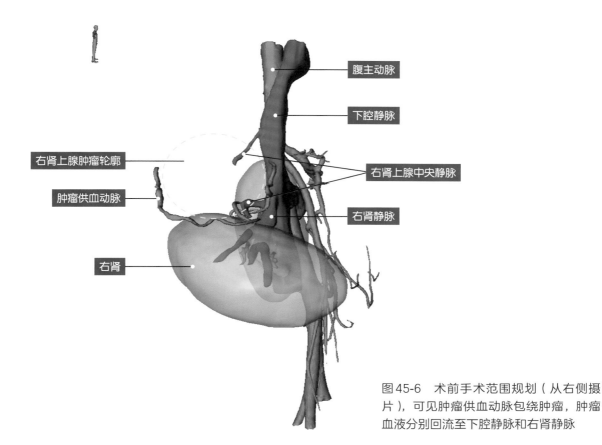

右肾上腺肿瘤轮廓

肿瘤供血动脉

右肾

腹主动脉

下腔静脉

右肾上腺中央静脉

右肾静脉

图45-6　术前手术范围规划（从右侧摄片），可见肿瘤供血动脉包绕肿瘤，肿瘤血液分别回流至下腔静脉和右肾静脉

病例四十六

女性，20岁。因"体检发现右肾上腺肿瘤3月余"入院。

病史

患者3个月前因腹痛于当地医院行超声检查提示右肾上腺区肿瘤，无明显伴随症状。患者就诊我院门诊检查增强CT提示右肾上腺区见分叶状肿块影，大小约7.2cm×6.8cm，增强后呈明显不均匀强化。MIBG显像提示右肾上腺区见巨大放射性摄取浓聚区，考虑嗜铬细胞瘤。内分泌化验提示血NMN 17.13nmol/L，24小时尿NE 187.89μg/24h，余化验未见异常。

患者1个月前开始行药物准备，目前口服酚苄明10mg q8h，血压、心率平稳，无明显直立性低血压，有鼻塞，甲床红润，肢端温暖，体重较服药前增加1kg。既往、个人、家族史无特殊。

影像学检查

1. 腹盆增强CT＋三维重建：右肾上腺区见分叶状肿块影，边界较清，大小约7.2cm×6.8cm，其内密度不均，见斑片状稍高密度影（CT值约50HU）及无明显强化低密度区。增强后呈明显不均匀强化。肿块由右肾动脉、腹主动脉多发小分支供血。右肾静脉向下推移，下腔静脉向前推移。右肾上极受压，右肾上腺正常结构未见（图46-1）。

2. 肾上腺髓质显像：相当于右肾上腺区见巨大放射性摄取浓聚区，考虑嗜铬细胞瘤可能性大。

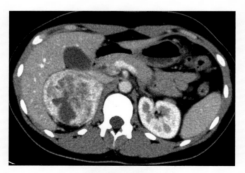

图46-1 右肾上腺肿瘤最大截面（轴位），动脉期

术前诊断

右肾上腺嗜铬细胞瘤

手术

1. 手术名称：3D后腹腔镜右肾上腺嗜铬细胞瘤切除术。

2. 3D影像与术中情况

（1）3D影像可见肿瘤与肝脏、右肾关系紧密（图46-2）：术中见肿瘤与肝脏紧密粘连，沿肿瘤包膜锐性游离，肝面予双极电凝止血。肿瘤向下压迫右肾上极，沿肾脏包膜进行游离。

（2）3D影像可见下腔静脉及右肾静脉受肿瘤压迫明显狭窄（图46-3、图46-4、图46-6）：术中见肿瘤位于右肾静脉汇入下腔静脉处的后方，与下腔静脉、右肾静脉粘连严重，下腔静脉、右肾静脉受压明显狭窄。紧贴肿瘤包膜分离静脉。

（3）3D影像可见肿瘤供血动脉发自右肾动脉和腹主动脉（图46-2、图46-3、图46-5）：术中见肿瘤周围明显迂曲增粗的血管，紧邻肿瘤逐根结扎离断。

病理诊断

肾上腺嗜铬细胞瘤。免疫组化结果：Melan-A（－），AE1/AE3（－），CgA（＋），Ki-67（index 3%），S-100（＋），α-inhibin（－），Syn（＋）。

3D可视化重建

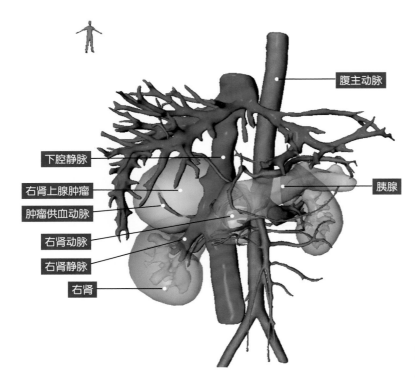

图46-2 右肾上腺肿瘤与周围脏器血管的关系（从正面摄片），可见肿瘤位于右肾上方，部分于下腔静脉后方

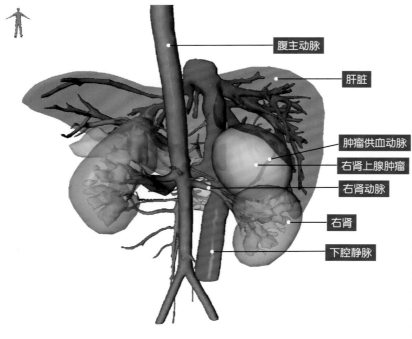

图46-3 右肾上腺肿瘤与周围脏器血管的关系（从背面摄片），可见肿瘤位于右侧肾门上方，向前压迫下腔静脉，向下压迫肾脏及肾动静脉，可见两支主要的肿瘤供血动脉，分别发自腹主动脉和右肾动脉

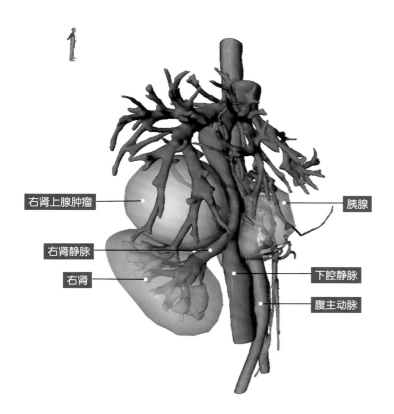

右肾上腺肿瘤

右肾静脉

右肾

胰腺

下腔静脉

腹主动脉

图46-4　右肾上腺肿瘤与周围脏器血管的关系（从右侧摄片），可见下腔静脉、右肾静脉受肿瘤压迫明显狭窄、移位

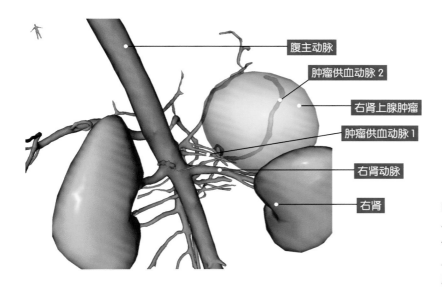

腹主动脉

肿瘤供血动脉2

右肾上腺肿瘤

肿瘤供血动脉1

右肾动脉

右肾

图46-5　右肾上腺肿瘤与周围动脉关系（从右侧摄片），可见肿瘤供血动脉分别发自腹主动脉和右肾动脉

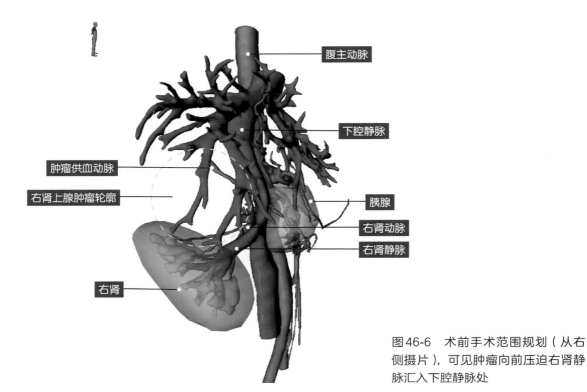

腹主动脉

下腔静脉

肿瘤供血动脉

右肾上腺肿瘤轮廓

胰腺

右肾动脉

右肾静脉

右肾

图 46-6 术前手术范围规划（从右侧摄片），可见肿瘤向前压迫右肾静脉汇入下腔静脉处

病例四十七

男性，27岁。因"血压升高、发现右肾上腺肿瘤3月余"入院。

病史

患者3个月前于外院行延髓至C_2的脊髓血管母细胞瘤切除术，术中收缩压最高达170mmHg，术后血压150/90mmHg，口服硝苯地平后血压控制于140/90mmHg，偶有头晕、头痛等不适。行腹盆增强CT提示右肾上腺可见9.4cm×7.5cm×7.1cm占位，边界清楚，增强强化明显，考虑嗜铬细胞瘤，胰腺及双肾多发囊性变，考虑VHL综合征。1个月前患者就诊于我院泌尿外科，内分泌化验提示24小时尿NE 495.80μg/24h，24小时尿E 7.14μg/24h，血NMN 20.85nmol/L，余内分泌化验未见异常。生长抑素受体显像提示右肾及肝脏之间见一放射性摄取异常增高灶。肾上腺髓质显像提示右肾上腺嗜铬细胞瘤伴中心坏死可能。

患者2周前开始行药物准备，目前口服酚苄明10mg q12h，血压平稳，立位时偶有心悸，心率100～120次/分，无明显直立性低血压，有轻度鼻塞，甲床红润，肢端温暖，体重较服药前增加3kg。既往、个人史无特殊，父亲可疑VHL综合征病史。

影像学检查

1. 腹部增强CT：右肾上腺可见大小约9.4cm×7.1cm×7.5cm占位，边界清楚，动脉期呈边缘结节样强化，门静脉及延迟期逐渐向内强化。胰腺实质及双肾可见多发无强化囊变（图47-1）。

2. 肾上腺髓质显像：右上腹部见团块状放射性摄取增高区，其内部见放射性减低及缺损区，考虑为右肾上腺嗜铬细胞瘤，伴中心坏死可能。

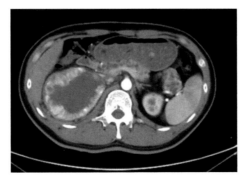

图47-1　右肾上腺肿瘤最大截面（轴位），动脉期

术前诊断

右肾上腺嗜铬细胞瘤

手术

1. 手术名称：经腹腔 3D 腹腔镜右肾上腺巨大嗜铬细胞瘤切除术。

2. 3D 影像与术中情况

（1）3D 影像可见肿瘤体积巨大，与周围脏器紧邻（图 47-2 ～图 47-5）：患者肿瘤体积巨大，经腹腔入路时手术空间大；术中见肿瘤前方与十二指肠、胰腺，下方与右肾粘连紧密，以锐性与钝性相结合的方式松解粘连。

（2）3D 影像可见肿瘤与下腔静脉、右肾静脉关系紧密（图 47-3、图 47-5、图 47-6）：术中可见肿瘤部分向内侧伸入下腔静脉后方，左肾静脉位于肿瘤下方，下腔静脉、右肾静脉受压明显变窄、与肿瘤粘连紧密，将静脉从肿瘤表面剔下。

（3）3D 影像可见肿瘤周围多发迂曲血管（图 47-3、图 47-5、图 47-6）：术中见肿瘤周围血供极为丰富，可见较为粗大的动脉；肿瘤下方可见迂曲静脉；紧邻肿瘤依次夹闭肿瘤轴位各供血及回流血管。

病理诊断

右肾上腺嗜铬细胞瘤，可见大片退变坏死。免疫组化结果：Melan-A（－），Calretinin（－），CgA（＋），Ki-67（index 1%），Syn（＋），Vimentin（＋），α-inhibin（弱＋），S-100（＋），SDHB（＋）。

3D可视化重建

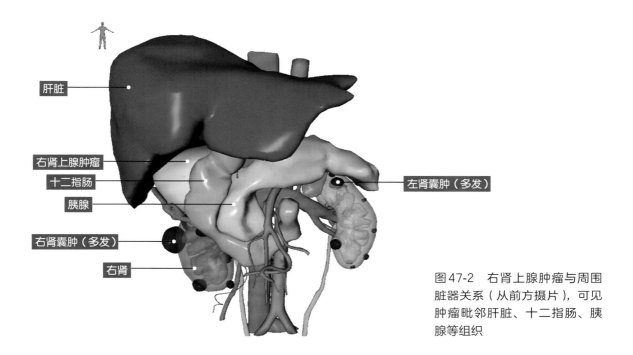

肝脏

右肾上腺肿瘤
十二指肠
胰腺

右肾囊肿（多发）

右肾

左肾囊肿（多发）

图47-2　右肾上腺肿瘤与周围脏器关系（从前方摄片），可见肿瘤毗邻肝脏、十二指肠、胰腺等组织

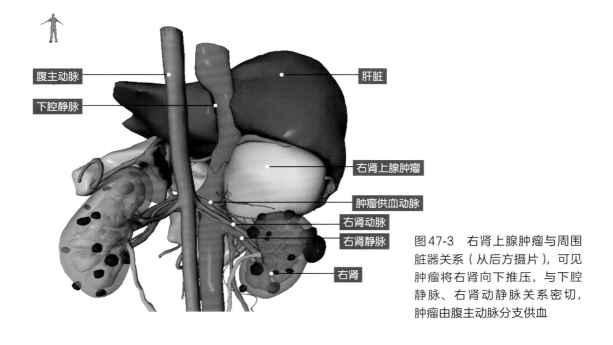

腹主动脉
下腔静脉

肝脏

右肾上腺肿瘤

肿瘤供血动脉
右肾动脉
右肾静脉

右肾

图47-3　右肾上腺肿瘤与周围脏器关系（从后方摄片），可见肿瘤将右肾向下推压，与下腔静脉、右肾动静脉关系密切，肿瘤由腹主动脉分支供血

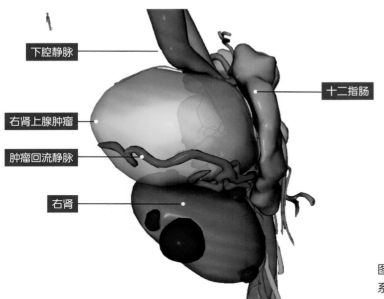

图 47-4　右肾上腺肿瘤与周围脏器关系（从右侧摄片），可见十二指肠与肿瘤关系非常密切

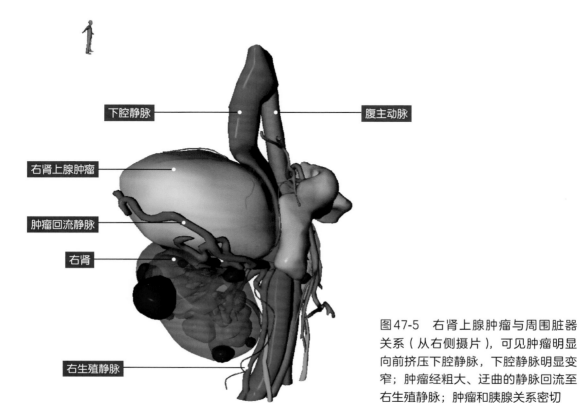

图 47-5　右肾上腺肿瘤与周围脏器关系（从右侧摄片），可见肿瘤明显向前挤压下腔静脉，下腔静脉明显变窄；肿瘤经粗大、迂曲的静脉回流至右生殖静脉；肿瘤和胰腺关系密切

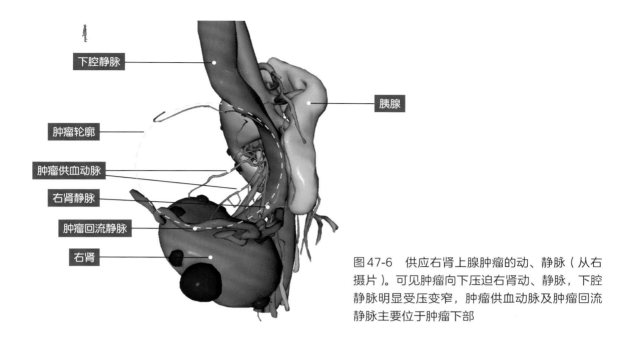

下腔静脉

胰腺

肿瘤轮廓

肿瘤供血动脉

右肾静脉

肿瘤回流静脉

右肾

图47-6　供应右肾上腺肿瘤的动、静脉（从右摄片）。可见肿瘤向下压迫右肾动、静脉，下腔静脉明显受压变窄，肿瘤供血动脉及肿瘤回流静脉主要位于肿瘤下部

病例四十八

男性，37岁。主因"体检发现右肾上腺肿瘤2个月"入院。

病史

患者2个月前体检行超声检查发现肝与右肾之间可见一个不均匀回声团，患者无明确伴随症状。进一步行增强CT提示右肾上腺区可见一巨大软组织肿块影，大小约7.3cm×9.4cm×9.0cm，增强后部分强化。患者于我院门诊行24小时尿DA 704.00μg/24h，余内分泌检查未见异常。PET/CT显示右肾上腺区可见巨大混合密度占位，放射性摄取不均匀增高，SUV_{max}4.3，考虑恶性病变可能性大。生长抑素受体断层显像提示右肾上腺肿物高度表达生长抑素受体，考虑神经内分泌肿瘤可能性大。MIBG显像提示相当于肝脏区见放射性稍增高区。

患者于1个月前开始口服酚苄明10mg qd，服药后血压波动于（90～100）/（70～80）mmHg，有鼻塞感，甲床红润，肢端温暖，体重较服药前无明显增加。既往、个人、家族史无特殊。

影像学检查

1. 增强CT：腹膜后右肾上腺区可见一巨大软组织肿块影，大小约7.3cm×9.4cm×9.0cm，边缘清楚，其内密度不均匀增厚，可见小斑片状脂肪密度和点状、斑片状钙化密度，增强后大部分呈延迟轻度强化。其内可见散在斑片状明显强化灶。病变与肝脏、右肾及下腔静脉分界清楚，下腔静脉受压前移位，右肾及右肾动、静脉受压下移位改变。提示：腹膜后右肾上腺区巨大占位（图48-1）。

2. 泌尿系统超声检查：右肾上腺区囊实性占位伴钙化。

3. PET/CT：右肾上腺区可见巨大混合密度占位，放射性摄取不均匀增高，SUV_{max}4.3，其内可见钙化。考虑右肾上腺代谢不均匀增高的巨大混合密度占位，考虑恶性病变可能性大。

4. 生长抑素受体显像：右肾上腺巨大混杂密度占位，高度表达生长抑素受体，考虑神经内分泌肿瘤可能性大，伴部分坏死可能。

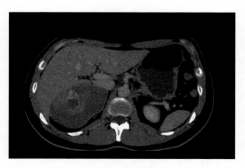

图48-1 右肾上腺肿瘤最大截面（轴位），排泄期

5. 肾上腺髓质显像：相当于肝脏似见放射性稍增高区。

术前诊断

右肾上腺肿瘤

手术

1. 手术名称：剖腹探查＋右肾上腺肿瘤切除术。

2. 3D影像与术中情况

（1）3D影像及术中见右肾动脉受压明显下移，右肾动脉发出较粗壮的分支为肿瘤供血（图48-4、图48-7、图48-8）：术中首先游离右肾动脉以备阻断，结扎肿瘤主要供血动脉。

（2）3D影像见肿瘤明显压迫下腔静脉（图48-4、图48-7、图48-8）：术中见肿瘤与下腔静脉关系紧密，下腔静脉受压明显变扁，仔细以钝性与锐性分离相结合的方式将肿瘤与下腔静脉分离。

（3）3D影像及术中见肿瘤完全位于肝脏后方（图48-2、图48-3、图48-5）：术中请肝脏外科医生台上协助，切断肝圆韧带、肝镰状韧带、肝冠状韧带，将肝脏翻起，结扎部分肝短静脉，完整暴露肿瘤。

（4）3D影像见右肾静脉受肿瘤压迫下移明显（图48-4、图48-7、图48-8）：将肝脏翻起后充分游离肿瘤，之后可于肿瘤下方见较为粗大的中央静脉回流至左肾静脉，将其结扎。

病理诊断

（右肾上腺肿瘤）符合嗜铬细胞瘤。

3D 可视化重建

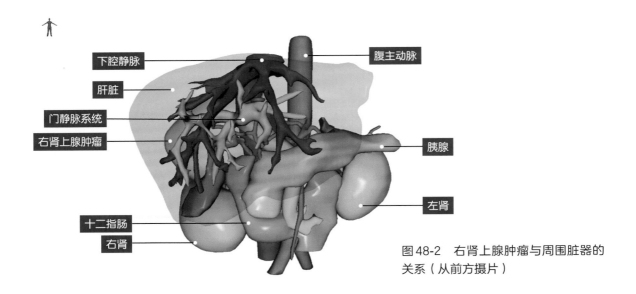

下腔静脉

肝脏

门静脉系统

右肾上腺肿瘤

十二指肠

右肾

腹主动脉

胰腺

左肾

图 48-2　右肾上腺肿瘤与周围脏器的关系（从前方摄片）

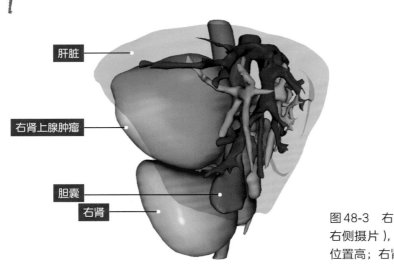

肝脏

右肾上腺肿瘤

胆囊

右肾

图 48-3　右肾上腺肿瘤与周围脏器的关系（从右侧摄片），肿瘤完全位于肝脏后方，体积大，位置高；右肾受压下移

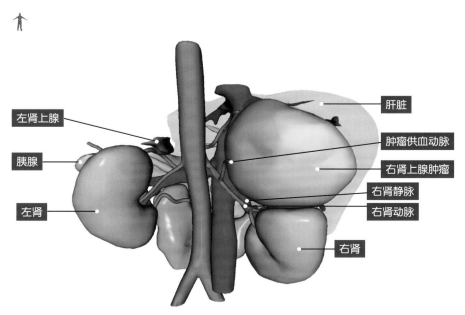

图48-4　右肾上腺肿瘤与周围脏器的关系（从后方摄片），右肾受压明显，右肾动、静脉受压延长，右肾动脉分支为肿瘤主要供血动脉

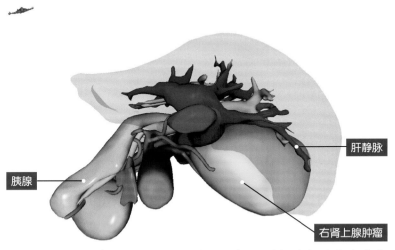

图48-5　右肾上腺肿瘤与周围脏器的关系（从上方摄片），右肾上腺肿瘤位于肝脏后方，部分达膈顶，部分肿瘤位于下腔静脉后方

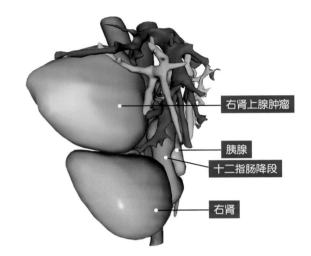

图48-6　右肾上腺肿瘤与右肾、十二指肠的关系（从右侧摄片）

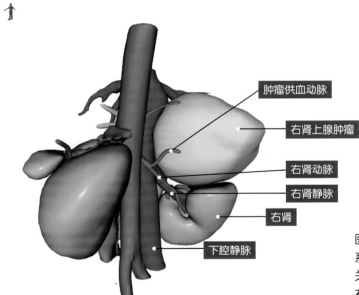

图48-7　右肾上腺肿瘤与下腔静脉的关系（从左后方摄片），肿瘤与下腔静脉关系紧密，下腔静脉受压变窄，右肾及右肾动、静脉受压下移

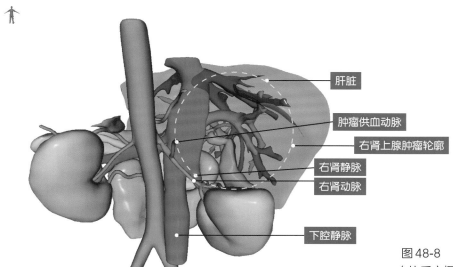

肝脏

肿瘤供血动脉

右肾上腺肿瘤轮廓

右肾静脉

右肾动脉

下腔静脉

图48-8 术前手术范围规划
（从后方摄片）

病例四十九

男性，42岁。主因"右侧腰痛2个月，发现右肾上腺肿瘤1个月"入院。

病史

患者2个月前无诱因出现右侧腰痛，热敷休息后可缓解，无明显伴随症状。于当地医院行腹部超声检查提示"肝肿瘤"。1个月前患者于外院行腹部增强CT提示右肾上腺区见类圆形混杂密度影，大小约13.2cm×11.5cm。内分泌化验提示24小时尿NE 236.1μg/24h，血NMN 3.21nmol/L，余未见明显异常。生长抑素受体显像提示右上腹部可见生长抑素受体高表达病灶。PET/CT提示考虑右肾上腺恶性肿瘤可能。泌尿系统超声提示右肾上方见混合回声。诊断为右肾上腺肿瘤。

患者1个月前开始行药物准备，口服酚苄明5mg q12h，逐渐加量至10mg tid，目前血压可平稳，无明显直立性低血压有轻度鼻塞症状，甲床红润，肢端温暖，体重较服药前增加1kg。既往、个人、家族史无特殊。

影像学检查

1. 腹部增强CT：右肾上腺区见类圆形混杂密度影，最大截面约13.2cm×11.5cm，增强扫描呈轻中度不均匀强化，内见片状不强化区及絮状钙化影。右肾上腺结构显示不清，肿物与右肾上极分界不清。右肾受压下移（图49-1）。

2. 超声检查：右肾上方见混合回声，大小14.6cm×12.5cm×11.3cm，与右肾上极关系密切，右肾上极挤压变形。

3. PET/CT：右肾上腺显示不清；肝右叶与右肾之间放射性浓聚灶，考虑右肾上腺恶性肿瘤可能性大。

4. 生长抑素受体显像：右上腹部可见生长抑素受体高表达病灶。

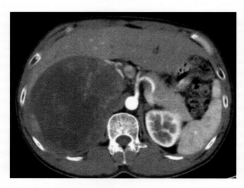

图49-1　右肾上腺肿瘤最大截面（轴位），
动脉期

术前诊断

右肾上腺嗜铬细胞瘤

手术

1. 手术名称：右肾上腺嗜铬细胞瘤切除术。
2. 3D影像与术中情况

（1）3D影像及术中可见肿瘤体积巨大，向下压迫肾脏及肾动、静脉（图49-2～图49-4）：术中可见肿瘤与肾脏及周围组织粘连严重，瘤体表面可见大量迂曲血管；肿瘤向下压迫右肾动、静脉（图49-4、图49-6），于右肾门部切开Gerota筋膜前层，找到右肾动、静脉，游离并加以保护，分组结扎供应肿瘤的各支血管。

（2）3D影像及术中可见下腔静脉被肿瘤向前压迫变扁（图49-5、图49-7、图49-8）：术中见下腔静脉被肿瘤挤压呈薄片状，肿瘤与下腔静脉之间粘连，以钝性与锐性分离相结合的方式将下腔静脉自肿瘤表面剥离，以5-0血管缝线缝合下腔静脉小破口。

（3）3D影像及术中可见肿瘤与十二指肠关系紧密（图49-5）：术中可见肿瘤与十二指肠降部部分粘连，紧贴肿瘤表面将十二指肠分离。

（4）3D影像及术中可见肿瘤大部分位于肝脏后方（图49-2、图49-3）：术中可见肿瘤侵犯肝脏，分离困难，请肝外科医师上台协助切除部分肝组织。

病理诊断

（右肾上腺肿瘤）符合嗜铬细胞瘤。

3D 可视化重建

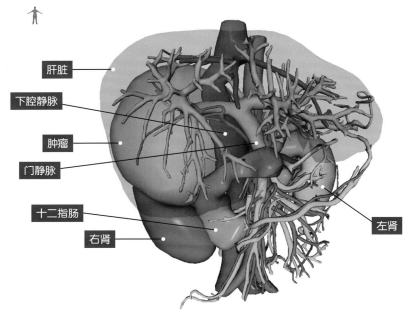

肝脏

下腔静脉

肿瘤

门静脉

十二指肠

右肾

左肾

图 49-2　右肾上腺肿瘤与周围脏器的关系（从前方摄片），可见肿瘤完全位于肝脏后方

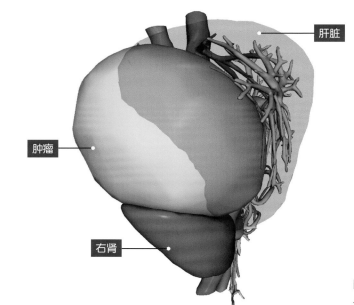

肝脏

肿瘤

右肾

图 49-3　右肾上腺肿瘤与周围脏器的关系（从右侧摄片），肿瘤向下方压迫肾脏

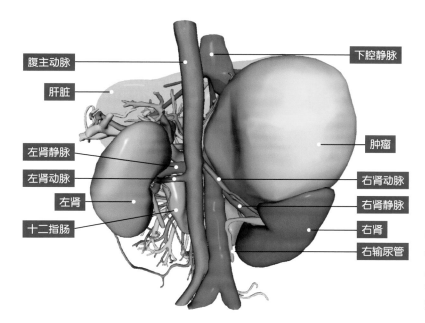

腹主动脉

肝脏

左肾静脉

左肾动脉

左肾

十二指肠

下腔静脉

肿瘤

右肾动脉

右肾静脉

右肾

右输尿管

图49-4　右肾上腺肿瘤与周围脏器的关系（从后方摄片），部分肿瘤位于下腔静脉后方，右肾动静脉被肿瘤向下压迫

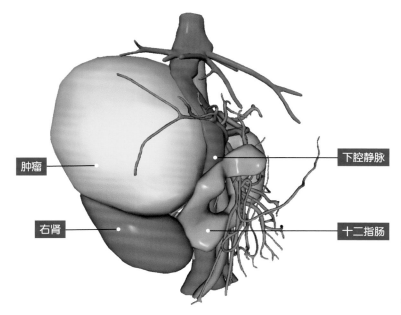

肿瘤

右肾

下腔静脉

十二指肠

图49-5　右肾上腺肿瘤与下腔静脉和十二指肠的关系（从右前方摄片），下腔静脉被肿瘤向前方压迫变窄，二者关系非常紧密；十二指肠与肿瘤关系亦较为紧密

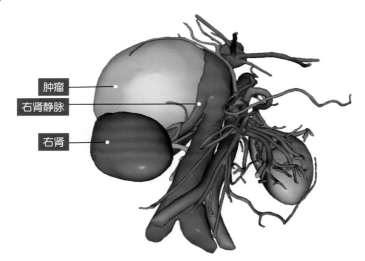

肿瘤

右肾静脉

右肾

图 49-6　右肾上腺肿瘤与右肾静脉的关系（从右前下方摄片），右肾静脉受肿瘤压迫变窄、拉长

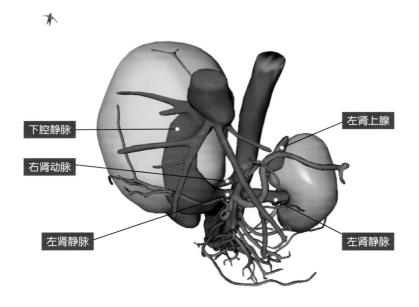

下腔静脉

右肾动脉

左肾静脉

左肾上腺

左肾静脉

图 49-7　右肾上腺肿瘤与右肾动脉、左肾静脉的关系（从左前上方摄片），左肾静脉汇入下腔静脉处与肿瘤关系紧密

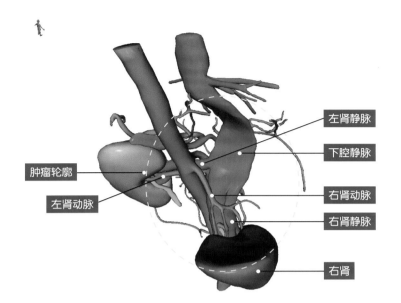

左肾静脉

下腔静脉

肿瘤轮廓

右肾动脉

左肾动脉

右肾静脉

右肾

图 49-8 术前手术范围规划（从
右后方摄片）

病例五十

女性，35岁。主因"发现右肾上腺区肿物3月余"入院。

病史

患者于3个月前行超声检查发现右肾上腺区低回声肿物，无明显伴随症状。就诊于我院行腹盆增强CT＋3D可视化重建提示右肾上腺区巨大占位，大小9.7cm×5.8cm，增强扫描可见不均匀强化，考虑嗜铬细胞瘤伴坏死可能，恶性病变不完全除外。完善内分泌化验未见明显异常。PET/CT提示右肾上腺区巨大稍低密度肿物，结合病史考虑嗜铬细胞瘤可能性大。生长抑素受体显像提示相当于右肾上腺区见放射性增高影。

患者1个月前开始行药物准备，予口服酚苄明10mg q12h，目前血压稳定，无明显直立性低血压，肢端温暖，有鼻塞感，体重较服药前增加2kg。既往、个人、家族史无特殊。

影像学检查

1. 腹盆增强CT＋3D可视化重建：右肾上腺区可见团块状软组织密度影，CT值约为35HU，较大截面约9.7cm×5.8cm，增强扫描可见不均匀条片样延迟强化，中央低强化，边缘尚清晰（图50-1）。

2. PET/CT：右肾上腺区巨大稍低密度肿物，放射性摄取稍增高，$SUV_{max}2.4$，考虑为低度恶性病变，结合病史考虑嗜铬细胞瘤可能性大。

3. 生长抑素受体显像：相当于右肾上腺区见放射性增高影。

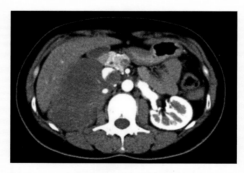

图50-1　右肾上腺肿瘤最大截面（轴位），动脉期

术前诊断

右肾上腺嗜铬细胞瘤

手术

1. 手术名称：后腹腔镜右肾上腺嗜铬细胞瘤切除术。

2. 3D影像与术中情况

（1）3D影像见肿瘤紧邻右肾（图50-3），肿瘤包绕右肾动脉并由右肾动脉供血（图50-7、图50-8）：术中首先游离右肾动脉根部以备阻断，可见右肾动脉走行于肿瘤内侧，肿瘤呈C形部分包绕右肾动脉全长，在肾动脉与肿瘤间的缝隙中仔细游离，将肿瘤自肾动脉主干上剥离；术中见右肾动脉粗大分支穿入肿瘤并供血，以Hem-o-lok夹闭后离断。

（2）3D影像见右肾副肾动脉似未被肿瘤侵犯（图50-6～图50-8）：术中注意保护右肾副肾动脉。

（3）3D影像及术中见肿瘤内侧紧邻十二指肠（图50-2、图50-5）：以锐性与钝性分离相结合的方式，自肿瘤包膜表面将十二指肠游离。

（4）3D影像及术中见肿瘤向下压迫右肾静脉并与下腔静脉紧邻，肿瘤直接回流至下腔静脉（图50-4，图50-6～图50-8）：术中见右肾静脉位于肿瘤内侧，与右肾动脉相伴向下走行；紧贴包膜将肿瘤与右肾静脉和下腔静脉分离，以Hem-o-lok夹闭后切断肿瘤回流静脉。

病理诊断

（右肾上腺区肿瘤）符合嗜铬细胞瘤。

3D可视化重建

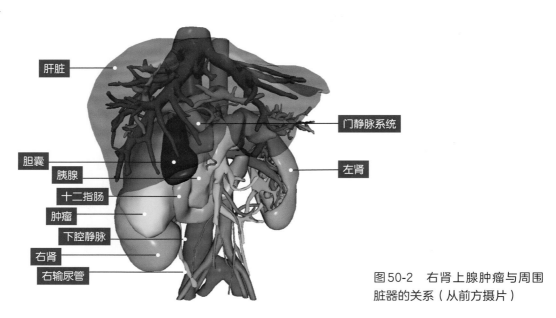

肝脏

门静脉系统

胆囊
胰腺
十二指肠
肿瘤
下腔静脉
右肾
右输尿管

左肾

图50-2　右肾上腺肿瘤与周围
脏器的关系（从前方摄片）

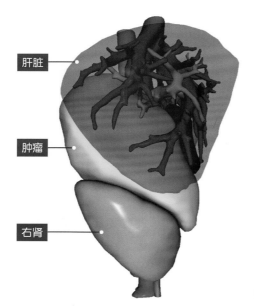

肝脏

肿瘤

右肾

图50-3　右肾上腺肿瘤与周围脏器的关系
（从右侧摄片），肿瘤向下压迫肾脏

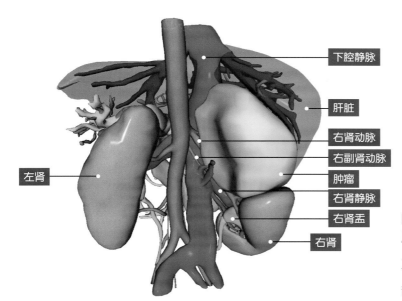

图50-4　右肾上腺肿瘤与周围脏器的关系（从后方摄片），右肾动、静脉受压向下延长，肿瘤部分位于下腔静脉后方，右肾双支动脉

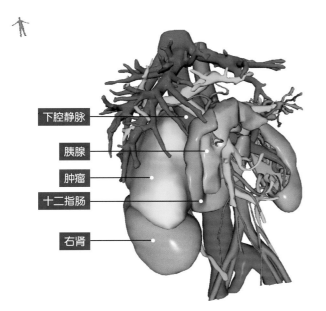

图50-5　右肾上腺肿瘤与周围脏器的关系（从右前方摄片），肿瘤与十二指肠紧邻

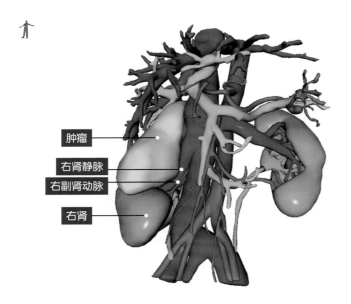

肿瘤

右肾静脉

右副肾动脉

右肾

图50-6 右肾上腺肿瘤与周围脏器的关系（从左前方摄片），肿瘤向下压迫右肾，右肾静脉明显受压并向下移位

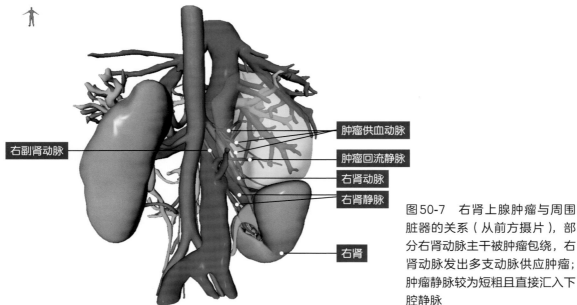

右副肾动脉

肿瘤供血动脉

肿瘤回流静脉

右肾动脉

右肾静脉

右肾

图50-7 右肾上腺肿瘤与周围脏器的关系（从前方摄片），部分右肾动脉主干被肿瘤包绕，右肾动脉发出多支动脉供应肿瘤；肿瘤静脉较为短粗且直接汇入下腔静脉

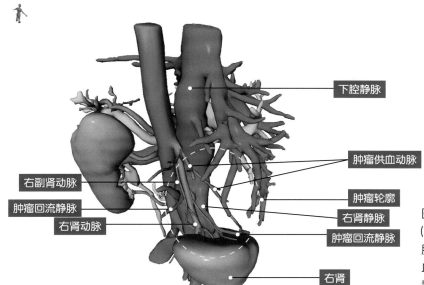

下腔静脉

右副肾动脉

肿瘤回流静脉

右肾动脉

肿瘤供血动脉

肿瘤轮廓

右肾静脉

肿瘤回流静脉

右肾

图50-8　术前手术范围规划（从右侧后上方摄片），可见肿瘤由多支右肾动脉分支供血，肿瘤静脉分别汇入下腔静脉及右肾静脉

三、肾血管下亚区

病例五十一

男性，47岁。主因"高血压10余年，间断腹痛7年，加重1月余"入院。

病史

患者10余年前因头晕就诊时发现血压升高，最高160/100mmHg，未重视。7年前，患者无明显诱因出现右下腹部隐痛，亦未进一步诊治。1个月前患者突发剧烈腹痛，伴呃逆，外院超声检查提示右腹膜后肿物。增强CT提示右侧腹膜后肿物，考虑平滑肌瘤可能性大，巨大淋巴结增生症不除外，右肾盂输尿管积水伴炎性改变。患者为进一步诊治就诊于我院，超声检查提示右肾积水伴输尿管上段扩张，腹腔6.0cm×5.3cm囊实性占位。CTU提示右侧腹膜后5.0cm×4.4cm类圆形软组织密度影，密度不均，强化不均，符合神经内分泌肿瘤表现。内分泌化验提示24小时尿NE 137.5μg/24h，血NMN 16.71nmol/L，肾素、醛固酮、皮质醇、促肾上腺皮质激素未见明显异常。肾上腺髓质显像、奥曲肽显像均提示右侧腹膜后肿物放射性摄取增高。

患者1个月前开始口服酚苄明10mg q8h，2周前加量至15mg q8h，血压、心率平稳，无明显发作性症状，无明显直立性低血压，有鼻塞，甲床红润，肢端温暖，体重较服药前增加4kg。既往2型糖尿病7年，目前口服格列美脲、西格列汀、吡格列酮后控制可。余既往、个人、家族史无特殊。

影像学检查

1. CTU：右侧腹膜后类圆形软组织密度影，大小5.0cm×4.4cm，平扫密度不均，增强扫描强化不均。右输尿管中段受累显示不清，上方输尿管及肾盂、肾盏扩张积水。右肾体积增大，灌注及排泄功能减低。病变供血动脉为右肾动脉小分支。病变与胰腺钩突部、十二指肠水平段及降段、下腔静脉分界不清。考虑右侧腹膜后占位，可符合神经内分泌肿瘤表现（图51-1、图51-2）。

2. 肾上腺髓质显像：相当于中腹部右侧见放射性摄取浓聚区。

3. 奥曲肽显像：右侧腹膜后下腔静脉右旁见一较大的类圆形软组织密度团块，实性部分放射性摄取增高，不除外神经内分泌肿瘤。

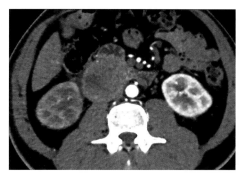

图51-1　右侧腹膜后肿瘤最大截面（轴位），动脉期

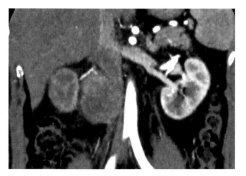

图51-2　右侧腹膜后肿瘤最大截面（冠状位），动脉期

术前诊断

1. 右侧腹膜后副神经节瘤
2. 2型糖尿病

手术

1. 手术名称：经腹腹腔镜右侧腹膜后副神经节瘤切除术。

2. 3D影像与术中情况

（1）3D影像可见肿瘤与右输尿管关系非常密切（图51-5～图51-9）：肿瘤下极部分包绕右输尿管，输尿管受压向外、向下移位；术中见右输尿管与肿瘤紧密粘连，可见右生殖血管伴行，分离切断右生殖血管，暴露其后方视野后仔细将输尿管从肿瘤表面完整剥离。

（2）3D影像可见肿瘤与胰腺、十二指肠降段关系非常密切（图51-3、图51-4、图51-6、图51-8）：肿瘤前方与十二指肠降部、水平部后方、胰头后方粘连紧密，且范围较为广泛。术中发现肿瘤与十二指肠、胰腺粘连紧密，以锐性与钝性分离相结合的方式将胰腺、十二指肠从肿瘤游离后将十二指肠推向内侧。

（3）3D影像可见肿瘤明显压迫下腔静脉（图51-5、图51-7、图51-9）：肿瘤向内侧明显压迫下腔静脉，下腔静脉管腔明显变窄；术中见肿瘤与下腔静脉紧密粘连，沿肿瘤表面仔细剥离血管，将十二指肠从肿瘤表面游离并推向内侧，然后将肿瘤与下腔静脉完全游离。

（4）3D影像可见肿瘤由发自腹主动脉、右肾动脉的小分支供血，肿瘤血液回流至右肾静脉（图51-8、图51-10、图51-11）：术中见肿瘤上方与右肾动脉、静脉相邻，游离过程中细致保护上述血管；肿瘤上极近肾血管处可见多支异常动、静脉，使用Hem-o-lok阻断肿瘤供血小动脉。结扎切断发自腹主动脉的肿瘤供血动脉。

病理诊断

（腹膜后肿瘤）副神经节瘤。免疫组化结果：AE1/AE3（－），CgA（＋），CD56（＋），Ki-67（index 2%），Syn（＋），S-100（＋）。

3D可视化重建

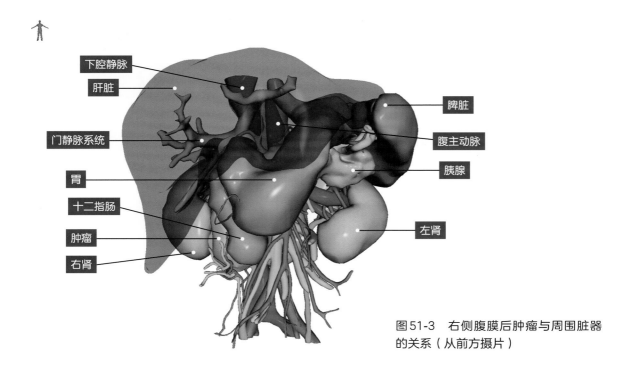

图51-3　右侧腹膜后肿瘤与周围脏器的关系（从前方摄片）

下腔静脉
肝脏
门静脉系统
胃
十二指肠
肿瘤
右肾
脾脏
腹主动脉
胰腺
左肾

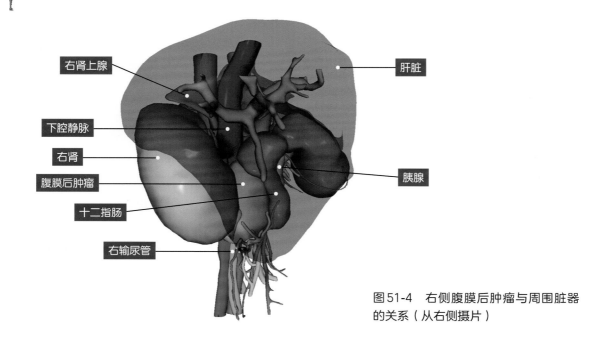

图51-4　右侧腹膜后肿瘤与周围脏器的关系（从右侧摄片）

右肾上腺
下腔静脉
右肾
腹膜后肿瘤
十二指肠
右输尿管
肝脏
胰腺

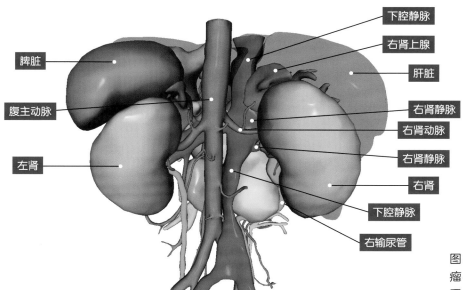

脾脏

腹主动脉

左肾

下腔静脉

右肾上腺

肝脏

右肾静脉

右肾动脉

右肾静脉

右肾

下腔静脉

右输尿管

图51-5　腹膜后肿瘤与周围脏器的关系（从后方摄片）

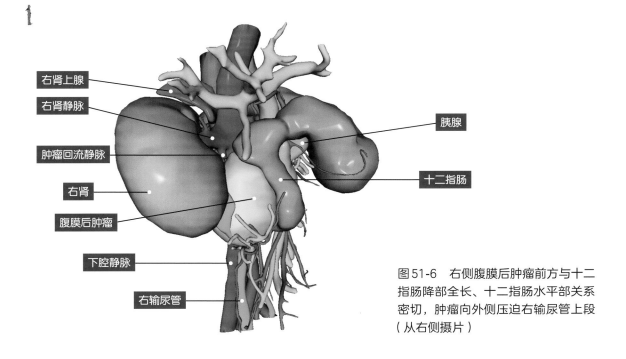

右肾上腺

右肾静脉

肿瘤回流静脉

右肾

腹膜后肿瘤

下腔静脉

右输尿管

胰腺

十二指肠

图51-6　右侧腹膜后肿瘤前方与十二指肠降部全长、十二指肠水平部关系密切，肿瘤向外侧压迫右输尿管上段（从右侧摄片）

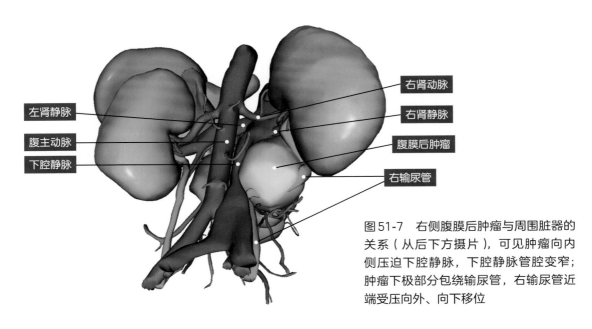

图 51-7　右侧腹膜后肿瘤与周围脏器的
关系（从后下方摄片），可见肿瘤向内
侧压迫下腔静脉，下腔静脉管腔变窄；
肿瘤下极部分包绕输尿管，右输尿管近
端受压向外、向下移位

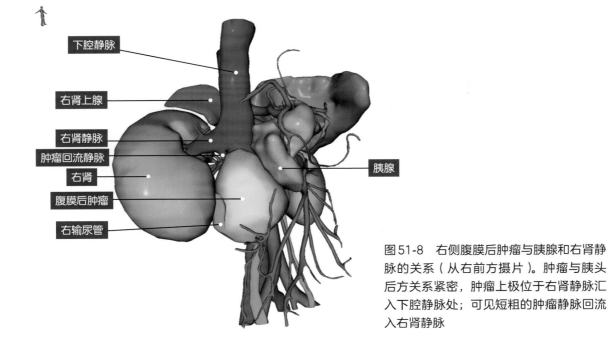

图 51-8　右侧腹膜后肿瘤与胰腺和右肾静
脉的关系（从右前方摄片）。肿瘤与胰头
后方关系紧密，肿瘤上极位于右肾静脉汇
入下腔静脉处；可见短粗的肿瘤静脉回流
入右肾静脉

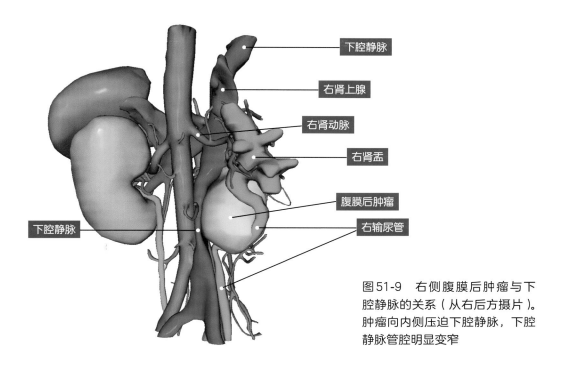

下腔静脉

右肾上腺

右肾动脉

右肾盂

腹膜后肿瘤

下腔静脉

右输尿管

图51-9 右侧腹膜后肿瘤与下
腔静脉的关系（从右后方摄片）。
肿瘤向内侧压迫下腔静脉，下腔
静脉管腔明显变窄

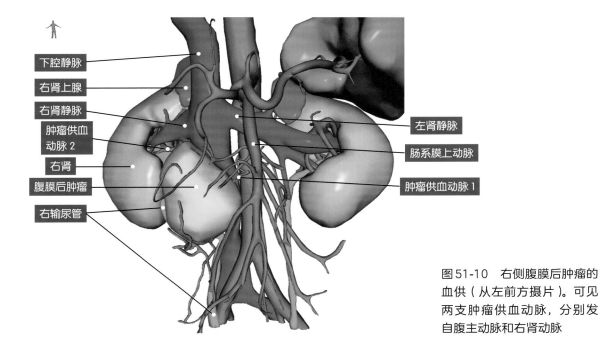

下腔静脉

右肾上腺

右肾静脉

肿瘤供血
动脉 2

右肾

腹膜后肿瘤

右输尿管

左肾静脉

肠系膜上动脉

肿瘤供血动脉 1

图51-10 右侧腹膜后肿瘤的
血供（从左前方摄片）。可见
两支肿瘤供血动脉，分别发
自腹主动脉和右肾动脉

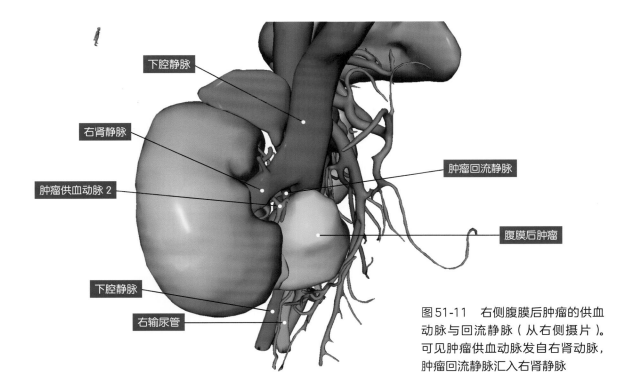

下腔静脉

右肾静脉

肿瘤供血动脉 2

下腔静脉

右输尿管

肿瘤回流静脉

腹膜后肿瘤

图51-11　右侧腹膜后肿瘤的供血
动脉与回流静脉（从右侧摄片）。
可见肿瘤供血动脉发自右肾动脉，
肿瘤回流静脉汇入右肾静脉

第四节　多发副神经节瘤/嗜铬细胞瘤

病例五十二

男性，31岁。主因"体检发现双侧肾上腺肿瘤8月余、右肾肿瘤1月余"入院。

病史

患者8个月前体检超声检查发现左肾外结节，进一步查肾上腺增强CT提示双侧肾上腺嗜铬细胞瘤可能，胰腺多发占位，考虑多发性神经内分泌肿瘤。垂体及颈胸腰椎MRI提示垂体微腺瘤可能，延髓囊实性占位，考虑血管母细胞瘤。眼底检查怀疑视网膜血管母细胞瘤可能，行VHL基因筛查提示E3 500 G→A。2个月前患者就诊于我院，CTU提示双侧肾上腺可见多发软组织密度影，边界尚清，右侧较大者约4.7cm×2.0cm，左侧较大者约2.4cm×2.6cm，右肾下部可见小圆形早期不均匀强化灶，直径9mm，考虑双侧肾上腺多发占位，嗜铬细胞瘤。右肾下部小占位，考虑肾透明细胞癌可能；胰腺多发占位，考虑胰腺神经内分泌瘤可能大。24小时尿NE 339.55μg/24h，NMN 3.04nmol/L，余内分泌化验未见明显异常。MIBG显像提示双侧肾上腺嗜铬细胞瘤可能性大。

患者1个月前开始行药物准备，目前口服酚苄明10mg q8h，目前血压、心率平稳，无明显直立性低血压，有鼻塞，甲床红润，肢端温暖，体重较服药前无明显增加。既往、个人、家族史无特殊。

影像学检查

1. CTU：胰腺多发占位，考虑胰腺神经内分泌瘤可能大；胰体部小囊性灶，考虑囊肿可能；双侧肾上腺多发占位，嗜铬细胞瘤可能；右肾下部小占位，考虑肾透明细胞癌；左肾微小囊肿；以上多发异常，考虑VHL综合征可能大（图52-1～图52-4）。

2. 腹部胰腺增强MRI：双侧肾上腺多发富血供占位，较大者位于右肾上腺区，大小约4.6cm×2.1cm，增强早期不均匀强化，延迟期强化与肾实质相近，考虑嗜铬细胞瘤可能性大。右肾下极小透明细胞癌可能。胰腺多发富血供占位，考虑部分合并钙化，较大病变位于钩突部，长径约2.6cm，考虑p-NET可能大，胰腺多发囊肿；以上多发异常，考虑VHL综合征可能大。

3. 肾上腺髓质显像：双侧肾上腺区放射性增高区。

4. 生长抑素受体显像：中腹部可见放射性摄取稍增高团块影。

5. 垂体及颈胸腰椎MRI：考虑垂体微腺瘤可能，延髓囊实性占位，考虑血管母细胞瘤。

6. 眼底检查：考虑视网膜血管母细胞瘤可能。

7. VHL基因筛查：E3 500 G→A。

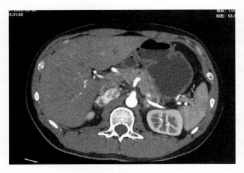

图 52-1　右肾上腺肿瘤最大截面（轴位），动脉期

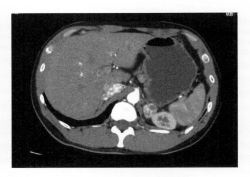

图 52-2　左肾上腺肿瘤（上方肿瘤）最大截面（轴位），动脉期

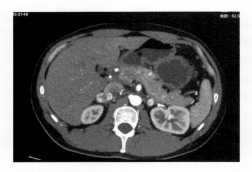

图 52-3　左肾上腺肿瘤（下方肿瘤）最大截面（轴位），动脉期

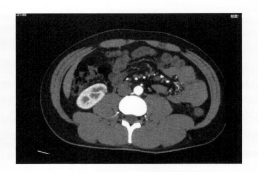

图 52-4　右肾肿瘤最大截面（轴位），动脉期

术前诊断

VHL 综合征

　　双侧肾上腺多发嗜铬细胞瘤

　　右肾癌

　　延髓血管母细胞瘤

　　胰腺神经内分泌肿瘤

　　胰腺多发囊肿

　　视网膜血管母细胞瘤

手术

1. 手术名称：3D 后腹腔镜双侧肾上腺嗜铬细胞瘤切除术＋右肾部分切除术。

2. 3D 影像与术中情况

（1）3D 影像可见右肾上腺肿瘤压迫下腔静脉，由右肾动脉及腹腔干分支供血（图 52-6、图 52-8）；Hem-o-lok 夹闭后切断肿瘤主要供血动脉，完整切除肿瘤，保留右肾上腺下极部分组织。

（2）3D影像及术中可见右肾下极肿瘤（图52-5、图52-9）：术中见右肾肿瘤位于右肾下极偏背侧，将肿瘤完整切除。

（3）3D影像可见左肾上腺2枚肿瘤，肿瘤主要由腹主动脉分支供血（图52-7、图52-8）：术中可见左肾上腺区2枚肿瘤，局部粘连严重，Hem-o-lok夹闭后切断肿瘤主要供血动脉，保留左肾上腺上极部分组织。

病理诊断

1. （右肾上腺肿物）嗜铬细胞瘤。免疫组化结果：AE1/AE3（－），EMA（－），CgA（＋），Ki-67（index 3%），Syn（＋）。

2. （左肾上腺肿物）嗜铬细胞瘤。免疫组化结果：AE1/AE3（－），CD10（－），EMA（－），CgA（＋），Ki-67（index 3%），Vimentin（＋），PAX-8（－），Syn（＋），P504（－）。

3. （右肾肿物）肾透明细胞癌（WHO Ⅰ级），紧邻被膜及离断面。免疫组化结果：PAX-8（＋），CA9（＋），AE1/AE3（＋），CD10（＋），CK7（部分＋），EMA（－），P504（－），RCC（－），TFE3（－），Vimentin（＋）。

3D可视化重建

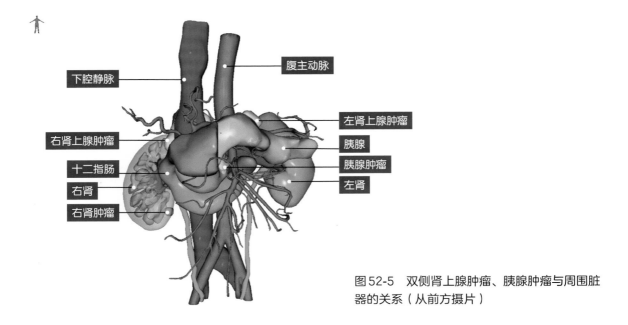

下腔静脉
腹主动脉
左肾上腺肿瘤
右肾上腺肿瘤
胰腺
十二指肠
胰腺肿瘤
右肾
左肾
右肾肿瘤

图52-5 双侧肾上腺肿瘤、胰腺肿瘤与周围脏器的关系（从前方摄片）

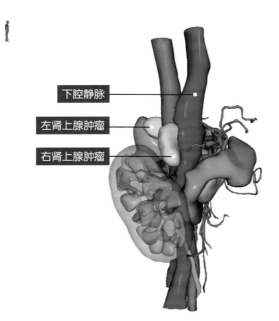

下腔静脉
左肾上腺肿瘤
右肾上腺肿瘤

图52-6 双侧肾上腺肿瘤与周围脏器的关系（从右侧摄片），可见右肾上腺肿瘤与下腔静脉关系非常紧密，下腔静脉受压变扁

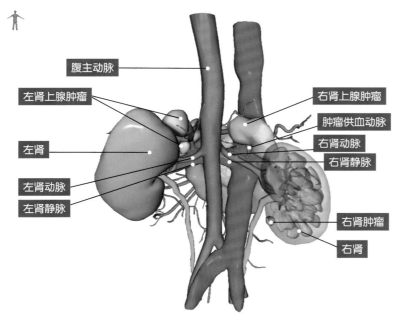

图52-7 双侧肾上腺肿瘤与周围脏器的关系（从后方摄片），可见右肾上腺肿瘤向前方压迫下腔静脉，左肾上腺肿瘤供血动脉发自腹主动脉，其中一支右肾上腺肿瘤供血动脉发自右肾动脉；左肾上腺肿瘤为两枚，其中下方肿瘤与左肾静脉关系紧密

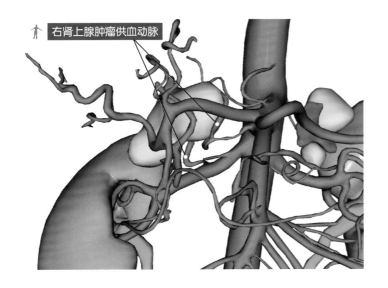

图52-8 右肾上腺肿瘤供血动脉（从前方摄片），可见右肾上腺肿瘤供血动脉分别发自右肾动脉和腹腔干起始段

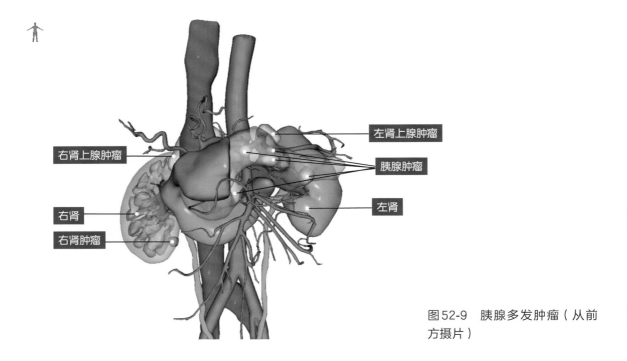

右肾上腺肿瘤

右肾

右肾肿瘤

左肾上腺肿瘤

胰腺肿瘤

左肾

图52-9　胰腺多发肿瘤（从前方摄片）

病例五十三

女性，33岁。主因"发作性头晕1年余，发现双肾上腺肿瘤3月余"入院。

病史

患者1年前自觉情绪激动、体位改变时头晕、恶心、乏力，自测血压最高值达180/120mmHg，未行相关诊治。2个月前行PET/CT提示双侧肾上腺区不规则囊实性肿物。进一步行增强CT提示双侧肾上腺区可见囊实性占位，右侧最大截面大小约7.8cm×7.2cm，左侧最大截面大小约6.3cm×6.4cm，考虑双侧肾上腺嗜铬细胞瘤。我院行内分泌检验提示24小时尿NE 821.8μg/24h，24小时尿E 501.9μg/24h，24小时尿DA 1447.0μg/24h，血NMN 24.46nmol/L，血MN 17.59nmol/L。行肾上腺髓质显像提示双侧肾上腺区见团状放射性摄取异常浓聚。患者曾于肾上腺髓质显像后突发头晕、头痛、恶心、大汗、乏力、无法行走，测血压230/150mmHg，于我院急诊抢救室治疗平稳后出院。

患者2个月前开始行药物准备，目前口服酚苄明10mg q12h，血压、心率平稳，无明显直立性低血压，有轻度鼻塞，甲床红润，肢端温暖，体重较服药前增加4kg。既往史：发现甲状腺髓样癌8年余，2013年行双侧甲状腺全切术＋淋巴结清扫。余既往、个人、家族史无特殊。

影像学检查

1. 腹盆增强CT：双侧肾上腺区可见囊实性占位，右侧最大截面大小约7.8cm×7.2cm，左侧最大截面大小约6.3cm×6.4cm，内可见多发分隔，边界清，增强扫描实性成分可见不均匀强化，考虑腹主动脉小分支参与病灶供血可能，双侧肾上腺显示不清，邻近组织呈受压表现（图53-1）。

2. 肾上腺髓质显像：双侧肾上腺区见团状放射性摄取异常浓聚区。

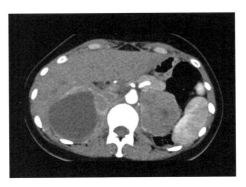

图53-1 双侧肾上腺肿瘤最大截面（轴位），动脉期

术前诊断

　　双侧肾上腺嗜铬细胞瘤

　　高血压

　　甲状腺髓样癌术后

手术

　　1. 手术名称：经腹腔腹腔镜辅助双侧肾上腺嗜铬细胞瘤切除术。

　　2. 3D影像与术中情况

　　（1）右侧

　　1）3D影像及术中可见肿瘤表面多支迂曲动脉，肿瘤供血动脉直接发自腹主动脉（图53-4、图53-8～图53-11）：术中可见右肾上腺肿瘤凸向腹腔，表面血管迂曲、怒张，可见多支动脉供血，肿瘤上极可见粗大回流静脉（图53-4）。

　　2）3D影像及术中可见肿瘤下方与右肾动、静脉紧邻，右肾动脉分支为肿瘤供血（图53-4、53-8）：术中沿十二指肠外侧缘纵行打开后腹膜，并将十二指肠向中线牵拉，以显露下腔静脉及右肾上极、右肾动静脉。见肿瘤基底部紧邻右肾上极、下腔静脉及右肾动静脉。以Hem-o-lok夹闭、切断肿瘤基底部的迂曲血管，遂将右肾上腺肿瘤与右肾上极及右肾静脉分离。

　　3）3D影像可见肿瘤向内明显压迫下腔静脉（图53-4、53-8、53-10）：术中可见肿瘤与下腔静脉粘连较为致密，腹腔镜下沿肿瘤与下腔静脉之间的结缔组织进行游离，试图显露右肾上腺中央静脉，发现右肾上腺中央静脉与肝脏粘连异常严重，遂放弃继续在腹腔镜下游离。

　　4）3D影像可见肿瘤明显压迫下腔静脉，肿瘤大部位于肝脏后方（图53-2～53-4）：术中见右肾上腺中央静脉与肝脏关系密切，处理困难，遂转为开放手术。请肝脏外科医师上台协助手术。将肝脏向头侧牵拉，显露右肾上腺肿瘤，小心游离，断扎其与下腔静脉之间的小血管，从而充分显露右肾上腺中央静脉，以Hem-o-lok结扎右肾上腺中央静脉并离断。继续向头侧游离肿瘤，断扎膈下来源的肿瘤血供，遂完整切除右肾上腺肿瘤及右肾上腺。

　　（2）左侧

　　1）3D影像可见肠系膜上、下动脉分支横于左肾上腺肿瘤表面（图53-7）：术中将横结肠向腹侧牵拉，见左肾上腺肿瘤由降结肠系膜凸向腹腔，肠系膜下动脉分支横跨在肿瘤表面。考虑肠系膜下动脉分支处理困难，术中遂请基本外科医师上台协助，于肿瘤表面的结肠系膜处做平行于此血管走行的切口，从此切口游离左肾上极，将左肾上极与肿瘤完全分离。

　　2）3D影像可见肿瘤内侧与腹主动脉紧邻（图53-4）：术中可见肿瘤内侧与腹主动脉关系较为紧密，沿肿瘤包膜进行游离，将肿瘤与腹主动脉完全分开。

　　3）3D影像可见左肾上腺肿瘤上极与胰尾、脾动脉关系非常紧密（图53-7）：术中游离肿瘤上极，见肿瘤与胰腺粘连严重（图53-5、图53-6），游离异常困难，遂放弃继续在腹腔镜下游离。中转开放后适当向头侧牵拉胰尾，见脾动脉与左肾上腺肿瘤紧密粘连，小心分离粘连，将脾动脉及胰尾与左肾上腺肿瘤完全分离。继续断扎肿瘤周边血供（图53-9、图53-11），遂完整切除左肾上腺肿瘤，并保留部分左肾上腺。

病理诊断

（左肾上腺肿瘤、右肾上腺肿瘤）肾上腺嗜铬细胞瘤，部分伴坏死及退行性改变。免疫组化结果：Melan-A（−），AE1/AE3（−），CgA（＋），Ki-67（index 1%），S-100（少许＋），α-inhibin（−），Syn（＋），SDHB（＋），MGMT（−），EMA（−）。

3D 可视化重建

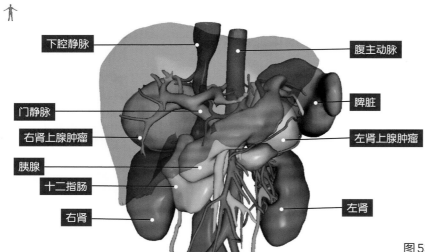

图53-2　双侧肾上腺肿瘤与周围脏器的关系（从正面摄片）

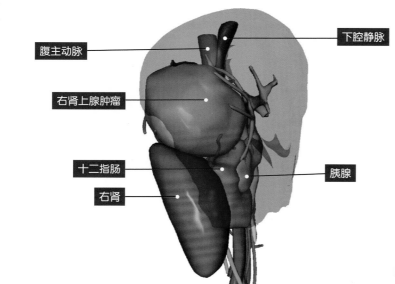

图53-3　右肾上腺肿瘤与周围脏器的关系（从右侧摄片）

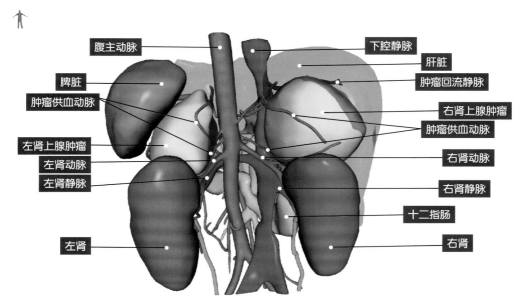

图53-4 双侧肾上腺肿瘤与周围脏器的关系（从后方摄片），可见腹主动脉分支为左肾上腺肿瘤供血，左肾上腺肿瘤向下压迫左肾动、静脉；腹主动脉及右肾动脉分支为右肾上腺肿瘤供血，右肾上腺肿瘤的血液回流至下腔静脉，右肾上腺肿瘤向内压迫下腔静脉，与右肾动、静脉紧邻

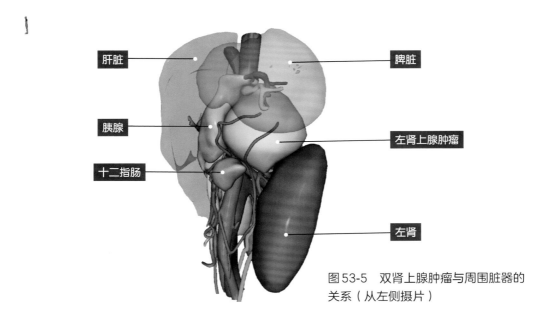

图53-5 双肾上腺肿瘤与周围脏器的关系（从左侧摄片）

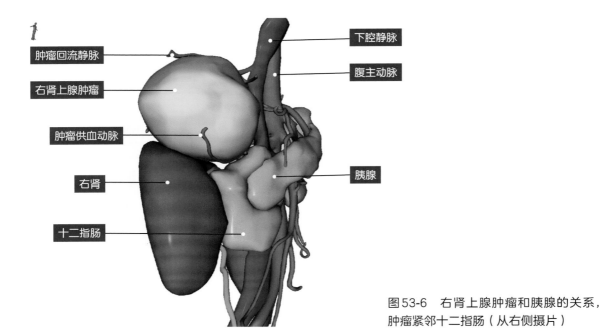

肿瘤回流静脉

右肾上腺肿瘤

肿瘤供血动脉

右肾

十二指肠

下腔静脉

腹主动脉

胰腺

图 53-6　右肾上腺肿瘤和胰腺的关系，肿瘤紧邻十二指肠（从右侧摄片）

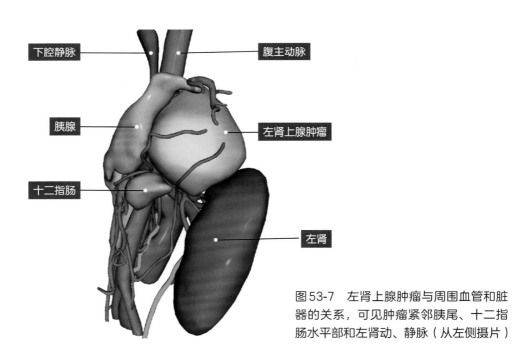

下腔静脉

胰腺

十二指肠

腹主动脉

左肾上腺肿瘤

左肾

图 53-7　左肾上腺肿瘤与周围血管和脏器的关系，可见肿瘤紧邻胰尾、十二指肠水平部和左肾动、静脉（从左侧摄片）

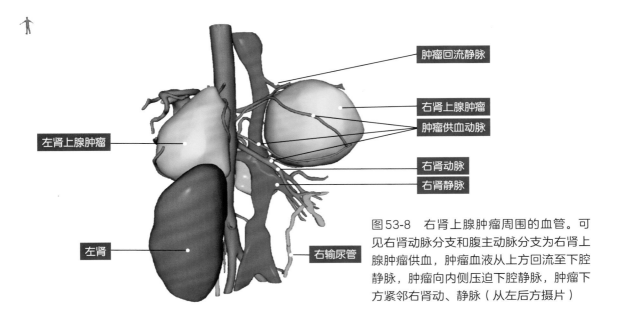

图 53-8　右肾上腺肿瘤周围的血管。可见右肾动脉分支和腹主动脉分支为右肾上腺肿瘤供血，肿瘤血液从上方回流至下腔静脉，肿瘤向内侧压迫下腔静脉，肿瘤下方紧邻右肾动、静脉（从左后方摄片）

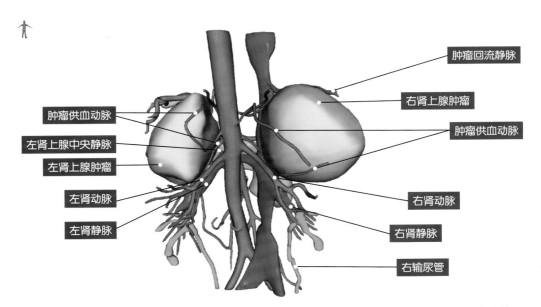

图 53-9　双侧肾上腺肿瘤周围的血管。可见腹主动脉分支为左肾上腺肿瘤供血，肿瘤血液从下方的肾上腺中央静脉回流至左肾静脉，肿瘤下方紧邻左肾动、静脉（从右后方摄片）

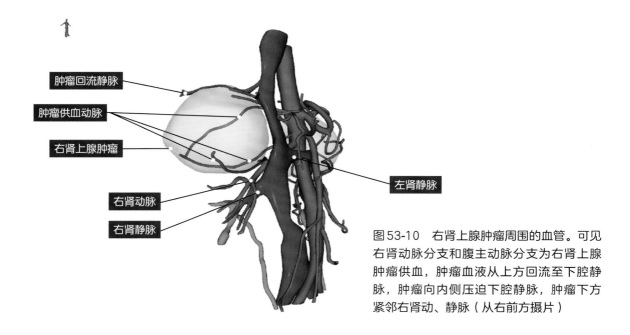

图 53-10　右肾上腺肿瘤周围的血管。可见右肾动脉分支和腹主动脉分支为右肾上腺肿瘤供血，肿瘤血液从上方回流至下腔静脉，肿瘤向内侧压迫下腔静脉，肿瘤下方紧邻右肾动、静脉（从右前方摄片）

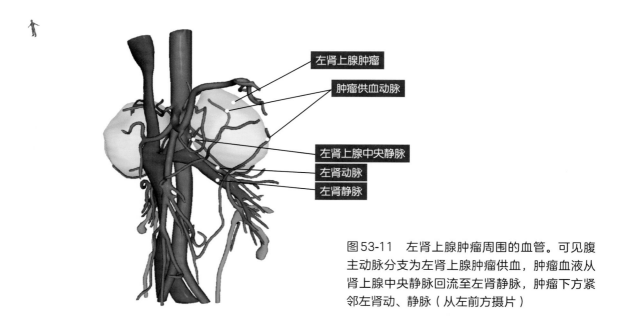

图 53-11　左肾上腺肿瘤周围的血管。可见腹主动脉分支为左肾上腺肿瘤供血，肿瘤血液从肾上腺中央静脉回流至左肾静脉，肿瘤下方紧邻左肾动、静脉（从左前方摄片）

病例五十四

女性，29岁，主因"高血压2年，发现双侧肾上腺肿瘤2个月"入院。

病史

患者2年前无诱因出现头晕、头痛，测血压最高190/140mmHg，未诊治。此后患者多次出现头晕、头痛症状，每次出现症状后服用降压药可好转，未监测血压。3个月前患者再次因头痛就诊于外院，肾上腺平扫及增强CT提示双侧肾上腺内可见类圆形稍低密度影，左侧大小为2.3cm×3.1cm，右侧大小约6.9cm×6.0cm，增强边缘明显强化，胰头钩突部可见两处结节样稍高密度影，大者直径约1.9cm，增强边缘明显强化，考虑嗜铬细胞瘤。遂予以酚苄明10mg q12h（但未规律服药）自述血压控制尚可。2个月前患者就诊于我院门诊，生长抑素受体显像提示上腹部、右肾内侧异常所见。肾上腺髓质显像提示双侧肾上腺放射性增高区，考虑为嗜铬细胞瘤。内分泌化验提示血NMN 24.42nmol/L，24小时尿NE 648.00μg/24h，余化验结果未见明显异常。

患者1个半月前开始行药物准备，口服酚苄明5mg q12h，逐渐加量至10mg tid，目前血压、心率平稳，无明显直立性低血压，甲床红润，肢端温暖，无明显鼻塞，体重较服药前增加1kg。既往、个人、家族史无特殊。

影像学检查

1. 腹盆增强CT＋CTA：双侧肾上腺区、胰头钩突旁多发软组织密度结节、团块影，边界清晰，较大者位于右肾上腺区，约6.9cm×6.1cm，增强后明显强化，中心可见无明显强化区；左肾上腺区病变大小约3.0cm×2.5cm；胰头钩突旁结节大小分别为1.1cm×0.8cm、1.7cm×1.6cm。胰头钩突旁病变与胰腺分界欠清晰，右肾上腺区病变由腹主动脉、肾动脉发出细小分支供血，左肾上腺区病变似由腹腔干细小分支供血，胰腺钩突旁病变由肠系膜上动脉细小分支供血。考虑双侧肾上腺区及腹膜后（胰头钩突旁）多发高强化占位，嗜铬细胞瘤（图54-1、图54-2）。

2. 肾上腺髓质显像：双侧肾上腺放射性增高区，考虑为嗜铬细胞瘤。

3. 3-甲氧基去甲肾上腺素、24小时尿CA明显升高。

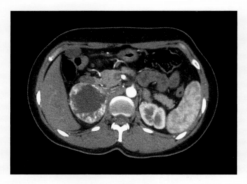

图54-1　右肾上腺肿瘤最大截面（轴位），动脉期

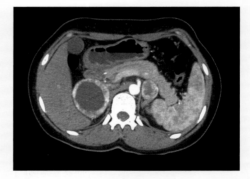

图54-2　左肾上腺肿瘤最大截面（轴位），动脉期

术前诊断

1. 双侧肾上腺嗜铬细胞瘤可能性大
2. 继发性高血压
3. 胰头钩突部多发结节

手术

1. 手术名称：经腹腔3D腹腔镜双侧肾上腺嗜铬细胞瘤切除术。
2. 3D影像与术中情况

（1）3D影像及术中可见右肾上腺区肿瘤与周围组织脏器关系密切（图54-3～54-6）向下压迫右肾静脉，右肾静脉受压变扁（图54-7、图54-8、图54-12）：术中可见右肾静脉受肿瘤压迫下移变扁，肿瘤内侧紧邻下腔静脉及右肾静脉汇入下腔静脉处，局部粘连，仔细分离肿瘤与右肾静脉、下腔静脉。

（2）3D影像可见右肾上腺区肿瘤的供血动脉发自腹主动脉及右肾动脉（图54-8、图54-11）：术中可见右肾上腺区肿瘤包膜完整，周围可见较粗大动脉穿入，Hem-o-lok夹闭后切断。

（3）3D影像及术中可见右肾上腺区肿瘤与胰头紧邻（图54-4、图54-8）左肾上腺肿瘤位于胰尾后方（图54-9）：术中沿肿瘤表面进行游离，分离将肿瘤与胰腺分离。

（4）3D影像及术中可见左肾上腺肿瘤位于左肾静脉上方（图54-6、图54-10）：术中充分游离左肾上极，显露左肾静脉，将左肾上腺肿瘤向头侧牵拉，Hem-o-lok夹闭后切断肾上腺中央静脉，完整切除肿瘤。

病理诊断

（左嗜铬细胞瘤、右嗜铬细胞瘤）病变符合嗜铬细胞瘤。免疫组化结果：具体如下。蜡块号1：Melan-A（－），AE1/AE3（－），CgA（＋），Ki-67（index 3%），S-100（＋），α-inhibin（＋），SDHB（＋）。蜡块号2：Melan-A（－），AE1/AE3（－），CgA（＋），Ki-67（index 3%），S-100（＋），α-inhibin（＋），SDHB（＋）。

3D可视化重建

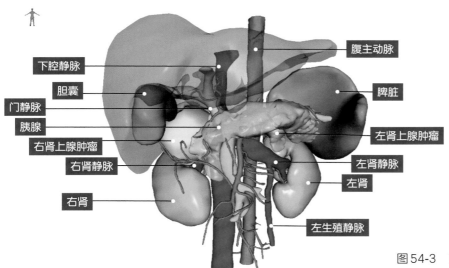

下腔静脉
胆囊
门静脉
胰腺
右肾上腺肿瘤
右肾静脉
右肾
腹主动脉
脾脏
左肾上腺肿瘤
左肾静脉
左肾
左生殖静脉

图54-3　双侧肾上腺肿瘤与周围脏器的关系（从前方摄片）

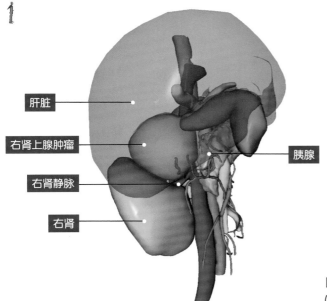

肝脏
右肾上腺肿瘤
右肾静脉
右肾
胰腺

图54-4　双侧肾上腺肿瘤与周围脏器的关系（从右侧摄片），可见右肾上腺肿瘤与胰腺紧邻

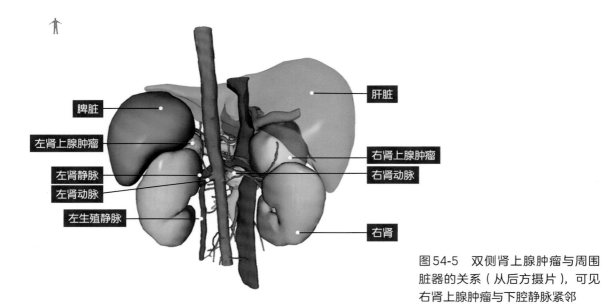

脾脏

左肾上腺肿瘤

左肾静脉

左肾动脉

左生殖静脉

肝脏

右肾上腺肿瘤

右肾动脉

右肾

图54-5　双侧肾上腺肿瘤与周围脏器的关系（从后方摄片），可见右肾上腺肿瘤与下腔静脉紧邻

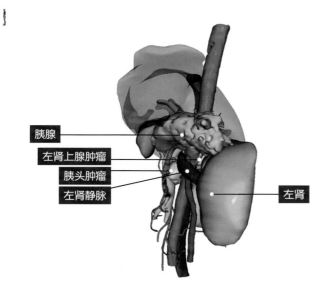

胰腺

左肾上腺肿瘤

胰头肿瘤

左肾静脉

左肾

图54-6　双侧肾上腺肿瘤与周围脏器的关系（从左侧摄片），可见左肾上腺肿瘤位于左肾静脉上方

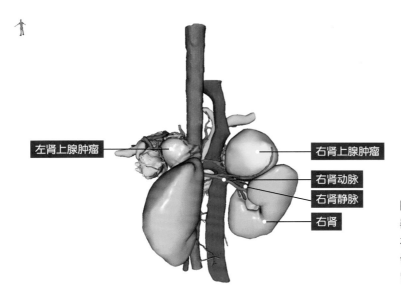

左肾上腺肿瘤

右肾上腺肿瘤

右肾动脉

右肾静脉

右肾

图54-7　双侧肾上腺肿瘤与周围脏器的关系（从左后方摄片），可见右肾上腺肿瘤的下方与右肾静脉紧邻，与内侧的下腔静脉亦较近；左肾上腺肿瘤位于胰尾后方

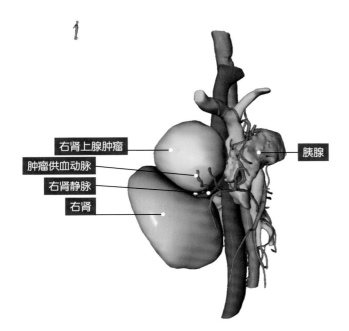

右肾上腺肿瘤

肿瘤供血动脉

右肾静脉

右肾

胰腺

图54-8　双侧肾上腺肿瘤与周围脏器的关系（从右侧摄片），可见右肾上腺肿瘤与右肾静脉、胰头紧邻

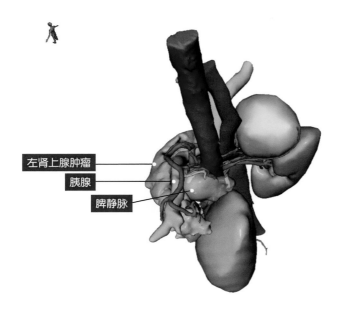

左肾上腺肿瘤
胰腺
脾静脉

图54-9　双侧肾上腺肿瘤与周围脏器的关系（从左上摄片），可见左肾上腺肿瘤位于胰尾后方

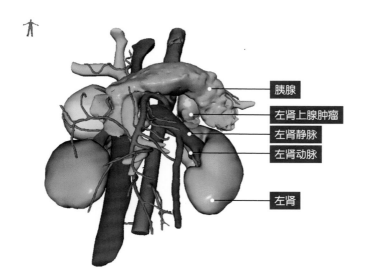

胰腺
左肾上腺肿瘤
左肾静脉
左肾动脉
左肾

图54-10　双侧肾上腺肿瘤与周围脏器的关系（从前下方摄片），可见左肾上腺肿瘤位于胰尾后方、左肾静脉上方，与左肾静脉关系较为密切

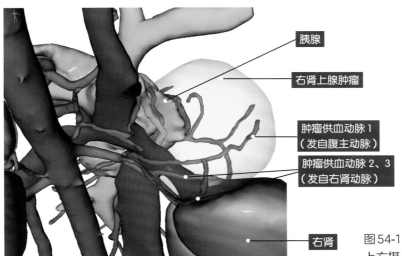

胰腺

右肾上腺肿瘤

肿瘤供血动脉1
（发自腹主动脉）

肿瘤供血动脉2、3
（发自右肾动脉）

右肾

图54-11　右肾上腺肿瘤血供（从后上方摄片），可见三支动脉为右肾上腺肿瘤供血，其中一支直接发自腹主动脉，另两支发自右肾动脉

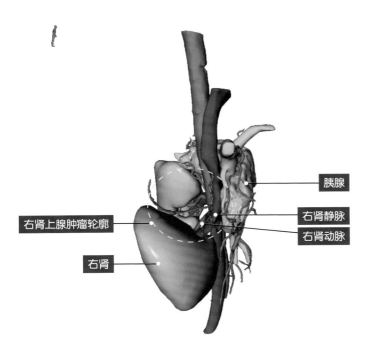

胰腺

右肾上腺肿瘤轮廓

右肾静脉

右肾动脉

右肾

图54-12　术前手术范围规划（从右上方摄片）

病例五十五

女性，33岁。主因"发现高血压2年余，发现双侧肾上腺肿瘤5月余"入院。

病史

患者2年前发现血压升高，自测血压最高可达190/120mmHg，伴有阵发性心悸、头晕，偶伴有大汗。于当地医院就诊，按原发性高血压予非洛地平、富马酸比索洛尔对症治疗，血压控制欠佳。5个月前患者行腹部CT偶然发现双侧肾上腺类圆形肿物。患者进一步于我院泌尿外科门诊就诊，完善腹盆增强CT提示双侧肾上腺呈结节增大，左侧2.8cm×2.5cm，右侧3.7cm×2.9cm，增强扫描可见明显不均匀强化。肾上腺髓质全身显像提示右肾上腺区放射性摄取浓聚，左肾上腺放射性摄取轻度增高。内分泌化验提示血NMN 8.47nmol/L，24小时尿NE 556.2μg/24h，余内分泌化验未见明显异常。考虑双侧肾上腺嗜铬细胞瘤。

1个半月前予患者口服酚苄明进行药物准备，目前酚苄明用量为10mg q8h，同时加用酒石酸美托洛尔片12.5mg bid控制心率。目前血压心率控制可，无明显直立性低血压，有鼻塞症状，甲床红润，肢端温暖，体重较服药前增加3kg。既往、个人、家族史无特殊。

影像学检查

1. 腹盆增强CT：双侧肾上腺呈结节增大，左侧2.8cm×2.5cm，右侧3.7cm×2.9cm，密度不均，平均CT值34HU；边缘光滑，与邻近组织分界清，增强扫描可见明显不均匀强化（图55-1、图55-2）。

2. 肾上腺髓质显像：右肾上腺区见放射性摄取浓聚灶，左肾上腺区见放射性摄取稍增高灶。

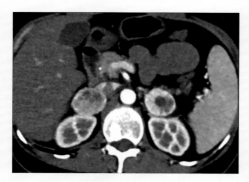

图55-1 双侧肾上腺肿瘤最大截面（轴位），动脉期

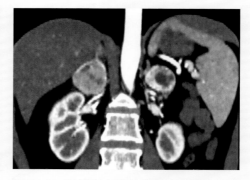

图55-2 双侧肾上腺肿瘤最大截面（冠状位），动脉期

术前诊断

1. 双侧肾上腺嗜铬细胞瘤
2. 高血压

手术

1. 手术名称：经腹腔3D腹腔镜双侧肾上腺嗜铬细胞瘤切除术。
2. 3D影像与术中情况

（1）3D影像及术中可见双侧肾上腺各一枚类圆形肿瘤（图55-3～图55-5）：患者平卧位，采用经腹腔入路同时处理双侧肾上腺肿瘤。右肾上腺肿瘤紧邻下腔静脉和右肾静脉，左肾上腺肿瘤下方紧邻左肾动、静脉（图55-7）。沿肿瘤包膜仔细游离，将肿瘤与上述重要血管之间完整分离（图55-9），避免损伤。

（2）3D影像及术中可见右肾上腺肿瘤经中央静脉回流，左肾上腺肿瘤经中央静脉及另一静脉回流至左肾静脉（图55-6、图55-8）：钝性结合锐性分离肿瘤组织，将瘤体周围血管分束结扎后离断，将双侧肿瘤均完整切除，包膜完整。

病理诊断

符合嗜铬细胞瘤。免疫组化结果：Melan-A（－），AE1/AE3（－），CgA（＋），Ki-67（index 2%），S-100（支持细胞＋），α-inhibin（－），Syn（＋），SDHB（－）。

3D可视化重建

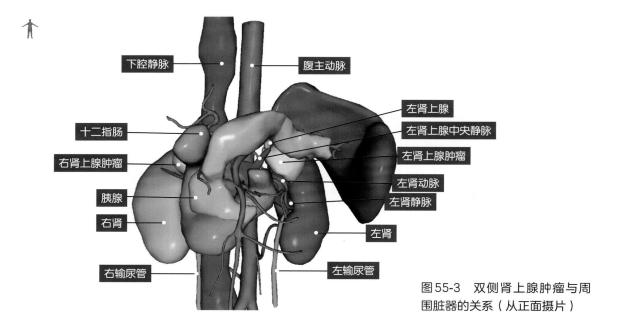

图 55-3　双侧肾上腺肿瘤与周围脏器的关系（从正面摄片）

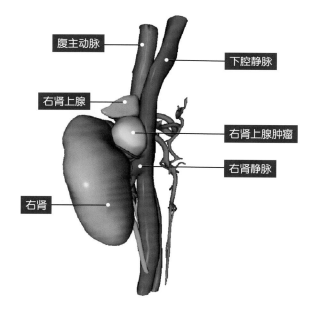

图 55-4　右肾上腺肿瘤与周围脏器的关系（从右侧摄片），可见右肾上腺肿瘤与右肾静脉紧邻

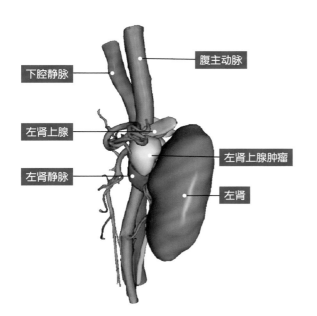

图 55-5 左肾上腺肿瘤与周围脏器的关系（从左侧摄片），可见左肾上腺肿瘤与左肾静脉紧邻

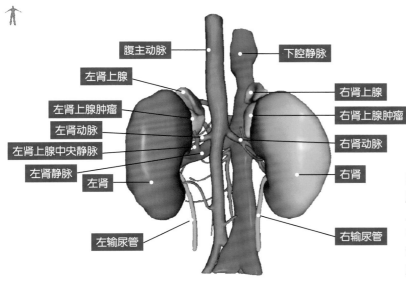

图 55-6 双肾上腺肿瘤与周围脏器的关系（从背面摄片），可见左肾上腺肿瘤血液经左肾上腺中央静脉及另一静脉回流至左肾静脉。双侧肾上腺肿瘤均与肾动脉较近

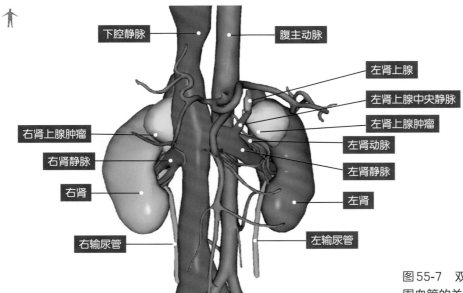

下腔静脉　腹主动脉

左肾上腺

左肾上腺中央静脉

左肾上腺肿瘤

右肾上腺肿瘤

左肾动脉

右肾静脉

左肾静脉

右肾

左肾

右输尿管　左输尿管

图 55-7　双侧肾上腺肿瘤与周围血管的关系（从正面摄片）

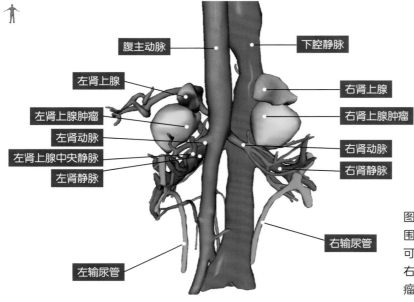

腹主动脉

下腔静脉

左肾上腺

右肾上腺

左肾上腺肿瘤

右肾上腺肿瘤

左肾动脉

右肾动脉

左肾上腺中央静脉

右肾静脉

左肾静脉

右输尿管

左输尿管

图 55-8　双侧肾上腺肿瘤与周围血管的关系（从左后方摄片），可见右肾上腺肿瘤与下腔静脉、右肾静脉关系密切。左肾上腺肿瘤也与左肾动、静脉较近

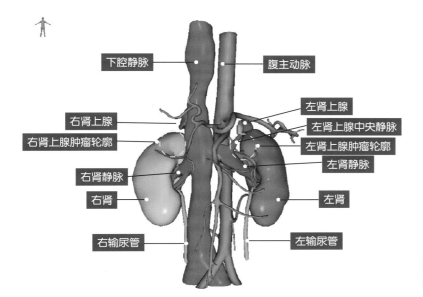

下腔静脉

腹主动脉

左肾上腺

右肾上腺

左肾上腺中央静脉

右肾上腺肿瘤轮廓

左肾上腺肿瘤轮廓

右肾静脉

左肾静脉

右肾

左肾

右输尿管

左输尿管

图55-9　双侧肾上腺肿瘤术前
手术范围规划（从正面摄片）

病例五十六

女性，37岁。主因"发现左肾门肿物、左肾上腺肿物半年"入院。

病史

患者半年前于外院体检行腹部超声检查发现左肾门处实性结节，大小约1.9cm×1.8cm，边界清，内回声均匀，可见丰富血流信号，考虑副神经节瘤可能。5个月前患者就诊于我院门诊，完善腹部增强CT提示左肾上腺结合部结节，增强扫描明显强化，大小约为1.7cm×1.2cm。左肾门可见软组织结节，大小约1.6cm×1.4cm，增强扫描明显强化。以上结节均考虑嗜铬细胞瘤可能。内分泌化验提示24小时尿NE 242.4μg/24h，血NMN 1.59nmol/L，余未见明显异常。肾上腺髓质显像提示左肾上腺区见一类圆形放射性摄取异常增高灶，符合嗜铬细胞瘤改变。生长抑素受体显像未见明显异常。

患者3个月前开始行药物准备，目前口服酚苄明10mg q8h，血压、心率平稳，无明显直立性低血压，有轻度鼻塞，甲床红润，肢端温暖，体重较服药前增加1.5kg。既往、个人、家族史无特殊。

影像学检查

1. 腹盆增强CT：左肾上腺结合部结节，平扫CT值约为30HU，增强扫描明显强化，大小约为1.7cm×1.2cm。右肾上腺大小形态密度未见明显异常。左肾小圆形无明显强化影。右肾大小形态密度未见明显异常。左肾门可见软组织结节，大小约1.6cm×1.4cm，增强扫描明显强化。左肾上腺结合部结节、左肾门旁明显强化结节均考虑嗜铬细胞瘤（图56-1、图56-2）。

2. 肾上腺髓质显像：左肾上腺区见一类圆形放射性摄取异常增高灶，符合嗜铬细胞瘤改变。

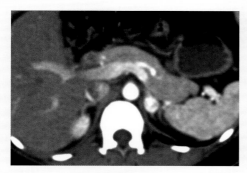

图56-1　左肾上腺嗜铬细胞瘤最大截面（轴位），动脉期

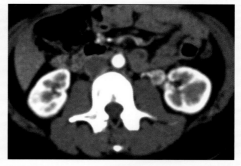

图56-2　左肾门肿瘤最大截面（轴位），动脉期

术前诊断

1. 左肾上腺嗜铬细胞瘤
2. 左肾门肿瘤

手术

1. 手术名称：经腹腔3D腹腔镜左肾上腺嗜铬细胞瘤切除＋左肾门副神经节瘤切除术。
2. 3D影像与术中情况

（1）3D影像可见左肾上腺嗜铬细胞瘤位于左肾上腺内，大小约为1.7cm×1.2cm（图56-3～图56-6）；术中可见左肾上腺下极肿瘤，紧邻中央静脉，包膜完整，完整切除肿瘤及部分相邻正常肾上腺组织。

（2）3D影像可见左肾门肿瘤紧邻左肾静脉远端、输尿管起始段（图56-3、图56-5、图56-6）；术中见左肾门肿瘤，紧邻肾静脉及输尿管，充分游离后予完整切除。

病理诊断

（左肾上腺肿瘤，左肾门肿瘤）病变符合嗜铬细胞瘤。免疫组化结果：Melan-A（－），AE1/AE3（－），CgA（＋），Ki-67（index 3%），S-100（局灶＋），α-inhibin（－），Syn（＋），SDHB（＋），ALK-D5F3（－），ATRX（＋），SSTR2（－），P53（－）。

3D可视化重建

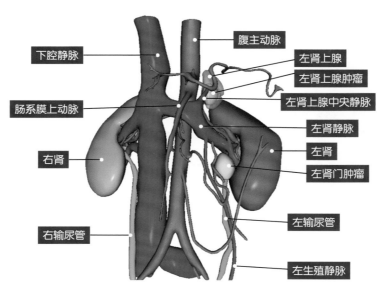

图56-3　左肾上腺嗜铬细胞瘤、左肾门肿瘤与周围脏器的关系（从正面摄片）。可见肾上腺肿瘤紧邻肾上腺中央静脉。肾门肿瘤紧邻左肾静脉和左输尿管

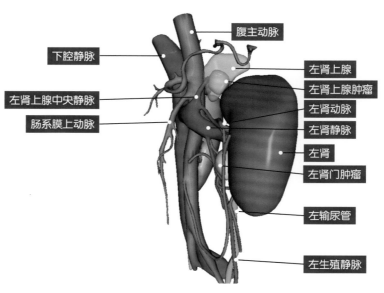

图56-4　左肾上腺嗜铬细胞瘤、左肾门肿瘤与周围脏器的关系（从左侧摄片）

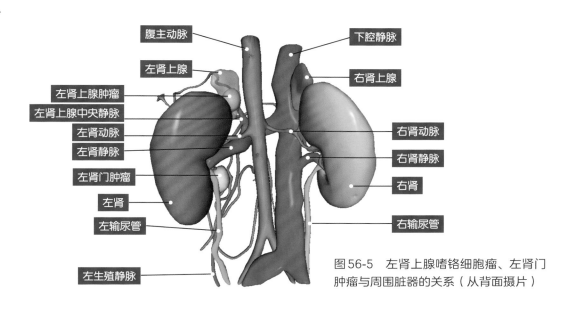

腹主动脉
下腔静脉
左肾上腺
右肾上腺
左肾上腺肿瘤
左肾上腺中央静脉
左肾动脉
右肾动脉
左肾静脉
右肾静脉
左肾门肿瘤
右肾
左肾
左输尿管
右输尿管
左生殖静脉

图56-5 左肾上腺嗜铬细胞瘤、左肾门肿瘤与周围脏器的关系（从背面摄片）

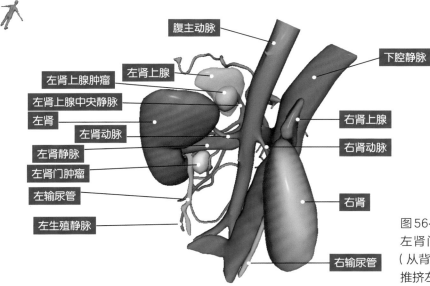

腹主动脉
下腔静脉
左肾上腺肿瘤
左肾上腺
左肾上腺中央静脉
右肾上腺
左肾
右肾动脉
左肾动脉
左肾静脉
左肾门肿瘤
左输尿管
右肾
左生殖静脉
右输尿管

图56-6 左肾上腺嗜铬细胞瘤、左肾门肿瘤与周围血管的关系（从背侧摄片）。可见左肾门肿瘤推挤左输尿管

参考文献

［1］SANTOS JRU，BROFFERIO A，VIANA B，et al. Catecholamine-Induced Cardiomyopathy in Pheochromocytoma：How to Manage a Rare Complication in a Rare Disease？［J］. Horm Metab Res，2019，51（7）：458-469.

［2］CHEN H，SIPPEL RS，O'DORISIO MS，et al. The North American Neuroendocrine Tumor Society consensus guideline for the diagnosis and management of neuroendocrine tumors：pheochromocytoma，paraganglioma，and medullary thyroid cancer［J］. Pancreas，2010，39（6）：775-783.

［3］KIERNAN CM，SOLÓRZANO CC. Pheochromocytoma and Paraganglioma：Diagnosis，Genetics，and Treatment［J］. Surg Oncol Clin N Am，2016，25（1）：119-138.

［4］PAPPACHAN JM，TUN NN，ARUNAGIRINATHAN G，et al. Pheochromocytomas and Hypertension［J］. Curr Hypertens Rep，2018，20（1）：3.

［5］CALISSENDORFF J，JUHLIN CC，BANCOS I，et al. Pheochromocytomas and Abdominal Paragangliomas：A Practical Guidance［J］. Cancers（Basel），2022，14（4）：917.

［6］中华医学会内分泌学分会. 嗜铬细胞瘤和副神经节瘤诊断治疗专家共识（2020版）［J］. 中华内分泌代谢杂志，2020，36（9）：737-750.

［7］MUTH A，CRONA J，GIMM O，et al. Genetic testing and surveillance guidelines in hereditary pheochromocytoma and paraganglioma［J］. J Intern Med，2019，285（2）：187-204.

［8］马晓森，童安莉. 嗜铬细胞瘤分子病因学研究进展［J］. 国际内分泌代谢杂志，2021，41（2）：82-86.

［9］QIN N，DE CUBAS AA，GARCIA-MARTIN R，et al. Opposing effects of HIF1α and HIF2α on chromaffin cell phenotypic features and tumor cell proliferation：Insights from MYC-associated factor X［J］. Int J Cancer，2014，135（9）：2054-2064.

［10］CASTRO-VEGA LJ，LETOUZÉ E，BURNICHON N，et al. Multi-omics analysis defines core genomic alterations in pheochromocytomas and paragangliomas［J］. Nat Commun，2015，6：6044.

［11］NICOLAS M，DAHIA P. Predictors of outcome in phaeochromocytomas and paragangliomas［J］. F1000Res，2017，6：2160.

［12］张玉石，李汉忠. 从2022年WHO分类看副神经节瘤与嗜铬细胞瘤相关概念的更新及解读［J］. 中华泌尿外科杂志，2022，43（11）：807-811.

［13］邓建华，李汉忠. 嗜铬细胞瘤/副神经节瘤基因突变相关遗传综合征［J］. 协和医学杂志，2015，6（3）：161-165.

［14］RICKETTS CJ，FORMAN JR，RATTENBERRY E，et al. Tumor risks and genotype-phenotype-proteotype analysis in 358 patients with germline mutations in SDHB and SDHD［J］. Hum Mutat，2010，31（1）：41-51.

［15］HAN S，SUH CH，WOO S，et al. Performance of（68）Ga-DOTA-Conjugated Somatostatin Receptor-Targeting Peptide PET in Detection of Pheochromocytoma and Paraganglioma：A Systematic Review and Metaanalysis［J］. J Nucl Med，2019，60（3）：369-376.

［16］KAN Y，ZHANG S，WANG W，et al.（68）Ga-somatostatin receptor analogs and（18）F-FDG PET/CT in the localization of metastatic pheochromocytomas and paragangliomas with germline mutations：a meta-analysis［J］. Acta Radiol，2018，59（12）：1466-1474.

［17］AMBROSINI V，KUNIKOWSKA J，BAUDIN E，et al. Consensus on molecular imaging and theranostics in neuroendocrine neoplasms［J］. Eur J Cancer，2021，146：56-73.

［18］黄健，张旭. 中国泌尿外科和男科疾病诊断治疗指南［M］. 北京：科学出版社，2022，296.

［19］AYGUN N，ULUDAG M. Pheochromocytoma and Paraganglioma：From Treatment to Follow-up［J］. Sisli Etfal Hastan Tip Bul，2020，54（4）：391-398.

［20］应大君. 系统解剖学［M］. 8版. 北京：人民卫生出版社，2013.

［21］刘树伟，李瑞锡. 局部解剖学［M］. 8版. 北京：人民卫生出版社，2013.

［22］文进，张玉石，严维刚. 嗜铬细胞瘤/副神经节瘤外科诊疗策略［M］. 北京：中国协和医科大学出版社，2021.

［23］苏泽轩，邱剑光. 泌尿外科临床解剖学［M］. 济南：山东科学技术出版社，2020.

［24］丁自海，李忠华，苏泽轩. 泌尿外科临床解剖学图谱［M］. 济南：山东科学技术出版社，2005.

［25］杨晓飞，李国新，钟世镇，等. 肠系膜下动脉根部自主神经保护的解剖学基础［J］. 中国临床解剖学杂志，2013，31（5）：497-500.

［26］蔡昌平，谢兴国，李成军，等. 主动脉肾神经节的局部解剖学［J］. 中国临床解剖学杂志，2009，27（2）：156-158.

［27］罗俊华，陶令之，陈泽波. 膀胱副神经节瘤的临床特点分析与治疗［J］. 罕少疾病杂志，2022，29（7）：81-84.